精神科
疑难案例及临床思考

主　编　李冠军
副主编　刘晓华　岳　玲

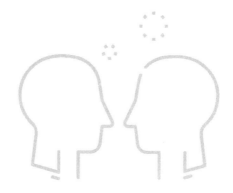

上海交通大学出版社
SHANGHAI JIAO TONG UNIVERSITY PRESS

内容提要

本书精选约 80 个精神科案例,病例紧扣临床,与神经精神科、司法精神病学和成瘾医学专业相融合,病种丰富。以容易混淆的症状和病种为主线,重视精神检查技能和分析思路,将精神科经典描述诊断和定式工具与生物标志物辅助诊断相结合。本书分为上下两篇,上篇临床案例以翔实的病史、精神检查、分析讨论和临床思考为重点;下篇短案例部分主要收录会诊和临床短案例,文笔精练,突出经验和教训,故事性强,可以极大丰富年轻医师的视野。

本书可作为精神科临床教学的辅助教材,面向精神科、全科以及其他与精神科相关学科的临床医师,有助于年轻医生建立系统和规范的临床诊断思路,提高诊断水平。

图书在版编目(CIP)数据

精神科疑难案例及临床思考/李冠军主编. —上海:
上海交通大学出版社,2024.8(2025.2 重印)—ISBN 978 - 7 - 313 - 31084
- 2

Ⅰ. R749

中国国家版本馆 CIP 数据核字第 20245GT377 号

精神科疑难案例及临床思考
JINGSHENKE YINAN ANLI JI LINCHUANG SIKAO

主　　编:李冠军			
出版发行:上海交通大学出版社		地　　址:上海市番禺路 951 号
邮政编码:200030		电　　话:021 - 64071208
印　　制:上海景条印刷有限公司		经　　销:全国新华书店
开　　本:710mm×1000mm　1/16		印　　张:18
字　　数:311 千字		
版　　次:2024 年 8 月第 1 版		印　　次:2025 年 2 月第 2 次印刷
书　　号:ISBN 978 - 7 - 313 - 31084 - 2		
定　　价:88.00 元		

编 委 会

前　言

　　在各种机缘下，我于1995年走进了上海市精神卫生中心。起初真说不上多么喜欢精神科，得益于医院临床科室齐全、病种资源丰富、技术力量雄厚的优势和深厚底蕴，曾在精神科教学病房、急重症病房、传染科病房等处轮转，得到数位前辈的悉心指导，自诩打下了较为坚实的基础。之后在老年精神科从主治医师做起，前后近二十载，几年前却又面临专业调整。工作中有过迷茫和无助，也有过收获和教训，在接受司法精神病学培训后，越发体会到精神科的精妙。这基于主观评判，也属于自我感觉良好，未必能得到共鸣，自己也常思考临床诊疗中的不足。

　　精神科的诊断追求精准，但状态性诊断、过渡诊断、诊断分歧和诊断反复修改都不少见。精神科的诊断难免主观，再加上就诊时间不足、病史不确切或精神检查不够深入等因素均会影响判断。准确把握症状的性质、严重程度及其对社会生活功能的影响等信息，综合分析才能准确诊断，这并无捷径，必须通过规范训练和临床实践才能提高。另外，对现有的精神科疾病单元分类和病种间的界限理解不够清晰也会影响诊断。

　　客观来看，多数精神疾病缺乏可靠的生物标志物，且人类的思维活动极其复杂，目前及可预见的将来，多数精神疾病仍难跨越以症状描述为主的诊断体系，症状识别和精神检查仍是必备技能。当然，诊断工具、量表及生物标志物等辅助检查也有重要价值，尤其在认知障碍领域，一些疑难和罕见的疾病常需依据脑影像检查、脑脊液检查及基因检测等技术确诊，这在本案例集中也有充分体现。

　　不合适的诊断标签不但会给患者带来病耻感，也常会使治疗误入歧途，易产生纠纷，患方也会责备医生的责任感和能力。往细节看，精准临床诊断也是保障临床科研质量的基础。

　　曾和几位同道讲起将病例整理出版的想法，他们给我鼓励。查房时曾和年轻医生聊起，他们也希望能看到这些内容，所以做了一些准备后还是下决心成文,这也得到了神经内科、中医科、感染科、司法鉴定所、成瘾医学科和老年精神科同道的大力支持。本书汇集各专业中青年骨干,呈现高质量的病例和精彩点评。

本书共收集 80 多个案例,已请业内专家把关,反复斟酌,力争准确描述,但毕竟这些病例无法全面、生动地展现出来,更与各位亲自检查所获有一定距离;我们在社会阅历、专业素养、概括及文献复习等方面存在不足,对主线和细节的把控也有所欠缺,恐怕不能准确反映全貌。想用简洁的语言来解析专业,却较难驾驭,诊断思考还较疏浅。短案例来自编者工作中的点滴积累,大部分诊断较疑难,部分病例尝试讨论其治疗难点。部分病例当时未系统整理,即便缺乏细节,但那些经历值得记录并分享。尽管忐忑,还是花点时间,把这些案例写出来,恳请同道批评指正。

本书受上海市精神卫生中心教培基金资助,适用于精神医学本科生、精神科研究生、住院医师规范化培训医师和进修医师,如能顺利出版并助力提高临床水平,编者将倍感欣慰。

本书得到国家精神疾病医学中心精神科急重症特色学科、上海市精神心理疾病临床医学研究中心和上海交通大学出版社的大力支持。

谨以此书献给培养和帮助我们的各位师长、同道及家人。

李冠军
2023 年秋

目　　录

下篇　短案例及思考

上篇　临床案例集及诊断思考

目前多数精神疾病的诊断仍依赖症状学，故病史询问、症状识别和精神检查仍是精神科医生必备技能。依据病史的蛛丝马迹，通过精神检查抽丝剥茧，提取核心症状做出诊断和鉴别诊断。

诊断的难点首先是要判断正常与异常，两者之间并无明确界限。随着社会的变迁和多元化，如果不注重将临床表现与个体的性格特征、心理状态以及社会文化背景相结合，难免主观判断。另一难点是即便判断为异常，对症状的性质判断决定了诊断方向。如偏执症状是否达到妄想，这是诊断精神病性障碍的重要依据。而妄想的系统性和是否荒谬又是鉴别妄想性障碍与精神分裂症的重要依据。而精神疾病的不同病种常有共同的症状，这更增加了鉴别难度。

经典的教科书多以症状入手，以疾病单元展开讨论。但临床病例并非都像这样典型呈现，诊断也绝非症状的堆积，本书试图从依靠症状过渡到刻画疾病的整体"画像"，而功能缺损可能是判断正常与异常最为重要且可靠的维度。我们试着从病例入手，在讨论分析过程中梳理并展现诊断要点和技巧。

本书上篇立足于临床，40多个病例涵盖偏执性精神障碍、精神分裂症谱系障碍、情感障碍、认知障碍及药物滥用等常见病种。从容易混淆的症状群入手，以相关病种的临床特点为主线，详述精神检查所见，展开分析讨论，并多着墨于诊断思考。对不典型病例或诊断有所修正的案例，也详述理由。当然。限于篇幅，病史资料、精神检查及讨论均有所删减。个别案例先前也曾发表，重新整理后收录。成书过程中也得到了其他专业同道的支持，使病种得以更加丰富。但在儿童青少年、神经症性障碍等领域，目前还缺乏生动的病例。思量下，暂且留白。

第一章

偏执症状相关案例

性 格 偏 执

【题记】性格是个体态度和行为的一种较稳定的心理特征。个体间存在性格差异,随着年龄增长或受到生活事件影响,性格也会有一些变化。性格问题并非精神科关注的重点,只是它有可能导致其他心理问题,如性格敏感的人容易对号入座产生牵连观念,甚至产生人际关系冲突,我们先看以下两个案例。

【病史摘要】W 女士,女,40 岁,大学文化,已婚。

W 女士称自 2014 年入住小区不久,就因欲阻止邻居搭建阳光房与邻居发生纠纷,邻居骂她神经病。自 2017 年 12 月开始,邻居天天骂她,敲打锅碗瓢盆的声音影响了她的生活。因此她曾在一张纸上写着"天天骂人,天天敲打,别再挑事",并张贴到楼道铁门处。邻居多次报警,指责她张贴涉嫌毁坏邻居名誉的纸张、往一楼阳光房屋顶上泼水扔垃圾、放哀乐,还使用"震楼器"发出噪声扰邻,上报物业和居委,但是 W 女士始终不配合、不予理睬。2019 年 1 月 22 日 W 女士又和邻居家钟点工发生口角并殴打对方,警方介入。

居委会也证实有邻居矛盾,同住大楼的大部分居民都反映过她扰民,居委上门劝阻过,但 W 女士不开门或破口大骂。小区居民看见她都要躲着,也不敢跟她吵,觉得她不可理喻。她甚至曾经威胁要伤害邻居的租客。

W 女士的丈夫反映她工作正常。他常出差,家务由 W 女士打理,并无异常行为。邻里矛盾双方都有责任,邻居有过失,W 女士觉得心里憋屈才导致纠纷这么大。他称也听到居住在楼下的业主曾指名道姓辱骂 W 女士,且有录音为证,也听到有人曾在楼下喊"她一有动作就报警"等内容。强调家有老人,W 女士不可能在家中放哀乐、使用"震楼器"故意扰邻。因常出差、口吃等原因他并未介入纠纷,近期准备搬离小区。

【既往史】无重大躯体疾病。个人史:幼时生长发育无异常,大学文化,工作为销售,能胜任。已婚,育有一子。性格较强势,与父母关系可。否认烟酒史,否认毒、麻药品成瘾史。家族史:无精神病家族史。

【辅助检查】暂缺。

【精神检查】意识清,起初稍显抵触,问其工作单位称属于个人隐私。问其家人情况,称没有家人,又称不知警方为何找她。向其解释后能配合,知道是要了解邻里冲突的情况。谈及矛盾起因,称2018年邻居把装修材料堆在她家门口,教唆女儿踢她鞋子。案发那天还教唆钟点工拦住她,打她脸。问为何教唆,答:"装修的时候,有个业委会老太,偷着进对门家里,说'谢谢',我发现过好几次,是业委会挑事。"问为何挑事,称因为刚入住时阻止一楼住户建玻璃房,所以业委会主任带人指着她骂,踢门威胁不让她住下去,让她守寡。以后主任记仇,一直打压她。指责邻居的种种报复行为,如关电源开关、往门锁里灌胶水,一楼的住户几乎天天骂几小时,楼上住户故意弄出响声。问他们怎么知道你是否在家,答:"她知道我在上面,就会骂,看见你进来,就在后面骂。"否认倒过脏水,解释只是用水冲一下玻璃房顶上的垃圾。否认扰民,反而称只要她有点声音,其他居民就会去居委会,靠着和派出所的关系,经常传唤她,煽动其余多户居民,给派出所压力。问有何证据,答:"我没有证据,但是有人喊话'不要怕,弄死她,把她关两年'。业委会说别人怎么弄我,没人看见,还发动18户人家。"问家人是否听到过,答:"丈夫出差,奶奶也听到了,她很生气。"认为业委会无所畏惧,煽动住户,她不搬走,他们不罢休。问她是否想过报复,答:"不是他们的对手,业委会也不协调,从外面找泼妇骂人。"表示自己在小区已经名誉扫地,保安都知道她被派出所抓进去过,业委会主任会去门卫室聊天,还说:"就是她、就是她。"她被钟点工打时,小区里的人袖手旁观,说她的坏话。业委会的目的就是要赶她走,也有可能要搞死她,因为业委会主任曾找了一个悍妇在她门外讲:"等你下楼,就装车子里弄死。"否认对方有实际行动,只是口头威胁。问他们说的是气话吗,答:"发自内心的,不然不会一再找派出所传唤我。"问其家人是否受到伤害,称某冬至日派出所传唤她,故意让她丈夫在外面等了一晚,是变相扣留。

谈及如何解决矛盾,表示居委会、派出所只听人多势众的一方,所以没去找过。去过中介把房子挂牌、出租,有警察问她什么时候搬走,让她写保证书。哭诉平时担惊受怕,怕有人骂她,听到脚步声、敲门声就紧张;看见白色的车,会以为是警车,怕有麻烦;曾在外面租房。咨询过律师,也无甚帮助。自称性格好,一般不会小题大做,会听别人意见。强调邻里矛盾自己并无不妥之处。

精神检查发现意识清,接触良好,表达流畅,思维连贯,逻辑清晰,存在超价观念,认为业委会主任、派出所以及多位邻居有意为难,并串通一气,情感适切,情绪轻度低落,有不安全感,智能无异常。

【诊断】W女士为大学文化,从事销售工作,能力可,无精神病史。据家人反映其性格争强好胜,除工作外承担主要家务,照顾老人和孩子。自2017年9月起,W女士因邻里纠纷、扰邻遭多次报警,本次又和邻居家钟点工打架。精神检查时W女士接触良好,思维连贯,侃侃而谈,围绕自身利益,细述与邻居们的矛盾冲突及心中委屈。存在超价观念,认为因为阻止一楼住户建玻璃房,多年来一直受到物业、居委会、派出所等势力的排挤打压,意图逼她搬家,或者"逼死"她。否认自己有任何过错及扰民行为,对打人经过也予以辩解,情感反应协调,谈及委屈处声音哽咽,能适时收敛,认知功能无异常。分析认为,W女士在邻里纠纷中虽有"出轨"的想法和行为,但都可以从其长期处于矛盾重重、四面楚歌而又孤立无援的不愉快生活环境,以及自身争强好胜的个性特点中得到解释,逻辑推理并不荒谬,并非精神病态的表现。此外,W女士除邻里关系紧张,在家庭、工作中均能较好胜任,考虑W女士无精神病,属于性格偏执。

【鉴别诊断】到此,可能会有一些疑问,在讲完下一个病例后,我们一并讨论鉴别诊断。

偏执型人格障碍

【题记】性格问题和人格障碍的鉴别是难点,如果把性格问题到人格障碍看作一个从量变到质变的连续谱,诊断人格障碍就需要明确有病和无病的界限,很好把握人格偏离的显著性、广泛性和恒定性的特征并紧扣诊断标准做出诊断。

【病史摘要】H先生,男,69岁,大专,退休,离异。

2013年4月H先生在某心身科就诊,诉失眠、烦躁,情绪激动,拒绝来院治疗。言谈夸大,称原单位领导迫害,到京上访。予阿立哌唑、奥氮平治疗。诊断:精神障碍;脑梗死;椎基底动脉供血不足;高血压病1级,高危;腰椎间盘突出症术后;睡眠障碍。

H先生因言行异常8小时余,于2015年10月21日入北京某医院住院。当日12时许,民警发现一名男子精神异常,大喊大叫,民警将其带回所内盘查。H

先生持有精神残疾证，系社会救助人员，经与属地派出所电话联系，得知 H 先生曾出过车祸，后有严重失眠。2017 年 3 月某日，H 先生独自到北京中国国家博物馆北侧展示状纸，大声呼叫"要法制，法官不作为"等口号，后又将随身携带的酒精浇在身上，企图自焚引起中央重视，被执勤民警当场抓获。

据 H 先生所在单位信访办反映，他 2008 年 7 月退休，以受打击报复，造成在同级人员中工资最低、退休工资也低，老来无房等理由与单位扯皮多年。此后 H 先生提出要以房子补偿因受打击报复造成的损失、提高退休工资等要求，劳动仲裁及法院不予支持，故不断上访，多次进京，并扬言要采取割腕、自焚等行动。

【既往史】 曾有高血压、脑梗死病史。曾因车祸致急性轻型闭合性颅脑损伤、左侧顶枕部硬膜外血肿、右侧颞顶叶脑挫裂伤、创伤性蛛网膜下腔出血。有腰椎间盘突出症手术史。个人史：幼时生长发育无异常，自学大专文化，退休，离异，育有一子。性格固执、钻牛角尖，很难与他沟通并说服他，持有精神残疾人证。否认烟酒史，否认毒麻药品成瘾史。家族史：不详。

【辅助检查】 暂缺。

【精神检查】 意识清，仪态欠整，接触好，言语表达流畅、条理清晰，讲述自己的生活和工作经历，称生于 1948 年，虚年龄 70 岁，自学高中以及大专，60 岁退休，高级钳工，工程师。称离婚是因为自己经常加班，不关心家庭，收入很低，遭妻子嫌弃，"净身出户"。此时话锋一转，声称单位曾打击报复他，并详述起因。称自己（在单位）举报他人盗窃，单位认为多管闲事，对其停工停薪，退休后工资低。2008 年因单位做伪证，劳动仲裁未获支持。否认被害，认为单位里并未下套整他。又称前后四次和他人发生矛盾并诉至法院，均败诉未获得赔偿。问其具体何事，称曾两次被人殴打，去法院打官司，被判败诉；也有合同纠纷，投资 4 万，最后钱都没了，上诉要求对方赔偿，还要求分动迁费。对诉讼均失败丝毫不认为自己有非分之处，却归结于法院判决不公。称他这个案子为某区人大代表向法院提出，判决有瑕疵。谈及上访，其诉求明确，要求厂里职代会解决打击报复问题，赔偿 30 万元；解决居住问题，要长期借住（H 先生认为属于厂里的）某套房子。称目前这套房子在他自己手上，是抢来的，没有房产证，那个房子 100 多平方米。称 2004 年就被逼信访、上访，都是劳动仲裁惹出来的事情，去过街道、区以及市里的社保局。2008 年退休以后，到上级单位、国家信访局上访，前几年租房住在北京，在北京被拘留两次。因为欲跳楼、撒传单又被拘留一次。对上访经历表述清晰，耗费退休工资并且多次被拘留、训诫以及遣返，却态度坚决。情感反应适切,主动讲述自己的"遭遇"以及目前境遇,无奈,欲哭无泪,谈及上访,毫不掩饰自己的不满,情绪激动。否认消极意念,知道本次欲自焚的后果,称:"以前没违法,这次有的。我一死,单位领导、派出所的人都倒霉,谁想死啊?"问其性格,承认自己年轻时人很固执,认为受打击报复也是因为强出头。

整个鉴定过程中,H 先生反应敏捷,思维连贯,主动言语多,尚能打断,不厌其烦地倾诉不幸遭遇和上访的曲折经历,态度偏激,行事固执,以自身利益为重。未见幻觉妄想,情感反应适切,无情绪低落,否认消极意念,认知功能未见明显异常。

【诊断】H 先生为大专文化,离异,退休。据病史材料及本人陈述,于 2004 年起开始信访,2008 年起多次进京上访,采取长跪、扬言割腕、自焚等过激行为,甚至因此被送住院。上访事出有因,诉求主要在于单位对其打击报复、待遇不公、未解决住房等。虽经劳动仲裁裁决和法院判决,单位也给予力所能及的关心和照顾,但仍坚持上访,多次被劝返、遣送及训诫。在多年的上访经历中,也充分暴露其明显偏离的人格特征,这与其单位信访办材料反映及 H 先生自述一致。具体表现如下:①对挫折和拒绝过分敏感,并耿耿于怀;②偏激与执着,成见一旦形成,难以自拔;③与现实环境不相称的争强好斗及固执地维护个人权利;④过分自负和自我中心倾向;⑤容易激动,以致有时不考虑后果及个人安危。精神检查发现其思维表达有序,意志要求明确,情绪不稳定,有时激动,当谈及委屈时欲哭无泪。承认自己年轻时性格很固执,认为打击报复也是因为强出头。

H 先生于 2013 年遭遇车祸,当时住院诊断为脑挫裂伤、蛛网膜下腔出血等,也曾有高血压、脑梗死,在住院期间有失眠、焦虑表现,服药治疗。H 先生从 2004 年开始上访,车祸前后其上访行为虽无明显改变。但随着年龄老化、受脑外伤以及脑血管病的影响,愈发固执,目前尚无证据提示存在明显认知功能损害和人格改变①。综上,其人格存在明显偏离,且长期存在,对本人及环境已经造成不良后果。根据《国际疾病分类第十版——精神与行为障碍(ICD‐10)》,诊断偏执型人格障碍。

【鉴别诊断】

1. 精神病性障碍

第一个案例其所述听到邻居辱骂、敲打锅碗瓢盆,甚至听到居委干部所谓话

---

① 人格改变:ICD‐10 规定年龄 18 岁以上,病程至少持续 2 年。如果原本正常,人格偏离是出现在严重或持久的应激、严重精神障碍或脑部疾病之后,则称为人格改变。

语,令人生疑。是言语性幻听吗?经过核实,楼下有邻居骂人得到其丈夫的证实,并有录音为证,故基本可排除幻听。更重要的是,当时对她的精神检查大约进行了1.5小时,其思维逻辑清晰、情感体验适切,列举邻居排外、所受不公,谈及委屈处声音哽咽,能适时收敛。不自觉间其"遭遇"甚至得到医生的同情。加上W女士正常工作、持家,其社会功能良好,并不符合精神病性障碍的特征,单一幻听也难解释。W女士激动时即便称对方想逼死她,她能理解只是威胁,意图逼她搬家,并无实质动作。她在邻里纠纷中虽有"出轨"的想法和行为,但都可以从其生活环境及个性特点中得到解释,逻辑推理并不荒谬,属超价观念,并非精神病性障碍的确切表现。

2. 偏执型人格障碍

第一个案例在初步复习资料时,考虑到W女士和邻居矛盾重重,在楼道里扔垃圾、朝邻居家门吐口水、噪声故意扰民,纠缠数年,遭多人投诉报警的诸多异常表现,其行为特征很像人格障碍,想必如果在门诊也就下诊断了。尽管W女士否认自己有错及扰民行为,对本案经过也予以辩解,但其涉及邻里纠纷,俗话说"一个巴掌拍不响",却你来我往逐渐升级。和这么多邻居发生矛盾错更多在谁,不言自明,W女士性格偏离正常也可肯定,但主要局限在邻里纠纷,在家庭生活和工作中并无异常,虽邻里纠纷多年,其反应强度多可控,并不符合人格偏离的显著性和广泛性的特点,社会适应功能较好,诊断依据不足。

3. 适应障碍

ICD-10将适应障碍(F43.2)归类为神经症性障碍,属于轻度精神障碍。广义可理解为"不良的适应反应",个体的易感性+应激源致病。适应障碍指素质不健全的个体遭受应激后可产生不良适应行为和情绪障碍。应激源通常是日常生活事件,症状以抑郁、焦虑为主,感到处境难以应对,无从计划、难以继续,伴有品行障碍①时可出现危害他人利益或违反社会准则的行为。起病通常在应激事件或生活改变后的1个月内,除长期的抑郁性反应外,症状持续一般不超过6个月。其抑郁症状不符合抑郁症的诊断标准,与恶劣心境的(症状)②表现相似。诊断要点包括要明确症状的形式、内容和严重程度;既往病史和人格基础以及应激性事件、处境或生活危机三个因素共存。

就第一个案例而言,的确存在邻里冲突,但持续较长时间,她并未出现焦虑、

---

① ICD-10临床描述和诊断要点一书此处原文为品行,本意应包括品行和人格障碍。
② 原文无症状两字,适应障碍的情绪症状一般持续不超过6个月,这点与恶劣心境的病程不同。

抑郁情绪体验，虽处境较为艰难，仍能应对，甚至针尖对麦芒，她也有租房、搬家等计划。鉴定时也并未获得她既往病史或人格基础的依据。疑病从无，此案例涉及邻里纠纷，也属各说各理，有时实在难以评判。如果诊断依据不充分，也就没必要节外生枝给她贴精神障碍标签了。

至于她面对邻里纠纷反应激烈，行为模式与其社会地位和文化程度不符，也能找到一些答案。她明显缺乏社会支持和安全感，放大邻居所谓的敌意，继而产生过激行为。我们与其丈夫电话沟通后才知他经常出差在外，有比较严重的口吃，所以无法帮助妻子和邻居沟通，更无法帮她出头。

如对上述讨论仍有疑问，对照第二个案例应有更深体会。他人格偏离已然十分明显，年轻时就已存在。其猜疑十分突出，将冲突归结于打击报复，将仲裁失败归因于单位有意藏匿证据，对法院的判决也不能接受。其偏执观念一旦形成就难以自拔。他对挫折过分敏感，长期耿耿于怀，表现为极端地争强好斗及固执地维护个人权利。容易激动，以致有时不考虑后果及个人安危。受年龄、脑外伤以及脑血管病的影响，变本加厉，自控能力进一步削弱，这与其不计后果的上访行为以及涉嫌危害公共安全行为相关。

点评

总体而言，在精神科就诊的患者有性格问题很常见，但符合人格障碍诊断标准的人就少多了。对人格障碍的诊断应慎重，结合上述两个案例，注意核实成年前期存在性格明显偏离的病史资料，需紧扣诊断标准，同时，应将社会功能损害列入诊断的一个重要维度，结合人格障碍的特点做出诊断。

（李冠军，杨晓敏）

偏执性精神障碍

【题记】偏执性精神障碍，也称偏执性精神病。它包含在 ICD‑10 妄想性障碍单元，最主要的特征是存在突出的妄想。妄想性障碍单元下的偏执狂和偏执状态等术语使用较少，尤其"状态"一词容易产生歧义，应注意准确把握其分类。

有时与偏执型精神分裂症的鉴别较为困难,我们通过以下 2 个病例展开阐述。

【病史摘要】女性患者,37 岁,未婚,目前无业。因情绪不稳 16 年、猜疑加重 4 个月第 3 次住院。

患者 2005 年 8 月因家庭关系不佳出现情绪低落,兴趣索然,闭门不出,少语,自卑。觉得自己胖,控制饮食。2006 年 9 月患者因本科落榜出现自责,情绪低落加重。2007 年 1 月出现情绪不稳定,有时情绪低落、兴趣索然、自卑,觉得活着没意思。有时易激惹,发脾气,和父母吵架,摔东西。其间患者服用过文拉法辛、西酞普兰、帕罗西汀、丙戊酸钠、喹硫平、阿立哌唑等药物,但服药依从性差,症状控制不佳。曾于 2012 年 8 月至 10 月住院,诊断"双相情感障碍",予喹硫平、碳酸锂治疗,出院后患者仍拒绝服药。2014 年 2 月开始足不出户,在家玩电脑;2014 年 9 月出现情绪激惹,睡眠不规律,有时暴饮暴食,不准父母发出声音,包括走路声、关门声等,对父母亲破口大骂、摔门,拿东西砸母亲,于 2014 年 12 月至 2015 年 1 月第二次住院,予丙戊酸钠缓释片、利培酮治疗好转出院。诊断为"双相情感障碍,躁狂发作"。出院后患者仍拒绝服药,觉得父母对她不好,不时争吵。2015 年 3 月因听到父母商议再次送其入院,残忍将母亲杀害(数年后得知其父当天也险遭毒手)。曾司法鉴定,诊断同前,后判处 5 年有期徒刑,服刑期间仍以利培酮治疗,2020 年 3 月刑满释放后停药。2021 年 1 月底病情波动,表现紧张,睡眠差,入院当天报警称父亲要杀她,遂由警察陪同送至我院。

【既往史】既往高中时曾患"哮喘",具体治疗不详,近年未见发作。自诉对鱼腥草过敏。个人史:大专毕业,目前无业,病前性格内向,否认烟酒史,否认毒麻药品成瘾史。家族史:无。

【辅助检查】甲状腺素 55.45 nmol/L↓,游离甲状腺素 9.26 pmol/L↓,促甲状腺激素 8.610 mIU/L↑,垂体泌乳素 2 940.0 mIU/L↑,余化验无特殊。焦虑自评量表(SAS):被试者目前无明显焦虑症状。抑郁自评量表(SDS):被试者目前无明显抑郁症状。生活事件量表(LES):经测评,被试者因近期发生"家庭成员纠纷"等事件,LES 总分为 25 单位,对心身健康有一定影响。明尼苏达人格测试(MMPI):被测验者可能表现为不受控制、自我炫耀、好出风头,或因为好动而影响人际关系。

头颅 MRI:未见明显异常。B 超:脂肪肝;慢性胆囊炎,胆囊结石;胰腺、脾脏、肾脏、输尿管、甲状腺、甲状旁腺、乳房、腋下未见明显异常;子宫及两侧卵巢显示不清。

【精神检查】意识清,定向全,仪态尚整,接触主动,语速偏快。能清晰讲述自己的生活经历,难以打断。重点询问其当时弑母经过,患者称:"那时我在一家很好的外资公司工作,不知为什么母亲到单位说我有病,做法很恶劣,导致工作无以为继,这样的事情发生好几次,我不由怀疑她的动机。而且他们反复送我住院,限制我人身自由,我根本没病,动手前那几天,我听到她和我爸好像在房间商量又要送我去医院,我觉得这样不行,再送医院我就完了。那天早上我就动手杀了她,那天我本来拿着刀等我爸下班一起杀掉,他和我妈是一伙的。后来,想到当初我和妈妈吵架,他还帮我说过几句好话,我觉得他还有点良心,所以我放过他了。但是我现在觉得他们就是一伙的,这次又送我来医院,还找我舅舅帮忙,你说这么弄我,我怎么办?"

问她觉得父母为什么送他住院,答:"我怎么知道,哪有这样对待自己女儿的? 这样害人!"问服刑这几年怎么考虑这件事? 对母亲是不是手段太残忍? 答:"我想开了,跟其他犯人也没什么矛盾,不想和父母计较,父母这样对待我,一直送我去医院,我能怎么办? 我没有后悔。"谈及此,并未流露出任何悔意,也不抱怨监狱生活。承认自己的脾气多年来就是如此,比较火爆。但否认有抑郁情绪体验,否认情感高涨、兴奋和夸大体验。

整个精神检查未引出幻觉、错觉及其他感知觉综合障碍。语速快,极力诉说自己所受非人待遇,情绪激动,较为亢奋。存在针对其父母的被害妄想,略有泛化,但未引出其他思维联想障碍。易激惹,情感反应基本协调。既往有冲动弑母行为,但毫无内疚感。自知力无。

【诊断】患者,年轻女性,无业。根据病史,从高中阶段起就表现为情绪不稳,有情绪低落、悲观、兴趣索然、易激惹和冲动行为等表现,曾两次住院,均诊断为双相情感障碍,出院后不久因弑母被判刑。本次因情绪不稳 16 年、猜疑加重 4 个月第 3 次住院。结合病史及本次住院精神检查,发现患者存在持久的妄想,可以肯定当时弑母行为受妄想支配,且在 5 年的服刑期间经药物治疗也并未缓解,只是远离家庭环境,在特殊环境中表现并不凸显。目前患者被害妄想稍显泛化,比如扩大到曾协助其住院的舅舅,推理过程并不荒谬,也无其他思维联想障碍。其控诉父母时仍情感高亢,并无退缩等表现,不具备精神分裂症的核心特征。依据 ICD - 10 诊断标准,诊断为偏执性精神障碍。

【鉴别诊断】

1. 双相情感障碍

回顾病史,理解当时双相障碍的诊断有其原因。患者发病早,情绪不稳,初期临床表现具有情感障碍的特征，如既往因家庭关系和高考不顺，出现情绪低落、悲观、兴趣索然和闭门不出等抑郁表现，也有情绪不稳、易激惹和冲动行为等类似躁狂症状。而且患者在交流过程中语速快，极力诉说自己所受非人待遇，情绪激动，较为亢奋。如果不是因本次仔细精神检查相应发现，可能也就延续双相障碍诊断了。

事后分析，上述家庭关系不佳所指何事？当时情绪高涨和所谓的抑郁其内心体验如何、有无导致情绪问题的其他因素？比如是否继发于性格、猜疑及精神病性症状基础，这有重要诊断价值，都需深入了解。可惜当时病史记录比较简单，无法获得这些信息。另外，患者出院后弑母并非情绪问题导致，数年后毫无内疚也不符合情感障碍患者的内心体验。当然，这也是我们看到了"病尾"，事后诸葛亮罢了。考虑到患者表现出的持久性妄想体验，诊断也无法涵盖在伴有精神病性症状的情感性精神障碍之下。

2. 精神分裂症

很可惜目前无法明确妄想的起病时间，或许妄想是在某一个阶段逐渐形成并固化，当时住院病史也并未反映妄想的具体内容。纵向病史看患者的临床表现不符合精神分裂症的特征。是否可以认为那些情绪症状属于精神病前驱期表现呢？精神病临床高危综合征的特点以及与精神病性障碍的关系，在后文会详细讨论。

点评

这是一例曾两次住院诊断双相障碍的患者，经过系统治疗却在出院后不久就因弑母被判刑数年，刑满释放后不久再次住院。患者虽语速快、难以打断、稍显赘述，但并未感受到她情感高涨的体验。其实她只是极力控诉父母的"加害"，给人留下话多、兴奋的印象。既往的抑郁和激惹、行为冲动也事出有因，本次住院系统精神检查发现其弑母行为也是受妄想直接支配。收监期间，脱离原有环境，倒也没有针对其他犯人的症状，但仍对故去的母亲怨恨至深，其妄想也并未真正缓解。得知她父亲当年也险遭毒手，令人后怕。

（郭苗，李冠军）

偏执型精神分裂症

【题记】上访属于敏感字眼,部分案例与精神疾病相关,其中以偏执型人格障碍、偏执性精神障碍患者更多见。本例患者因多次上访,也曾被诊断为偏执性精神障碍,通过细致的病史梳理和精神检查,修改了诊断。

【病史摘要】C女士,41岁,离异,小学文化,曾流动打工,目前无业。

C女士脾气暴躁,曾对婚姻不满,怪罪介绍人,一怒之下刀砍对方家门。2006年11月7日上午,因家庭琐事与其公婆及丈夫发生矛盾,为泄愤在家纵火,火势蔓延将衣橱等物烧毁,屋顶坍塌。于2007年1月被判处有期徒刑四年,2010年11月刑满释放。次年6月,她以服刑期间遭受"不公正"待遇为由,进京上访,未能得到满意答复,试图在火车站跳楼自杀,最终被警方控制移交相关部门。从此频繁上访,几次后却突然转变上访理由,坚称自己当年的纵火案是冤案,要求撤销案件,还她"清白"。至2014年4月累计赴京上访、滋事数十次,其间因行为过激,如自残、裸奔、写血书、投掷排泄物攻击工作人员等,多次被行政拘留。

2014年9月5日某地司法鉴定资料记录她从2011年5月认为自己蒙冤上访,累计近70次。自称花了十几万元,现在还有一百多万,上海、深圳和香港等地有人资助她十多万,她还雇了两名侦探及律师取证,每年给侦探二十万,收集县市贪官的罪证并上报中央。目前中央机关都与她有联系,常打电话给她。鉴定诊断偏执性精神障碍。2014年10月,经过多方协调,镇政府与其签订帮扶安置协议,她表示将停访息诉,此后一直在上海打工。2020年9月14日,她再次进京非法信访被民警抓获。次日在返沪列车上,在塑料袋里大小便,随后将排泄物乱扔。跪在地上,情绪很不稳定,满腹牢骚,不断诉苦。在看守所意图自伤自残,声称"看守所要我死",大喊大叫。

【既往史】右腿曾受伤,行动略受限。否认其他重大躯体疾病。个人史:幼时生长发育无异常,小学文化,离异,育有一子,性格孤僻,思维方式和正常人不同,脾气很大,打工期间很频繁换工作。家族史:阴性。

【辅助检查】暂缺。

【精神检查】被搀扶步入检查室。主要围绕"冤案"和"上诉"等话题,称:"我老家是江苏的,2012年离异。父母年事已高,与三个姐姐不来往。我现在就是要平反,还有就是上诉遭遇的不公。"问冤假错案是否有证据,称:"我没有纵火,谁放的自己清楚,2006 年和 2018 年都是妇女主任让我回去的,2006 年她让我回去上环,结果 11 月 7 日中午家里就起火了。我没放火,屈打成招,我请他们拿出证据。我在法庭上看到视频里有个人在孩子身后说'是你妈妈烧的'。这就是冤假错案! 我认为婆家人、邻居、老家工作人员故意害我,如果不是他们,就是公检法故意害我。"又称:"妇女主任权力很大,我从 2011 年开始上访有 70 多次,他们说只有 30 多次。他们故意瞒报,通过请客、送礼把上访次数消掉,妇女主任直接去国家信访办抢人,把人抬走。她还可以直接干涉国家信访局,销毁材料,这些肯定都是她打电话交代的。"问其这次去北京上访因何事,称:"我的腿是被派出所民警打坏的,我家里有 15.8 万元钱,我本来想开个小吃店,5 月 19 日这些钱没了;我报警,他们不调查,趁我不在家把门砸了,私闯民宅。拘留后严刑逼供,导致我腿部残疾。"问为什么严刑逼供,称:"为了上访的事情,他们不希望我去,我现在不知道关键证据在哪里。"问其平时人际关系,称:"我和老公关系很好的,离婚是因为我要平反冤案,会有人针对他们。平时没时间看儿子,2018 年看过他一次,现在他可能读高三,具体不清楚。"问其打算,称:"我的诉求都没有解决,一个是冤假错案、一个是赔钱、一个是腿,我的名誉受损,所以我还要去北京告他们! 前面冤假错案就翻篇吧,现在要解决我腿断的事情,派出所要把我的腿治好,我没开成小吃店,相应损失也要赔偿。"又称:"我没有精神病,2006 年、2014 年鉴定过说我没病,从来没有接受过治疗,他们就是想把我关到精神病院弄死我。"问为何乱扔大小便,称:"我因为腿打残了就在车厢里解决,他们本来说要给路费,后来就是不给我,我就发火了。"问其之前在北京欲跳楼、自焚的原因,称:"去相关部门好多次,都说没有材料,材料肯定是被他们粉碎了,我是逼不得已。"

精神检查发现其意识清,注意力集中,接触合作,未引出幻觉,可引出被害妄想、关系妄想,妄想内容荒谬,对象泛化。思维较散漫,存在思维逻辑障碍,情感反应欠协调,情绪激惹,病理性意志增强,智能粗测无殊,自知力无。

【诊断】据家人、邻居及村委干部反映,C 女士性格孤僻、较真、脾气大。2006 年她因和公婆发生矛盾纵火被判处有期徒刑,2010 年刑满释放。次年以服刑期间遭受"不公正"为由多次上访,欲跳楼自杀。其后又坚称蒙冤要平反,赴京上访、滋事数十次,多次被行政、刑事拘留,其间有自残、自焚、裸奔、写血书、投掷排泄物攻击工作人员等异常行为,曾诊断偏执性精神障碍。2019 年 6 月其诉求生变,坚称巨款被盗(无法核实),民警不作为且刑讯。本次上访劝返途中在列车上当众抛洒秽物、乱语、喊叫、随地便溺。精神检查可引出被害妄想、关系妄想,妄想内容较荒谬,对象泛化,思维散漫,存在思维逻辑障碍,情感反应欠协调,情绪激惹,病理性意志增强,智能粗测无殊,自知力无。

C女士称被婆婆、村妇女主任等人设计,甚至当地村干部去北京抢人、销毁材料,诸多表述难以置信;病态意志增强,不顾一切反复上访,其诉求却多变、推理逻辑混乱,如称法院以年幼孩子证言为判罪依据,遭人故意陷害,故要求平反;自己款项被盗,要求旅馆赔偿将来开店的经营损失;结合其自残、自焚、裸奔、写血书、投掷排泄物等毫无反省和克制的紊乱行为,对其精神异常的判断顺理成章。其妄想泛化、思维逻辑障碍突出,故根据ICD-10诊断标准诊断偏执型精神分裂症。

【鉴别诊断】

1. 偏执性精神障碍

C女士刑满释放后反复"申冤"、上访,乱扔秽物、自残、自焚甚至裸奔相向。为了上访她不惜离婚,置孩子成长于不顾;也不理会批评教育、调解以及安排帮困,置多次严厉处罚于事外。其反常行为基于病态思维,并损害其社会功能。虽曾诊断为偏执性精神障碍,复习既往资料结合目前精神检查,其所谓巨款雇佣律师、私家侦探,能联系中央提供贪官罪证显得荒谬不堪,与其文化背景和社会地位明显不符。其妄想泛化,思维逻辑障碍也偏离偏执性精神障碍的特征,故目前不考虑。

2. 偏执型人格障碍

C女士既往性格孤僻、固执,脾气暴躁,人际关系欠佳。成年后遇家庭、邻里冲突其行为出格,因自己婚姻不美满,怪罪他人,一怒之下,用刀砍坏介绍人家大门,后终因纵火获罪。可见其人格明显偏离正常,情绪不稳、猜疑、冲动、不计后果。如果无其他精神异常表现,可考虑诊断人格障碍。但其妄想体验及总体行为特征,显然超出人格障碍的范围,为便于分析讨论,本书也未采用多轴诊断体系。

点评

这两个案例诊断和鉴别诊断主要涉及人格障碍,偏执性精神障碍和精神分裂症三个单元。前一个案例当明确患者在妄想支配下行凶杀人时,诊断方向可以确立,至于她控诉父母加害,表现出言语滔滔不绝、较亢奋也就不难理解。第二个案例,既往曾考虑偏执性精神障碍的诊断。

她上访的起因是对纵火案的判决有异议,可她翻案依据逻辑不清,如她所述当庭有她4岁孩子作证,且背后有人教唆(听到有人讲你妈妈烧的)的视频;甚至怀疑夫家在公检法有关系。但恰恰否认纵火、婆媳矛盾在先,而且很可能有目击者的事实,反复纠缠孩童作证之事,可谓脱离现实、荒谬。其诉求多变、逻辑推理混乱、行为紊乱,诊断精神分裂症可靠。

(刘彩萍,李冠军)

诊断思考 ❓

导读

- 人格是什么?听上去人格就比性格更专业。从心理学角度看,人格为个体独有的、持续性的处事风格和模式。一般形成于成年前期,一旦形成,相对稳固,可持续终生。后续如果人格出现明显偏离则可能成为人格障碍。
- 人格障碍的诊断要点?把握人格偏离的显著性、广泛性和恒定性的特征,并紧扣诊断标准作出确切的诊断。
- 谨慎诊断偏执状态?偏执状态包含在妄想性障碍之下,符合持久的妄想性障碍的特点。和临床常用的"焦虑状态""抑郁状态"概念完全不同,偏执状态并非指具有偏执症状而又一时无法分类的短暂状态。

　　本案例集先由偏执症状入手,以真实病例客观呈现偏执症状的严重程度,分析症状的性质,结合其他维度的表现,分别作出性格偏执、偏执型人格障碍及偏执性精神障碍等不同诊断。偏执可以是正常人的体验,与其性格或生活背景有关,也可以是精神障碍患者一种强烈的内心体验,如反复上访的偏执型人格病例。这里我们先简单描述性格和人格的概念,有助于理解后续讨论。

　　首先什么是性格?根据《辞海》的解释:性格是人格的重要组成部分,是个体的态度和行为方面的较稳定的心理特征,如描述为寡断、刚强、懦弱等。性格是在生理素质的基础上,在社会实践活动中逐渐形成和发展的。由于具体的生活道路不同,每个人的性格各有特征。

从精神科的角度看,个体间肯定存在性格差异,随着年龄增长或受到生活事件影响,性格可以有一定程度的改变。性格问题并非精神科关注的重点,只是它有可能导致其他心理问题,如性格敏感的人容易对号入座产生牵连观念,部分精神障碍患者本身也具有性格缺陷,缓解及康复期也需适当关注。

那么人格又是什么? 不同领域如心理学、法学或伦理学层面对这个概念有不同的解释和意义。心理学层面的解释是:人格是个人所独有的,并且不同于他人的心理特征的总和,即"个性"。人格是个人之不同于任何其他动物的心理特征的总和,即只是人所具有的共同心理特征。有些拗口,我们试着更简单地描述为:人格一般是持续性的,是个人特征性的生活风格的表现,也是对待自己及他人的一种模式。这些行为模式常在个体发育的早期阶段,作为体质因素和社会经历的双重结果而出现,具有独特性和持续性的特征,可认为"一贯如此"。如果明显偏离正常,可能构成人格障碍的诊断。

一、人格障碍诊断思考

1. 人格障碍的特征和诊断

人格障碍的误诊和漏诊都比较常见。误诊的主要原因是对诊断标准掌握不够严格,有病和无病的界限判断模糊,将性格/人格问题或缺陷诊断为人格障碍。也可能因病史询问或精神检查不够深入,将其他精神障碍误诊为人格障碍。而漏诊的原因是更多注意到表面的行为或情绪异常,却没能识别出内在的病态人格基础。

如何把握人格偏离的显著性、广泛性和恒定性的特征并紧扣诊断标准作出确切的诊断? 依据郑瞻培教授相关专著,诊断人格障碍首先要确定人格偏离的存在,表现在患者具有特殊行为模式,包括认知(对自我、他人以及对事件的感知和解释方式)、情感(情感反应的范围、强度、脆弱性和适合性)、人际关系、冲动控制(如行为受情感冲动和偶然动机驱使,对行为后果不能正确判断)等多方面。同时,人格偏离具有以下特点。

(1)显著性:患者与大多数人和特定文化背景的人比较存在人格方面的显著差异,这种差异明显影响与他人相处,导致社会适应困难。反之,如果只是生性怪癖,可以与人正常相处、社会适应良好,属于"性格缺陷"或有"人格问题",即便遇特定事件产生适应问题,不能诊断为人格障碍。

(2)广泛性、一贯性和恒定性:青少年阶段至成年早期逐渐形成,其后长期、持续存在。这种偏离并非针对特定人和特定事,而是体现在多数时间、多数环境和与不同人群的相处方面,所谓"历来如此"。这里需要强调的是人格障碍患者其认知和情感体验模式相对固定,但由此带来行为缺陷并非时刻存在,常受周围环境因素激发。以边缘型人格障碍患者为例,他们也可有顺从可爱的一面,只是暴怒、自我伤害的行为和不计后果属于常态。

(3) 社会适应不良:人格障碍患者一般能参加工作,正因在人际关系、情绪控制和社会生活中行事风格与众不同,造成隔阂甚至冲突,容易被人诟病、议论。由于客观和主观原因,社会适应差,常频繁跳槽。

(4) 常不主动求治:人格障碍的严重程度标准包括患者感到痛苦或社会适应不良。实际上多数患者主观痛苦未必强烈,以偏执型人格障碍为例,其猜疑、缺乏信任、嫉妒、心怀怨恨等行为常导致他人痛苦,影响家庭和社会稳定。边缘型人格障碍患者暴怒、不计后果的行为特征,为解除内心的苦闷和空虚,出现自伤、自杀、挥霍、酗酒、物质滥用、鲁莽驾驶等表现更具破坏性。患者即便能认识到自身缺陷,未必迫切需要治疗或行为矫正。多数都因人际关系不佳、伴发抑郁或行为问题被动就诊,希望医生解决。

2. 偏执型人格障碍特征

偏执型人格障碍是人格障碍中常见的类型,患者具有固执、多疑、敏感等特点,对事物的认识往往片面、主观,不容易用道理纠正。特别遇到某些事件后,可纠缠不休,甚至不顾个人安危及社会后果,其认知明显偏离正常。偏执型人格障碍主要有几个特点:①成为契机的生活事件强度,常为些许小事大动干戈,有些还可能只是出于个体的敏感。当然也可因小事而起,觉得相关部门处理不公,涉及面会逐渐增大;②猜疑十分突出。猜疑才是偏执型人格障碍的特征。对周围的人和事都持不信任态度,是为广泛性;偏执行为一旦开始,在超价观念的影响下发展到不可收拾的地步,别人的劝说和反对无效,也可能不顾个人生活或前途及家人利益,是为严重性;③常存在社会适应不良,影响人际交往及生活和工作,经常换工作岗位,不是能力问题,主要是人际关系紧张。

3. 人格障碍患者是否有相对稳定期

所谓人格障碍患者的"本性难移",有无特定阶段会平稳些? 也曾遇到一个案例,他身为较早的哲学硕士,年轻气盛,与人论战。因观念非主流经常和领导发生冲突,感觉受到打压,人际关系紧张,多次更换工作,从重点学校教师"沦落"到去某职业学校任职,其解释是和目前学校老师间不再有学术争论。他夫妻关系紧张,觉得妻子对他苛刻,暗示妻子可能有外遇,并猜疑妻子挑拨他们父子关系,其表现很像人格障碍。接触他时,就偏执的程度而言略轻,在特定的时期有所缓解,能在现单位正常工作十多年。虽与个别人关系紧张,却能不露锋芒,相安无事。只是觉得有位同事本应该为人师表,言论却多有不妥,平时就互相看不惯。某次因对方出言不逊与其发生争吵、打斗。事后了解,发生打斗的另一方真也不善,在这位哲学硕士被拘期间仍欲煽风点火。

考虑一方面其性格棱角逐渐被磨平,也注意到他有儿子生病、经济压力大等现实原因,这也不允许他轻易更换工作,是否可以理解为他受过良好教育,随着年纪增长,吃过亏尚能有所收敛。那么十几年的稳定,这样的表现和社会适应状况能否诊断人格障碍在讨论时也有争议,有两种意见:一是从临床角度看比较符合,十几年的稳定期不大好解释;二是从鉴定角度看诊断需更严格。

二、妄想性障碍的诊断思考

1. 妄想性障碍的特点和诊断

在 ICD-10 分类标准中,使用持久的妄想性障碍这一术语,其特点是患者具有一种或一套相互关联的妄想,常见被害、疑病或夸大妄想,妄想至少存在 3 个月,往往更持久,有时持续终生。典型病例缺乏其他精神病理改变,但可以间断地出现抑郁症状。患者可以有片断的幻觉,但不会出现精神分裂症的特征性症状,如被控制、思维被广播和明显的情感迟钝或其他阴性症状。ICD-11 对妄想性障碍的分类已经大为简化,只是按急性期、部分缓解和完全缓解来分。既往诊断标准对这个单元的描述也有一定意义,比如 ICD-10 将妄想性障碍包含偏执狂、偏执性精神障碍和偏执状态等,要点如下。

(1)偏执狂:中国精神障碍分类与诊断标准(第三版)(CCMD-3)[①]对偏执狂的描述:以系统妄想为突出症状,其妄想具有高度的系统性,内容比较固定,不荒诞,无明显的不合逻辑,主题明确,且与患者处境有一定联系,即具有现实性。若不经深入了解,难以辨别其真伪。妄想不可动摇,病程中可始终没有幻觉。病情虽迁延,社会功能良好,无精神衰退。持续至少 6 个月,病程标准较为严格。

(2)偏执性精神障碍:也称偏执性精神病。其特点是多存在系统性妄想,情感衰退不明显,社会适应功能相对保持完好。

(3)偏执状态:需要明确偏执状态包含在妄想性障碍之下,符合持久的妄想性障碍的特点。因"状态"一词容易带来歧义,注意这和临床常用的过渡诊断"焦

---

① CCMD-3 曾在临床工作中广泛使用,目前虽已废止,但某些疾病的描述仍具特色,此处列举出来加以补充说明。

虑状态""抑郁状态"概念完全不同。偏执状态并非指具有偏执症状而又一时无法分类的短暂状态,故应尽量少用这个术语。如果可能,并且符合诊断标准,使用上位诊断如妄想性障碍更为合适。因涉及重性精神病传报,偏执状态和妄想性障碍的诊断均需特别慎重。

这三个亚型从疾病特征上看更多的是程度差异。偏执狂表现出的妄想最为系统,但典型病例罕见。偏执状态是妄想没有偏执狂那样系统化,程度也较轻,预后相对较好。如果不能严格区分,常以偏执性精神障碍笼统替代上位的妄想性障碍,当然随着ICD-11诊断分类系统的推广使用,妄想性障碍以症状发作特点来描述也省却了妄想状态这样不太严谨的术语。

2. 妄想的形成过程

偏执型精神分裂症或偏执性精神障碍患者就诊时往往已经存在典型的妄想体验,如果结合其他症状足以做出诊断,我们很少去讨论妄想的形成过程。其实除少数急性妄想之外,部分患者还可见一个从似信非信到妄想固化的过程。如早期可能是牵连观念(ideas of reference)[1],也称援引观念。牵连观念者经常在不断的肯定和否定中纠结,部分案例也可以长期保持稳定。以钟情为例,初期其体验多有可理解的心理预期,或有相处的好感、单相思,把对方某些行为理解为"暗示",而自己又不确定,这种体验在情窦初开的年轻人或比较敏感的个体身上很常见,其内心活动、情绪体验也是完全可理解的。如程度太过,就应引起警惕,是否属于精神病性障碍的早期症状体验。至于少数具有牵连观念为何会发展成妄想,何时才具备精神病理学意义,判断起来还真有难度。反之,如果个体突然出现钟情妄想,比如坚信某位明星在电视节目中对其表白,这就具有精神分裂症患者思维推理或逻辑障碍的特征,或许能从妄想形成的过程中获得对疾病诊断有用的线索。

曾接诊的一个拟诊偏执性精神障碍的案例,她嫉妒妄想明确,但初期只是嫉妒观念,以后经过推理、演绎,逐渐确信不疑,妄想逐渐系统固化。其推理并不荒谬,并出现相伴的强烈情绪反应。回顾病史,约10年前她曾对某位异性心存好感(并无实质交往),又觉得这样的感情不道德,对不起家人,反复纠结、难以自拔而就诊,当时曾考虑强迫障碍,药物疗效不佳。事后看,当时是否属于具有偏执特征的钟情,"强迫"只是继发性的? 在这之后,患者与异性交往中异常小心,觉得人言可畏,存在道德洁癖,对丈夫的举动尤其是他和其他女性的交往会特别关

---

① 也翻译为援引观念。

注,需要丈夫保证并汇报生活细节,常因此反复争吵,多次情绪爆发,甚至类似癔症发作,不得已而就诊。这个案例其诊断难点在于妄想的认定,如何将人格特征和临床表现相统一,如何理解既往所谓强迫表现。

她曾住院治疗,住院期间对医护人员倒也和气,本人不愿意接受药物治疗,稍微用一点药不良反应就很重。当时就判断症状很难改善,可能出院后会对其丈夫变本加厉。果然不出所料,其后给其家庭生活带来严重的影响,也不能胜任教师的工作。

谈及偏执性精神障碍之系统性妄想,记得听前辈讲过一个案例,某地一位商人,自称是某中央领导的亲戚,经商风生水起。后案发,却坚决否认招摇撞骗,列举各种"事实依据"自证,后被诊断为偏执性精神障碍。争议难平,质疑他生意成功,怎会是精神病?请专家会诊,发现他的确存在身份夸大的系统性妄想,除此之外并无其他精神症状表现,认同之前诊断。至于他的妄想是何时、怎么形成的,也无法得知了。

3. 牵连观念和妄想

翻阅教科书注意到有些叙述,比如:"关系妄想:又称牵连观念,病人把周围环境中一些实际与他无关的现象,都认为与他本人有关。"此处将牵连观念与关系妄想画等号不妥,两组症状的性质和严重程度不同,指向的诊断单元也明显不同。郑瞻培教授、许又新教授的专著中有牵连观念(援引观念)与关系妄想的鉴别,非常清晰,多写定属狗尾续貂。我还是很想引用许教授的一段话:"援引观念指觉得或认为别人的言语行动在指向自己(照例是不利的),尽管根据不足,且本人也能认识到这一点,仍然不能免于此种感受和观念。健康人可有偶尔出现短暂的援引观念。援引观念不是妄想,并非坚信不疑。援引观念和关系妄想有时不易区别,需依靠病史考察和随访,而不能局限于现状检查。"尽管牵连观念和关系妄想有时难以区分,但轻易等同却也不妥。

4. 偏执性精神障碍与偏执型精神分裂症鉴别

一般认为偏执性精神障碍应存在系统性妄想,但典型案例也并不多见。这两类疾病均以妄想为主,尤其是晚发的偏执型精神分裂症患者,两者起病年龄类似,都具有情感衰退不明显、社会适应功能相对保持完好的特点,鉴别较困难。但仍可以从有无思维属性障碍、情感体验、功能损害及整体的行为模式中找到证据,这也是精神分裂症诊断整体观的要求。如果患者有持久的言语性幻听,尤其评论性或命令性幻听,不支持偏执性精神障碍的诊断。偏执性精神障碍的妄想和现实生活结合紧密,而精神分裂症的妄想内容多数较为荒谬,结构不严密,对象泛化。精神分裂症患者常有思维形式障碍、思维被广播、被动体验和被控制妄想。结合上述案例及下文晚发精神分裂症案例的相关阐述,或有助于理解。

(李冠军)

📖 **参考文献**

［1］夏征农,陈至立.辞海[M].6版缩印本.上海:上海辞书出版社,2010.

［2］郑瞻培.司法精神病学鉴定实践[M].北京:知识产权出版社,2017.

［3］许又新.许又新文集[M].2版.北京:北京大学医学出版社,2014.

［4］中华医学会精神科分会.中国精神障碍分类与诊断标准[M].3版.济南:山东科学技术出版社,2001.

［5］世界卫生组织.ICD‐10精神与行为障碍分类临床描述与诊断要点[M].范肖东,汪向东,于欣,等译.北京:人民卫生出版社,1993.

第二章

精神分裂症谱系障碍病例

分裂型障碍

【题记】因疾病分类不同，初看将这几个病例放在一起讨论并不太合适。分裂型障碍、急性而短暂的精神病性障碍和精神分裂症同属一个诊断单元，而分裂样人格障碍却属于人格障碍范畴，容易混淆，故在此合并讨论。再说，分裂型障碍具有类似于人格障碍的演化和病程特征，似也可一并讨论。我们先从 1 例分裂型障碍入手。

【病史摘要】Z 先生，男性，29 岁，职校文化，未婚，无业。

Z 先生于 2007 年 9 月（高二时）因"担心自己人际交往不好 1 年余"由母亲陪同初诊。脾气急躁，有时讲话讲不好，看见别人讲话即感不适，担心与人交往。考虑"人际交往问题、焦虑症"，予氟西汀 20 mg/d 短期治疗后停药。直至 2011 年 4 月再次就诊，称脑子中的想法控制不了，言语不连贯，焦虑，予帕罗西汀 20 mg/d 治疗，之后仅于同年 5 月配药一次。于 2015 年 8 月再次就诊，反应迟钝，自语自笑，接触不佳，言语不流畅，有可疑幻听，不能进行有效沟通，予利培酮治疗，之后未再就诊配药。

平时有自笑，莫名其妙用手指人家，讲马路上有人敌视他，看不起他，要去打人，被家人拉住。有时用手肘敲墙，半夜里用头撞墙，做俯卧撑，对家人也不关心，很冷漠。2016 年 3 月辞职后整天在家睡觉，不讲仪表，洗澡、理发、剃须都要家人督促。他说没动力找工作。曾离家出走三四天，手机关机，后来警察说他冒着大雨在高架上走了一夜。2016 年 10 月某天，无端辱骂民警，当民警责问他时发生争执，挥拳击打其中一位民警面部，在民警试图控制他的过程中，又导致另一民警双手被抓伤、手指扭伤。被拘留后 Z 先生在看守所饮食起居、料理个人卫生无异常,说话语无伦次,智力低下,谈到案子问题讲不清楚,答非所问。警方疑其精神异常,要求鉴定。

【既往史】无重大躯体疾病。个人史:自幼生长发育正常,6 岁时父母离异,母亲再婚,和父亲居住。性格内向,胆小老实,经常被同学欺负,不会反抗。小学成绩尚可,初中时理科成绩会不及格。从职校毕业后找不到工作,介绍到街道。经常迟到、出错,人际交往差。曾有短暂恋爱史,后遭对方拒绝,其后话更少,和朋友也不来往。家族史:无精神病家族史。

【精神检查】意识清,接触较被动,显紧张,说话结巴,言语不流畅,理解能力无异常。问其学习情况,称:"初中成绩不好,越来越差,成绩倒数,用功但读不进去,听不进,难的作业不会做。"自述电视大学大专毕业,找过多份工作未果,称:"去找过工作,讲话有些结巴,面试没有通过,以后由妈妈介绍到街道做社工,用电脑输入错字多,坐不定,常看看电脑、打打游戏,今年上半年被辞退。"自述失业后在家能扫地、拖地板、去外面闲逛,也想再找工作。询问人际关系,称:"(他们)看不起我,看到我讨厌,说我上班不好好做事。"否认有人议论他,承认和陌生人交流困难,小时候受到同学欺负。表示对外面和家里人有些怕,怕讲话,从小到大受欺负,同学踢打,不睬他。书读不好,父母总是骂。从小颇感压抑、怨恨,称:"小姑娘都不睬我,从学校出来就想报复社会,打人家。"否认采取过行动。能叙述案发经过,承认打骂警察,称:"警察看上去太坏了,两个民警在巡逻,我看到以后,莫名其妙火气大,不开心。"问其原因,否认民警有针对他的言行,称:"就是心里不太开心,和前面被欺负有些联系。""乱七八糟,不舒服,生活压力大,心里乱生气。"表示动手前没有犹豫,但因害怕被抓感到紧张,动手后就害怕了。对行为表示后悔,当时冲动了。了解其对警察的看法,Z 先生称一年前独自晚上闲逛,警察说他喝酒,强行搜身,揪住他衣服态度很凶,认为警察"瞎抓人"。案发前两月的一天又在外面走,从傍晚 5 点一直走到次日 9 点,因走到了高架上被警察带回派出所后让家人领回,称:"想去外地,(想走到)浦东机场,这次警察蛮好的。"表示并不完全因为对方是警察,即使是普通人也想动手。否认有过打人行为,称:"马路上发过脾气,乱叫,发泄。"追问为何那天付诸行动,否认什么特别原因,答:"看到(警察)烦了,压抑太久,就是乱发脾气。"承认曾在精神病院看病,断续吃药,无效。曾有自语自笑,解释说:"就是发病,不舒服。"否认耳闻人语,称:"(是)想出来的,实际上是没有的。"精神检查接触被动,言语不流畅,未引出感知觉障碍、妄想等精神病性症状,有猜疑,常感压抑。自我评价差,缺乏自信,无情绪低落以及高涨,情感反应显平淡,自知力不全。

　　【诊断】Z先生,目前无正式职业。早年父母离异,自幼性格孤僻,胆小老实,成绩不好,经常受人欺负,却无力反抗,也不向人诉说。职校毕业后未能留在实习单位,就业不顺,经父母介绍在街道做社工,但工作能力不佳,人际关系差。曾因担心自己人际交往不好、急躁等表现就诊,考虑人际交往问题、焦虑。他在2014年恋爱受挫后,逐渐出现异常,如夜眠差、自笑、猜疑、行为怪异、孤独退缩、冷漠,以致工作能力进一步下降,无奈于2016年3月辞职。据其母反映他生活疏懒,个人卫生需督促,并曾独自离家,音信全无,彻夜冒雨行走于高架路上。案发被羁押后仍表现出异常行为。由此可见,在性格缺陷、不良生活经历造成其社会表现不佳的基础上,行为举止已从本质上异于常人(起于2014年),并进一步加重了社会功能和人际交往的障碍。回顾其求医经历,2007年职校二年级时首次就诊,其后多年中仅零星数次复诊,主要问题都是害怕与人交往、焦虑,至2015年8月末次就诊时,病情发生变化,出现自语自笑,有可疑幻听及沟通障碍,这与家属反映的情况能相互印证。本次精神检查,接触被动,言语不流畅,虽未发现感知障碍和妄想等精神病性症状,仅存在猜疑,但情感反应平淡,自知力不全。综上,Z先生存在不恰当的情感表现、怪异行为、人际关系差、社会退缩及偏执观念,病程2年余,根据ICD-10诊断标准,符合分裂型障碍之诊断。

　　【鉴别诊断】

　　1. 单纯型精神分裂症

　　单纯型精神分裂症也可表现为隐袭起病但逐渐发展的古怪行为,幻觉和妄想不明显。典型病例以阴性症状,即思维贫乏、情感迟钝和意志丧失等为主,随着疾病进展,可出现生活疏懒、自我专注、毫无目的地流浪等异常行为,病程至少需2年。患者的社会生活功能可严重受损。目前分裂型障碍和单纯型精神分裂症的关系不明,两者都缺乏可靠的阳性症状,是鉴别诊断的难点,有些分裂型障碍患者病情进展可符合精神分裂症诊断标准,需要修改诊断。

　　2. 精神发育障碍

　　患者自幼性格孤僻,胆小老实,成绩不好,常受人欺负却无力反抗,也不善向人诉说,自感不齿于人,敢怒不敢言。技校毕业后经父母介绍在街道做社工,但工作能力不佳,人际关系差。可见患者发育方面存在问题,智力方面不够聪慧,尚能完成技校教育应对一般工作,虽未行智力测验,根据其学业能力、社交水平及功能水平,判断达不到轻度精神发育迟滞的程度。同时,更为明显的是他的言辞和社交能力比同龄人差,也曾因担心自己人际交往不好、急躁等表现就诊,考虑人际交往问题、焦虑。只是当时未规则就诊,如果有相应评估,对后续诊断和鉴别诊断也有帮助。

点评

　　分裂型障碍是临床诊断的难点。就本例来看，也曾考虑他并无精神异常，只是这就无法解释其自笑、猜疑、行为怪异、孤独退缩和冷漠等异常表现，上述症状却也达不到精神分裂症的诊断标准。目前看，诊断分裂型障碍还较为可靠，需随访。

（李冠军，杨晓敏）

分裂样人格障碍

　　【题记】 分裂样人格障碍以情感冷漠、人际关系明显缺陷为特点。该类疾病在临床上较少见。本例拟诊抑郁发作住院，经过仔细梳理，更改诊断为分裂样人格障碍。

　　【病史摘要】 患者，女性，18岁，大学在读，因"自杀企图1天"入院。

　　患者读高二时家中发生大的变故，此后患者情绪一直较低落，逐渐封闭自己，负面言语较多，会说"活着没意思"，对学习不感兴趣，不知道为何而学。第二年住在阿姨家，阿姨常鼓励其好好学习，但患者总是说该有的都没有，她和别人不一样，希望大人不要对她有要求。有时候患者会用圆珠笔戳自己手臂，还总爱在第一节课上睡觉，老师劝说无用，故老师认为其"不正常"。患者17岁时参加高考，成绩较好，顺利被大学录取。9月份入学后，入学心理测试提示有异常，校方联系患者父亲，但其父亲认为患者一向如此，故未带其就诊。患者大一时除了上课，其余时间均在宿舍写小说，不与人交际。平时关心的话题常是人活着的意义、死亡等，对逛街也不感兴趣。第一学期共写小说二十余万字。成绩不理想，期末挂了几门主课。第二学期期中考试时数学交白卷。平时表现较自卑，称自己是"残次品"，称"妈妈不在了，没有学习动力"。入院前一天被发现在宿舍留下诀别信，老师同学寻找未果，后患者自己觉得要再看一眼宿舍，自行从宿舍楼天台下来，后被家人送医院住院。入院后诊断为不伴精神病性症状的重度抑郁发作。给予文拉法辛75 mg qd抗抑郁治疗，3周后病情无明显变化。

【既往史】体健。个人史:家中长女,上学较早,成绩良好,喜爱阅读,初中时开始尝试写小说,后考入当地重点高中,物理成绩尤其突出。家庭关系一般,父母常有争吵。患者性格较要强。家族史:阴性。

【辅助检查】血常规、生化常规、甲状腺功能、性激素均无异常;胸部 CT 无异常;强迫症状问卷:轻度强迫;SDS:重度抑郁;社会功能缺陷量表(SDSS):社会功能目前有轻度障碍;SAS:轻度焦虑;LES:近期发生"搬家""入学或就业"事件;MMPI:F 量表分数升高,提示存在病理心理问题。D(抑郁量表)分数升高,Pd(心理病理性)分数升高,Pt(精神衰弱)分数升高,Ma(轻躁狂)分数升高;ADL(日常生活能力)有不同程度下降;SCL‐90:有阳性症状,可能存在心理问题。

【精神检查】意识清,接触合作,表达较节制,有礼貌,未发现明显情绪低落,语调很平淡,解释消极行为时称觉得时间合适,智能记忆好,自知力部分。后经疑难会诊,再次精神检查发现患者并无深刻的情绪低落体验,尤其是谈及"自杀",称:"事先也没具体计划,那天就想着算了,到了天台上看到寝室灯没关,就回寝室了。"精神检查还发现患者社交困难、普遍脱离社会关系;其情绪冷淡、疏离、缺乏强烈的情感体验;很少或几乎没有活动能够感到有乐趣。

【诊断】疑难讨论后修改诊断为分裂样人格障碍。人格障碍患者具有固定模式的、适应不良的人格特点和行为,从而导致患者主观上的痛苦,明显影响其社会功能和职业功能。《美国精神障碍诊断与统计手册(第 5 版)》(DSM‐5)中分裂样人格障碍区别于其他类型人格障碍的核心特征为建立社交困难、普遍脱离社会关系;情绪冷淡、疏离、缺乏强烈的情感体验;缺乏乐趣;除一级亲属外,缺乏亲密或知心的朋友;几乎总是选择单独活动等,被归于 A 类人格障碍或"古怪类"人格障碍族群。该类人格障碍发病率低,在普通人群中仅不到 1%,且男性多于女性,这也是本案例中患者最初诊断识别困难的原因之一。本例患者抑郁症状不典型,患者无明显的兴趣丧失,执着于写小说。从心理层面上理解,其主要是退回到自己的内心世界,创作成为其一种积极的防御。该类患者常可在某一方面有突出的才能。

【鉴别诊断】

1. 抑郁发作

入院初期曾诊断为不伴精神病性症状的重度抑郁发作。有报道分裂样人格障碍可以出现短暂的抑郁症状,而抑郁症状即便缓解也不会改变患者的行为模式。本例患者的确也存在一些抑郁表现,特别在起病初期自卑、称自己是"残次品",悲观、自伤以及缺乏学习动力等表现属于抑郁症状,当时由丧母等较为严重的应激事件引发,这些症状也容易引起关注。患者在治疗初期服用了抗抑郁剂,但收效甚微。最为关键的是,住院阶段和这位患者交流,她缺乏情绪低落的内心体验,患者也无明显的兴趣丧失,执着于写小说,其自杀行为本身也较为离奇。

2. 精神疾病与自杀行为

本案例中的患者存在消极企图(行为),其自杀行为与精神障碍之间的关系值得我们关注。至今,大多数研究均认为精神疾病会导致暴力行为的增加,许多在暴力犯罪人群中进行的调查发现,各类精神疾病包括抑郁症、精神分裂症、焦虑症、反社会人格障碍等均占有一定比例。或许可以认为自杀是对自我的暴力行为,有关分裂样人格障碍的自杀行为可以没有任何征兆,往往令亲人及朋友感到震惊与意外。本案例中患者的自杀行为与抑郁症患者不同,后者的自杀行为更有计划性,常表现为非常决绝与坚定。此案例可帮助我们拓宽临床诊断思路,有助于积极防范自杀风险。

点评

初步看该患者以情绪低落、消极自杀等"抑郁核心症状群"为主要表现,很容易考虑抑郁发作。因其抑郁体验不典型,以此为契机,临床医生未放过任何一丝疑问,再次申请疑难会诊,进而发现其疾病的本质为情感体验的缺失、情感隔离和人际关系困难。临床上具有分裂样人格特征的患者并不罕见。该病例让人印象深刻,受益颇多。

(刘彩萍,李冠军)

急性而短暂的精神病性障碍

【题记】急性而短暂的精神病性障碍,在精神科诊断并不多,但却是鼎鼎大名,也被民众熟知,主要原因可能更多来自前些年一些社会影响巨大的案例。如果案发前后都比较正常,判断案发时处于急性而短暂的精神病性障碍状态常惹争议。正是这种疾病固有的戏剧性特征,临床诊断不易把握。

【病史摘要】L 某,美籍,37 岁,离异,英文培训教师。

　　2017 年 L 某在山东创业期间,因为压力较大,情绪激动,但无暴力倾向,前往当地就诊,未确诊,仅开了一些镇定药物。2018 年 9 月 9 日,有人报警称 L 某拦停并拍打他人车辆,又无故拦截女性并袭胸。L 某否认上述行为,在看守所表现为行为怪异、莫名打人、吵闹冲动,说“要改变世界”等,易怒,夜眠少,睡 3～4 小时。尿毒品检测提示吗啡及甲基苯丙胺均为阴性。

　　2018 年 9 月 12 日会诊记录:既往病史不详,刚进来时多汗、卫生差、乱吐口水。言语多,语速快,时有思维跳跃,快速转换话题。言语夸大,自称系经济学天才,现在世界将面临巨大灾难,需要他来解决。行为紊乱,用舌头舔墙壁、舔厕所。自述睡眠时间短,性欲强,精力旺盛。初步诊断:情感障碍,躁狂发作可能;分裂情感性精神病待排。予以丙戊酸钠及奥氮平治疗。服药后好转,一天吃 2～3 顿药,个人卫生可以料理。9 月 12 日开始吃药,17～18 日很快开始好转。

　　【既往史】背部长手术切口,脊柱矫正手术,有时会痛。否认吸毒史和癫痫史。高中踢足球时头部受撞击,当时曾有记忆丧失。饮酒史:15～16 岁时开始饮酒,大约每周 4 次,一瓶 750 ml 的朗姆酒能喝 1～2 周时间,有时会喝啤酒、白酒、混合酒。否认空腹饮酒及晨饮,表示酒量很好一般不会喝醉,醉了就睡觉、呕吐,被羁押后不饮酒也无不适。问及案发前是否饮酒时,先是称案发前喝了 2 杯红酒,又称自己也不记得喝过没,如果喝过就是在早午饭时,10 点～11 点。

　　【个人史】离异,2008 年获生物学学士学位,2010 年获 MBA。2012 年后从事金融咨询、教书工作。2015 年来到中国教书,后来去某公司的战略部门工作,因为压力太大且与公司存在理念分歧而辞职。2018 年 4 月后来沪,教授经济学和英语,负责招生等工作。

　　【家族史】母亲有精神病史,服用奥氮平等药物。

　　【精神检查】意识清,仪态整,注意力集中,接触交谈合作,讲英语,交谈内容由翻译传达。问及为何被羁押时,称自己也很困惑。提醒其曾经拦车、敲打引擎盖时,称:“我想起来了,有这回事。”“我也不知道为何这么做,奇怪的体验。”“不记得(和司机说过话)。”“只记得警察把我抓了,那天游完泳应该没回公寓,不然就洗澡睡觉了,不会出去。”问及为何会去案发地时,称:“(因为)散步或回公寓。”问及是否遇到并触摸女性胸部,称:“不记得了,我不会随便摸女人。”问及在河里游泳的情况时,称:“(案发当日)是第二次去游,以后不会去了,找个游泳池去游。”并提及当时曾有奇怪的体验:“游了十分钟,感觉像十个小时,好像有龙在和我玩,我骑在龙身上。”问及是否有其他奇怪体验,称:“有时在路上,自己控制不住向一侧倾斜,自己控制不了自己,还觉得自己有控制物体行动或停止的能力,每个人都有这样的能力。"问及何时开始头脑清醒,称:"到这里开始吃药后清醒。"

问及服药情况时,称:"来这里以后,具体不记得。"否认案发前正在服用药物,称2017年12月开始吃奥氮平,2018年5月还在吃,吃了头脑迟钝,就停了。问及为何开始服药时,称:"以前有类似的事件,前妻让我吃药,但吃药时感觉有一把刀插进脑子里,就慢慢停掉了。"进一步询问时,称:"之前在潍坊某高中时,学生一个个叫我上帝,后来上课时也有人叫,我觉得很不舒服,就不教书了。前妻建议我去医院检查,医生开的奥氮平。当时也感觉公寓里没有安全感,所以有时带着猫出去走走,会让我感觉好一点。当中回过一次美国,那里医生也让我吃这个药,但是因为吃了不舒服,就停了。每天10 mg,觉得脑子乱了,就吃半片。"称自己听到学生在课上课下都会叫上帝,持续了一两周,并不认为自己是上帝,也没有觉得自己能力很强。又称:"2月中旬回去过美国(看过病),说我一切正常,这里(医生)也说我一切正常。"不清楚目前在看守所服用的药物。问及停药后情况,称:"不吃药后不安全感加强了,因为担忧世人,吃药后这些感觉会弱一些。"问及为何会担忧世人时,称觉得自己的人格是喜欢担心别人的人格,会在外向和内向之间转换,内向时不太关心别人,外向时更关心别人,24~30岁期间是外向型,30岁后转变成内向型,案发时是内向型的。问及情绪变化时,称:"大多数时候平稳,到这边吃药后,有时情绪有波动,幅度大,但是我有佛珠,可以帮我平稳下来。睡眠需要少、精力旺盛有的,从小如此,但并非一直话多,谈到想谈的会话多。(精力减退、不想做事)有时会有这种感觉,想睡觉,会持续1天或2天,然后就好了。平时睡5~6小时,因为担心一些事,还要批改作业,看漫威电影。"

问及案发前的情绪时,称:"情绪很稳定,案发前一晚与女朋友在一起,如果案发前没有去河里,就不会有这事。"问及是否有精神疾病时,称:"我觉得没病,但如果有摸女孩胸的话,可能脑子真有问题。"问及案发时为何半裸、把鞋子和手机扔掉,称:"因为游泳。我想我真的需要吃药。"问及被抓获时的情况,称无法回忆。问及被羁押期间的情况时,称:"刚来时会在肚子上绑一条带子。""管教说踢了别人,但我记不起来有没有,我已经有十年没有因为愤怒打人了。如果打了,肯定不是有意的。"问及是否有舔墙壁的情况,称:"没有舔墙壁,只有清洁墙壁,用工具。"问及是否觉得周围不安全,称:"可能有,我不太理解,每个人都有时没有安全感。"问及是否说过"世界要毁灭"的言论,称:"以前觉得中国可能会遇到金融危机,现在中国在设法避免。"问及对案件的看法时,称:"不会再犯了,感觉很糟。"

检查过程中,被鉴定人思维连贯,对于案发经过及刚被羁押时的部分情况无法回忆,承认作案时有拦停及拍打车辆的行为,但否认非礼,作案时存在感知综合障碍,自觉在河里游泳时时间过得很慢;有本体幻觉,觉得有龙与自己在一起,目前未引出明显幻觉、妄想等精神病性症状,情绪平稳,否认曾有持续的情绪高涨或情绪低落,情感反应适切,智能记忆可,自知力无。

【诊断】 L某曾获得工商管理硕士学位,2015年来到中国后曾先后从事教师、公司顾问等工作,目前为高中老师。到案后尿毒品检测阴性。2017年曾因情绪激动至精神科就诊,当时并未确诊,短期服用精神药物。2018年9月突然出现行为紊乱,无故拦停、拍打车辆、非礼女性、在河里游泳。本次精神检查,其思维连贯,对于案发经过及刚被羁押时的情况无法完整回忆,承认作案时有拦停及拍打车辆的行为,但否认非礼,作案时存在感知综合障碍及本体幻觉,目前未引出明显幻觉、妄想等精神病性症状,情绪平稳,否认曾有持续情绪高涨和低落,情感反应适切,智能记忆可,自知力无。

L某既往虽有过短暂精神科诊治史,其后能正常从事教学工作,案发前还参与培训招生,可见其社会功能保持良好。回顾案情经过及精神检查所见,在无明显诱因下突然出现异常,与其一贯表现明显不符,以意识障碍、精神病性症状、情绪障碍和行为障碍为主要表现,症状呈多形性,在1个月内快速缓解。根据ICD-10诊断标准,诊断为急性而短暂的精神病性障碍。

【鉴别诊断】

1. 双相情感障碍躁狂发作

L某在看守所内仍大声吵闹及冲动伤人,表现为精神运动性兴奋,言语多且夸大,行为怪异,精力旺盛,曾考虑双相情感障碍,躁狂发作可能。服用丙戊酸钠及奥氮平治疗1周,症状逐渐缓解。L某既往有睡眠需要少、精力旺盛,称从小如此,并非一直话多。偶有精力减退、不想做事感觉,想睡觉,但持续1~2天好转。因为担心一些事,或忙于工作、娱乐,睡眠需要少这个解释较为合理。虽有短暂精神科诊治史,否认曾有持续情绪高涨和低落,其精力充沛属常态难以用躁狂发作解释,诊断双相障碍依据不足。考虑他有精神障碍家族史,也不能完全排除,需进一步了解。

2. 酒依赖及急性醉酒

L某虽有饮酒史,量并不大,既无固定的饮酒模式,也无对酒精的强烈渴求,停饮后亦无不适体验,因此并未达酒精依赖程度。本次案发前可能饮酒,量不多,对案发经过有部分遗忘,提示当时意识清晰度有所下降,其后举止行为紊乱,但此种现象持续数日,已远远超过急性醉酒常见的病程范围,也不符合病理性醉酒的特点。

点评

本病例分析较为全面,临床诊断需紧扣急性、短暂及精神病性障碍 3 个主要特点。急性起病,甚至可爆发性起病,如 48 小时内;"短暂"要求在 1 个月内症状快速缓解,甚至部分患者在药物起效之前症状就戏剧性地消失;符合精神病性障碍的诊断。有报道再发急性而短暂的精神病性障碍的案例。如超过 1 个月症状缓解不明显,就要修改诊断了。

(李冠军,杨晓敏)

精神病临床高危综合征

【题记】精神分裂症患者在首次发作前常常存在一段特殊时期,常表现出一些非特异性症状,如感知觉异常、猜疑、怪异想法、焦虑抑郁、睡眠障碍、记忆力和注意力障碍等改变。他们在此阶段具部分自知力和现实检验能力,会因精神痛苦而主动求助。有学者将之概括为精神病临床高危综合征(clinical high risk syndrome of psychosis, CHR)或精神病前驱期综合征(prodromal psychosis syndrome, PRS)。

【病史摘要】患者 35 岁,女性,无业,在某服装厂做女工,工作表现可,安分守己。患者 3 年前与丈夫离婚,女儿归男方。患者自述最近大半年来,逐渐感觉周围人不怀好意,总是拿她离婚说事儿,觉得单位同事、邻居等也认为她不是良家妇女。比如在单位时不小心撞到同事,明明知道没什么,但好像觉得他们因此说自己是不正经的女人。周围邻居一旦提到别人离婚什么的,患者就认为邻居在含沙射影地讽刺自己,有时甚至在路上走都感觉有人跟踪。患者称这种感觉几乎每天都有,为此连工作也不去做了,患者对这些被害的感觉较为相信,家人曾反复劝说患者是想多了,患者勉强能接受。

患者称有时能听到窗外有鸭子叫声,也曾问姐姐窗外怎么有鸭子叫,但姐姐并没有听到也没看到什么鸭子。这个情况大概一个月有个三四次,家人给她解释她勉强能接受。患者目前在家中休息,出门活动较少,人显敏感,家人觉其想法偏离正常,故来我院门诊咨询,既往未曾服药。门诊诊断猜疑状态,予以阿立哌唑5 mg qd治疗。

【既往史】体健。个人史:患者高中毕业,成绩一般,无烟酒不良嗜好,平时安分守己,无酒吧等公共场所的经历,无毒品接触史。家族史:阴性。

【体格检查】生命体征平稳,无阳性体征发现。

【辅助检查】暂缺。

【精神检查】意识清,接触合作,存在片断性幻听,当询问觉得这个声音是真是假,患者自己也分不清楚。有猜疑、牵连观念、可疑被跟踪感,似信非信,自己觉得有些不对劲。当询问是谁跟踪时,患者称自己也不知道,总是觉得不对劲,认为这些针对自己的事反正都是不利于自己的,具体这些人的动机是什么也不清楚。情绪稍显紧张,未见明显情绪低落,情感尚协调,智能记忆好,自知力部分。

【诊断】精神病临床高危综合征随后对患者进行精神病临床高危综合征的访谈评估。评估工具:目前对临床高危人群的诊断主要依据为半定式访谈工具-前驱症状结构式访谈(structural interview of prodromal symptoms, SIPS)。SIPS主要包括四个部分:①精神病高危症状量表(scale of psychosis-risk symptoms, SOPS),主要用于评定症状的严重程度;②分裂型人格障碍标准(schizotypical personality disorder);③精神病家族史(family history of mental illness)问卷;④功能总体评估(general assessment of functioning, GAF)。

精神病高危症状量表SOPS,是确定精神病高危综合征的主要依据。它评估19个症状条目,其中,阳性症状5个条目,阴性症状6个条目,解体症状4个条目,一般症状4个条目。评分范围是0(无症状)到6分(极端重)。阴性症状、解体症状以及一般症状,只是用来评估病情严重程度,并不用来确定是否高危。所谓高危症状,是指阳性症状的评分达到3分以上。SOPS所评估的5个阳性症状,指奇特思维内容/妄想观念、猜疑/被害观念、夸大观念、知觉异常/幻觉和解体型交流(disorganized speech)。其中,当阳性症状达到6分,可认为已经达到精神病性症状水平,比如:①异常思维内容、猜疑/被害观念,或者伴有妄想信念的夸大观念;②达到幻觉程度的知觉异常;③言语前后不连贯或是令人难以理解。

经过访谈,患者在P1项的评分为0分;P2项的评分为5分:存在明显的猜疑、被害感,有时也会分辨不清真假,但他人引导后能接受可能是自己想多了(自知力未完全丧失);P3项的评分为0分;P4项的评分为5分:存在片断性的幻听,尚不确定真实性;P5 项的评分为 0 分。因此,根据患者在 P2/P4 项的得分超过 3 分,且为持续存在的阳性症状,考虑患者目前符合精神病临床高危综合征中弱化阳性症状综合征这一分类标准。其次患者的阴性症状、解体症状以及一般症状也有一定得分,但不作为诊断依据。

【鉴别诊断】 精神分裂症或分裂型障碍能否成立? 其症状持续时间较短,主要呈现弱化的阳性症状群。其感知觉、思维和情感体验的异常程度尚未达到精神分裂症的诊断标准。患者虽然具有一些弱化的阳性症状,且伴随一定社会退缩,但患者的起病时间、病情进展相对明确。且在起病之初,患者也并不存在情感表达不适切或是古怪、独特的外表行为,不存在慢性迁延的病程模式,病程未满 2 年,因此也不考虑分裂型障碍的诊断。同时经过临床诊断和 DSM 结构式临床访谈(the structured clinical interview for DSM-Ⅳ, SCID)筛查,患者不符合任何轴Ⅰ、轴Ⅱ精神障碍的诊断标准[①]。

【随访结局】

1. 随访 1(2 个月)

患者回家后第二天开始服用处方药,然而因为药物引起恶心和胃部不适停药,在家人的一再要求下仍然拒绝服药。据其姐姐反映患者的症状没有恶化,但她仍然敏感,担心流言蜚语。她感到不安,但能接受家人的解释宽慰。患者平时很少出去,也没有朋友。她偶尔会听到一些不真实的声音,当要求她去看医生时,她显得急躁。由于她对周围人的怀疑,她和年迈的母亲住在一起,生活单调而平静。她计划春节过后接受新工作的培训。

2. 随访 2(4 个月)

春节后,患者姐姐为她(在工厂)找到了一份轻松的工作。起初,她对工作很满意,但 1 周后,她的症状恶化。她觉得同事们在谈论她的负面消息。有时,她无端认为会受到伤害,邻居和路上都在嘲笑她。两周后她就辞职了,把自己关在一个房间里整整一天。患者的行为古怪,偶尔自言自语。她不允许任何人进入她的房间,也不与其他人一起用餐,却在午夜悄悄地走下楼吃东西。她个人卫生很差。上述状态持续 1 个月余,症状逐渐加剧。她拒绝母亲的帮助,家人将其强

---

① 确定首次精神病性发作的标准如下。A. 阳性症状达到精神病性症状水平(SOPS 评估 6 分):a. 异常思维内容、猜疑/被害观念,或者伴有妄想信念的夸大观念;b. 达到幻觉程度的知觉异常;c. 言语前后不连贯或是令人难以理解。B. 符合 A 标准的任一症状:a. 频度,至少有一个症状出现已经超过一个月,平均至少每周 4 次、每天 1 小时;b. 紧急程度,症状具有严重解体性或者危险性。同时满足 A 与 B 所述标准。

行送入我院门诊,但患者极不配合,拒药也拒绝住院,最后患者父母要求回家服药治疗。给予奥氮平5 mg qn,但不依从,认为母亲要毒害她,特别小心,很少与家人交流,也丝毫不关心母亲,也体会不到家人对她疾病的担心,情绪不稳定,注意力集中欠佳,无自知力。

此时患者阳性症状的SOPS评分如下:P1,3分;P2,6分;P3,0分;P4,5分;P5,1分。

临床结局:转化为精神分裂症。

点评

精神病临床高危综合征(CHR)在近年比较热,研究较多。本病例从临床症状学入手,详细介绍了CHR的相关临床表现、评估,更为难得的是经过随访,也看到了这例CHR转化成精神分裂症的结局。显然CHR具有异质性特征,其中一部分会转化为精神分裂症,其核心和本质仍需进一步探索。

(郭苗,李冠军)

诊断思考 ❓

导读

- 分裂型障碍:以类似于精神分裂症的古怪行为、异常思维和情感症状为特征,病程至少2年,但在疾病的任何时期均无明确和典型的精神分裂症表现。分裂型障碍和精神分裂症的关系更紧密,在精神分裂症患者的亲属中更为多见,可能是精神分裂症谱系障碍的一部分。

- 精神病临床高危综合征的三种类型:①弱化阳性症状综合征;②短暂间歇性精神病症状综合征;③遗传风险和功能减退综合征。部分高危综合征个体会转化成精神病性障碍。

- 急性而短暂的精神病性障碍:特点是急性起病(2周以内)、典型(精神病性)综合征表现,存在相应的急性应激。病程短暂,可在数日内迅速缓解。

上述病例多冠以"分裂"两字,即便"急短"的部分病例也可能涉及与精神分裂症样障碍相鉴别,但细看上述病例却涉及完全不同的诊断单元,临床表现各有特点,也存在症状交叉,容易混淆。其中分裂型障碍、急性精神分裂症样精神病性障碍和急性而短暂的精神病性障碍同属于精神病性障碍。而精神病临床高危综合征又称精神病前驱期综合征,具有异质性,部分会转化为符合诊断标准的精神病发作阶段,高危综合征和其他精神病的鉴别诊断也并不容易。我们也列举了在此单元讨论分裂样人格障碍的理由,在下文进一步展开讨论。

一、分裂型障碍的鉴别诊断

分裂型障碍的诊断和鉴别是临床难点,尤其与精神分裂症、分裂样人格障碍鉴别困难,更别提与精神分裂症高危综合征、阿斯伯格综合征(Asperger syndrome)相鉴别。结合前述病例,诊断思考如下。

1. 分裂型障碍与精神分裂症

依据 ICD - 10 的描述:分裂型障碍以类似于精神分裂症的古怪行为、异常思维和情感症状为特征,病程至少 2 年,但在疾病的任何时期均无明确和典型的精神分裂症表现。分裂型障碍为慢性病程,病情波动,偶尔可发展成精神分裂症,无明确的起病时间,其演化和病程往往类似于人格障碍。因分裂型障碍与单纯型精神分裂症和分裂样人格障碍均无明确的界限[①],故不推荐普遍使用此诊断。

注意到在 ICD - 10 诊断标准中分裂型障碍包含:边缘状态精神分裂症、潜隐型精神分裂症、潜隐型精神分裂症反应、精神病前精神分裂症和前驱型精神分裂症,以及分裂型人格障碍。依据上文表述,分裂型障碍和精神分裂症的关系更紧密,如果患者持续 2 年以上依然未表现出突出的精神分裂症症状,那进一步发展到精神分裂症的可能性较小。分裂型障碍在精神分裂症患者的亲属中更为多见,可能是精神分裂症谱系障碍的一部分。既往临床上诊断的"边缘状态"其特征与分裂型障碍接近,有时也会概括性描述分裂型障碍表现"怪"。不推荐普遍使用分裂型障碍这个诊断术语,上述边缘状态精神分裂症、潜隐型精神分裂症等其他几个术语也很少使用,临床诊断真不易把握。

[①] 依据上文,这里本意应该是在症状层面有交叉,不易鉴别。但应抓住分裂型障碍患者在任何时期均无明确和典型的精神分裂症表现,不符合精神分裂症的诊断标准。与人格障碍之间的界限主要是疾病单元不同,下文会展开讨论。

好在 ICD-11 分类系统对分裂型障碍单元(6A22)的描述已经大为简化,对疾病特点的描述与 ICD-10 基本类似,认为分裂型障碍是精神分裂症相关精神病理谱系的一部分,在精神分裂症患者的生物学亲属中更为常见。

2. 分裂型障碍和分裂样人格障碍

上文描述分裂型障碍包含分裂型人格障碍却不含分裂样人格障碍,只是在 ICD-10 人格障碍分类中并无分裂型人格障碍的单元。美国精神障碍分类与统计手册(DSM-5)将分裂型(人格)障碍列在精神分裂症谱系障碍中,仍归类于人格障碍。笔者认为分裂型障碍和分裂样人格障碍的鉴别要点,如疾病表现、性质和转归均不同,如将分裂型障碍和人格障碍混同,就轻易跨越了精神病性障碍和人格障碍的界限。显然,两者不属于同一诊断单元,所以也不应存在相互包含的关系。详见表 2-1。

表 2-1　分裂型障碍和分裂样人格障碍的比较

项目	分裂型障碍 (schizotypal disorder)	分裂样人格障碍[①] (schizoid personality disorder)
症状特征	冷酷和淡漠,古怪的外表 社会退缩 偏执观念 离奇的言语、行为和信念 思维模糊、赘述、隐喻性、琐碎或刻板	冷漠,表达情绪的能力有限 偏爱单独行动 无愉快感的体验 沉湎于幻想和内省[②] 无视社会常规和习惯
病程	慢性病程,>2 年	成年前起病,成年后持续存在
性质	精神病性障碍	非精神病性障碍
重点	古怪行为、异常思维及情感 类似精神分裂症	显著性、广泛性和一贯性的"性格偏离"
转归	偶尔发展成精神分裂症	"历来如此,本性难移"

3. 分裂型障碍和 Asperger 综合征

ICD-10 诊断和描述中强调分裂型障碍不含 Asperger 综合征。ICD-11 与之类似,强调不包括孤独谱系障碍。一般认为 Asperger 综合征属于神经发育

---

① DSM-5 将分裂样(人格)障碍归属于精神分裂症谱系障碍,诊断标准放在人格障碍单元,描述中又称与 ICD-10 分裂型障碍(F21)等价。

② 内省(introspection):对于自己的主观经验及其变化的观察,可看作自我反省。和内观类似,指通过向内的检视,对自己所能了解的意识经验陈述出来。

障碍中较轻、功能相对较好的一个亚型,以社交障碍、冗长空谈、离群孤立以及常伴一些奇怪举动为特征。ICD-10描述其分类学地位未定,常归为孤独症谱系障碍,其特征为典型的孤独症样社交活动性质异常,同时伴有兴趣与活动内容局限、刻板和重复。与孤独症的根本区别在于没有语言和认知的一般性发育延迟。多数患儿智力正常。本征的异常表现有延续到青少年和成年期的强烈倾向,成年早期偶尔出现精神病发作。分裂样人格障碍单元也特别标注不含 Asperger 综合征。

二、精神病临床高危综合征诊断思考

1. 精神病临床高危综合征概念

澳大利亚 Yung 等人的研究团队首次提出精神病临床高危综合征的概念,并根据临床表现归纳了 3 种类型。①弱化阳性症状综合征(attenuated positive symptom syndrome, APSS):主要表现为最近出现的弱化(阈下)阳性症状,并达到足够的严重程度以及出现频率。患者的症状未达到精神病性程度且有自知力,或者患者并不确定自己症状的真实性。症状必须开始于 1 年内,或者是目前的症状比 1 年前更严重,出现频率,在过去的 1 个月中平均至少每周 1 次。②短暂间歇性精神病症状综合征(brief limited intermittent psychotic syndrome, BLIPS):主要表现为最近出现并且持续时间非常短暂的明确精神病性症状。患者症状达到精神病性程度,但必须是在过去 3 个月内出现,出现频率至少是 1 个月 1 次,每次几分钟。③遗传风险和功能减退综合征(genetic risk and deterioration syndrome, GRDS):主要表现为精神分裂症谱系障碍方面的遗传风险和最近功能恶化的结合。患者有一位一级亲属患精神病性障碍,和(或)患者满足 DSM-Ⅳ 中分裂型人格障碍的诊断标准。功能恶化标准,是指患者过去的 1 个月中的功能大体评定(GAF)得分,与过去 12 个月中的 GAF 最高得分相比,出现 30% 或者更多的下降。

2. 精神病临床高危综合征访谈

前文病例,患者初次就诊时,以持续而弱化的阳性症状为主要表现,在 SOPS 评分中满足 P2 项 5 分、P4 项 5 分的标准,因此符合弱化阳性症状综合征的诊断。虽然从病史上看,患者精神病性症状的程度较为强烈,但患者经过访谈医生的引导,能够接受真实性存疑的提议,故考虑患者仍存在一定的现实检验能力,自知力部分。如果患者不存在以上的现实检验能力,且精神病性症状足够强烈,SOPS 的评分应当达到 6 分。相反,该患者在第 2 次随访(4 个月)时的行为表现已经表明患者对于自己的猜疑被害内容深信不疑。比如将自己关在屋里、不与他人一起进餐、深夜外出寻找食物等,都提示患者的猜疑已经达到了妄想的程度,缺乏现实检验的能力。当以上症状持续时间超过 1 个月时,可以明确诊断精神分裂症。

3. 精神病临床高危综合征的转归

需要注意的是,并非所有的精神病临床高危综合征个体都会转化成精神病性障碍。较为公认的数据是有将近 1/3 的高危人群会在未来的 2～3 年时间内转化为以精神分裂症为主的重性精神病性障碍。有一项对高危人群的 10 年长期随访研究发现,10 年间总的转化率为 34.9%,其中前 2 年转化患者占所有转化患者的 2/3,提示直到第 10 年末仍然存在一定转化风险。

4. 如何与分裂型障碍相鉴别

精神病临床高危综合征案例具有一些弱化的阳性症状以及社交和人际关系退缩,这些症状也需要与分裂型障碍鉴别。虽然分裂型障碍也拥有一些达不到妄想的阳性症状,但其症状并无占优势的和典型的精神病性症状表现。同时,患者常常有不恰当的情感表达(如冷酷、淡漠)或古怪、独特的外表行为而导致其人际关系紧张。总体来看,分裂型障碍的病程呈慢性迁延模式,仅有少数患者会出现短暂的准精神病发作,出现严重的错觉、幻听或是其他幻觉及妄想观念。同时患者至少有 2 年甚至更长的持续性或发作性病期。患者一级亲属中有精神分裂症病史者可支持诊断,却并非必须存在。

当然,也有学者认为精神病临床高危综合征也并非精神分裂症的过渡诊断,不能单纯以早期精神分裂症来简单概括,因为这些早期患者中有一部分并未发展成为精神分裂症。但总体来看,分裂型障碍更倾向于一种持续稳定的精神状态以及类似于分裂型人格障碍的特点。而精神病临床高危综合征更强调患者在一定时间段内的精神症状改变或者社会功能恶化,并试图去寻找能预测患者转化为精神分裂症的一些临床特征。

三、急性精神分裂症样精神病性障碍诊断思考

急性精神分裂症样精神病性障碍,简称分裂样精神障碍,也是临床常见的疾病类型。按 ICD - 10 诊断标准,将它归类于急性而短暂的精神病性障碍下。这是一种急性精神病性障碍,其症状相对稳定并符合精神分裂症的诊断标准,但持续时间不足 1 个月,也可存在某种程度的情绪变化或情绪不稳定,但未达到急性多形性精神病性障碍的程度。如症状持续 1 个月以上,诊断应改为精神分裂症。

可以理解分裂样精神障碍属于精神分裂症的过渡诊断,区别主要在于病程不满1个月,其余症状学表现类似,限于篇幅不再单列病例。

精神疾病的病程标准,在疾病的自然病程下,某种精神障碍的病程延续时间对诊断有一定指导意义,而在及时和充分药物治疗下却不必拘泥于病程。比如达到诊断标准的症状群在1个月内或超过1个月分别使用分裂样精神障碍和精神分裂症两个术语,这两者可能是同一谱系障碍下的自然过渡,人为使用1个月的病程标准将其生硬分开属不得已。不过,分裂样精神障碍的这个"样"字比较好地概括了它与精神分裂症的关系,如果病情迅速缓解,那本次发作就暂时不能确诊为精神分裂症。目前一些入组标准要求比较严格的研究会建议纳入复发的精神分裂症患者,其出发点就是保证诊断确切,尽量排除"急短"、精神分裂症样障碍这组相对急性的精神病性障碍发作,以免因某些自然缓解病程特点影响疗效判断。

四、急性而短暂的精神病性障碍诊断探讨

急性而短暂的精神病性障碍(简称"急短")属于精神病性障碍,以幻觉、妄想症状最为常见,继发的情绪异常体验及行为障碍也很常见。"急短"的主要临床特点是急性起病、症状多形性、迅速好转。依据 ICD - 10 诊断标准,"急短"的特征为:急性起病(2 周以内),存在典型(精神病性)综合征,存在相应的急性应激。本不想在这个章节中讨论"急短",原因也不复杂,首先很难讲清楚。其次就是这个章节是以"分裂"为主线展开的。但是讨论到急性精神分裂症样精神病性障碍时却要讨论"急短"了,这里仍然是在分裂的主线下分析"急短"的病例。那么"急短"的特点如何?

1. 症状特点

①意识障碍:意识障碍不同程度存在,发作后呈完全性或部分性遗忘;②妄想和幻觉:妄想多为迫害性,如被跟踪、迫害、监控、下毒等。多数片段、对象泛化。幻觉以幻听为主,内容多为恐怖性、威胁性,如听到有人要抓他、杀害他等;③情绪障碍:与幻觉、妄想体验有关。多显紧张、恐惧、抑郁和焦虑等;④行为障碍:受妄想幻觉影响而出现攻击或逃避行为。

注意这里强调"急短"存在意识障碍,意识障碍是急性脑病综合征(谵妄)的特征,多见于脑器质性精神障碍,但也可见于急性发作精神分裂症、躁狂发作和癔症等。意识障碍本身并非精神病性障碍的典型特征,却是急性而短暂的精神病性障碍的一个重要特征,应仔细识别意识障碍表现,随访其转归。

2. 病程特点

急性起病,甚至可在 48 小时内爆发性起病。迅速改善,典型的"急短"病例短期用药其改善却是戏剧性的,往往在几周甚至几天内痊愈,部分病例有明显的自限性特征,就像从梦中清醒,转归确有意识障碍的味道。目前尚缺乏系统的研究明确急性而短暂的精神病性障碍的转归,"急短"较少诊断,其过渡性或异质性特征也影响后续随访。或许可以认为病程越短就越可能是"急短"? 如果经过治疗不见好转,诊断就存疑了。临床上虽能看到"急短"复发的案例,或者前次表现很像"急短",但再次发作特征却并不明显,部分病例超过 1 个月症状缓解不明显,就修改诊断为精神分裂症或其他精神病性障碍了。

3. 诊断争议

"急短"的诊断也容易产生争议,相信有读者知道某地"宝马案"。依据后续披露的资料,能确定这位严重超速的驾驶员在肇祸前急性起病,有明确的被跟踪、被害体验,案发前他还数次报警,"逃命"时慌不择路撞上其他车辆,导致严重车祸。到案后,其自伤行为也非常反常。可到了鉴定时其大部分症状都消失,最初的诊断结论却引起轩然大波,焦点是民众不理解为何案发前看不出什么异常,案发后也很快缓解,唯独案发时段"精神病"发作,有人怀疑其中是否有猫腻? 其实"急短"就有这个特点。

正因容易产生争议,诊断更应慎重,需要病史挖掘,严格把握诊断标准。需注意识别精神病性症状爆发前的前驱期表现,部分所谓急性起病可能只是症状未被及时发现和重视,一些前驱期症状还需接诊医生主动询问。也有病例前期以"情绪障碍"为主,治疗后症状爆发。如果依据充分,真正的"急短"也不要放过。即便是过渡诊断,达到其他精神障碍的诊断标准后再行调整也不迟。

(郭苗,李冠军)

📖 **参考文献**

［1］美国精神医学学会精神障碍诊断与统计手册(案头参考书)DSM‐5[M].5 版.张道龙,译.北京:北京大学出版社,2014:270.

［2］张明园,肖泽萍.精神病学教科书[M].5 版.北京:人民卫生出版社,2010:552.

［3］世界卫生组织.ICD‐10 精神与行为障碍分类临床描述与诊断要点[M].范肖东,汪向东,于欣,等译.北京:人民卫生出版社,1993.

［4］Loza W, Hanna S. Is schizoid personality a forerunner of homicidal or suicidal behavior?: a case study [J]. Int J Offender Ther Comp Criminol, 2006,50(3):338‐343.

［5］郑瞻培. 司法精神病学鉴定实践［M］. 北京：知识产权出版社，2017.

［6］Zhang T, Li H, Woodberry KA, et al. Interaction of social role functioning and coping in people with recent-onset attenuated psychotic symptoms: a case study of three Chinese women at clinical high risk for psychosis ［J］. Neuropsychiatr Dis Treat, 2015, 11:1647 - 1654.

［7］Fusar-Poli P, Borgwardt S, Bechdolf A, et al. The psychosis high-risk state: a comprehensive state-of-the-art review ［J］. JAMA Psychiatry, 2013, 70(1):107 - 120.

［8］李妍, 徐鹤定, 王祖承. 分裂型障碍谱系趋向［J］. 临床精神医学杂志, 2003, 13(5): 304 - 305.

第三章

不典型精神分裂症病例

怕"被"精神病的精神分裂症

【题记】精神疾病病耻感较强,患者也可能受到各种歧视。"被"精神病指正常人被误诊为精神病。重性精神障碍患者,尤其是精神分裂症患者在急性期往往缺乏自知力,怕被诊断,吃药住院,刻意否认病史也不少见,如果缺乏可靠的病史,也并非每一个患者经过精神检查就能确定其异常之处。

【病史摘要】L女士,43岁,离异,大专,无固定职业。

2020年10月的一天她在某美容院打美容针,事后感觉皮肤发热,以为是过敏,至某综合性医院就诊,医生建议等皮肤自然康复。几天后感觉自己险些被毁容,认为对方百般推诿,找美容院交涉未果,故一怒之下拿出事先准备的高尔夫球杆击打,造成约30万元的经济损失。表面看这是因美容纠纷涉嫌故意毁坏财物的案件,并不复杂。警方反映L女士曾多次口头报警,尚未整理出报警内容。事后得知她曾和警方说过美容院受人指使(首次精神检查时她明确否认)。

【补充病史】警方补充材料,发现L女士曾5次报警,时间跨度较大。最早可追溯到2008年(鉴定前12年),内容是担心孩子被绑架;2010年8月报警称怀疑自己慢性中毒,医院查不出;2017年2月怀疑家中被安装了摄像头和监听设备,无具体怀疑对象;2020年1月和4月报警反映地库有女性哭泣、家中21万元被盗。前夫反映他们因感情不和已离婚8年,她和人交谈很正常,但是疑心病很重,怕被毒害,对谁都不相信。离婚后与她很少接触,偶尔因孩子的事情有电话沟通,并不了解她近期的精神状态。

【既往史】体健。个人史:幼时生长发育无异常,大专文化,离异,和十几岁女儿共同生活,自学EMBA,平时主要以投资理财为生。家族史:阴性。

【辅助检查】暂缺。

【首次精神检查】L女士对答适切,意识清晰,注意力集中,未引出幻觉、妄想,无思维逻辑障碍和思维属性障碍;精神检查时情感反应适切,情绪平稳,谈及案发时的心理过程时情绪稍显激动,但明确否认对方刻意为之。对报警一事矢口否认。此时也未发现明显的精神异常。

【再次精神检查】时隔约1个月再次检查。开始前,就听她在和警方发脾气,感觉这对检查会有帮助。果然,先向其解释有些疑问需要核实,起初表示不能接受,称:"警察都是串通为了搞钱,你们不就是想说我有病,就是为了钱吗?"起初称不记得报警情况,安慰后情绪渐趋平静,此时才暴露大量症状。称:"他们冲到我家里,把垃圾倒在浴缸里,人还藏在家中,偷吃外卖,目的就是为了搞钱。在家我又找不到他们,我在纸上写好愿意给他们100万,还是继续搞我。加钱到500万,我最多只有这么多钱,但还是不断搞我,肯定是觉得钱少,继续加到1000万,我得借钱,甚至都要卖房了,还是不放过我。我报警也没用,警察管不了他们。还放毒,我到超市买一瓶饮料,放在篮子里面,他们趁你不注意,就放毒。小区里都知道这个事情。"

认为美容院也是有意加害逼她屈服,称:"怎么那么巧,人家皮肤都没事,怎么我做了就有问题?美容院是帮凶,到底受谁指使我不知道,但可以肯定是针对我。上次我还不是很确定,不能乱说,经过这段时间观察,我确定是和他们有关的。其实那次去之前我已经怀疑了,我那次去美容院把手机放在家里,怕被跟踪,我还在那边转了几圈,没想到还是被盯上了,我告诉你,今天的谈话都被监听了,我也无所谓了。"

【诊断】L女士,43岁,大专文化,既往无精神病就诊史。大学毕业后曾从事软件工程师工作,能胜任。2007年后做家庭主妇,平时可理财,收入稳定,2012年离异后独自抚养女儿,自诉2018年EMBA毕业。L女士分别于2008年、2010年、2017年、2020年1月和4月共计5次报警,记录显示为担心小孩被绑架、被下毒、被监视以及钱款被盗等。其前夫也反映她存在猜疑被害。本次因美容纠纷,不满诊所态度,争吵后发生毁物行为。初次检查对报警情况及所称该诊所是受人指使故意加害均矢口否认。第二次精神检查发现她存在大量妄想,内容荒谬、对象泛化,逻辑推理并不严密。对诊所的妄想也有逐渐强化的过程,诉及此事情绪激动,自知力无。

L女士起病较晚,但不能诊断为晚发精神分裂症。但就症状来看,她存在明显被害、被跟踪、被监视等大量妄想体验,妄想对象泛化,内容较荒谬;存在被侵入妄想(partition delusion),称家中有人进来做手脚、投毒,符合晚发精神分裂症的特点。其他特征是阴性症状少见,社会功能受损较轻;其情感反应欠适切,尽管存在那么多的被害体验,生活仍较正常,这也反映其症状具有慢性化趋势,这也可与其10余年来反复报警的行为相符。诊断精神分裂症。

【鉴别诊断】

1. 无精神病

L女士平时可买卖股票、基金等,收入稳定,2012年离异后独自抚养女儿,自述2018年从EMBA毕业。起初考虑L女士既往曾有不安全感,但考虑其社会功能正常,判断与其单身母亲的生活背景相关,初步结论是无精神病。但总感觉诊断较为牵强,结论恐怕缺乏说服力,精神检查有些疑问:首先,她对"纠纷"似乎很淡然,面临30多万物损赔偿,甚至可能获刑,似乎无所谓;其次,不大理解她如果觉得面部皮肤出了问题,这等大事,她很担心毁容但却不去知名医院请专家把关,好好补救,却和不大信任的美容院反复纠缠。虽解释为大医院号难挂,也未去急诊或尽量调动社会关系寻求帮助。虽有疑问,也没能找到切入点。警方的笔录中也记录L女士称美容院故意为之。奇怪,首次鉴定检查时她却明确否认这点,事后发现这是有原因的。请警方补充报警的记录并询问其前夫情况。事后看多达5次报警记录并非一般的邻里纠纷,她那些被害、被监视体验有浓重的精神病味道,前夫也反映她数年前就有疑心病,怕被毒害。故商量决定请警方协助再次精神检查,这才水落石出。

L女士缓慢起病,病程已有数年,其疾病表现在多个报警记录中有所体现,也被前夫证实。以偏执症状为主,阴性症状不突出,对一般社会生活影响较小。加之L女士时刻提防"被精神病",故有意回避,其文化程度较高,也有较强的自我保护能力,这在第二次精神检查中得到印证。后来也曾讨论过,她是否是伪装精神病以逃脱法律责任,从临床表现看应该不是。

2. 偏执型人格障碍

偏执型人格障碍患者具有固执、多疑、敏感等特点,对事物的认识往往片面、主观,不容易用道理纠正,遇事可纠缠不休。偏执型人格障碍患者猜疑十分突出,对周围的人和事都持不信任态度。常为些许小事大动干戈,有些还可能只是出于个体的敏感。当然也可因小事而起,在超价观念的影响下发展到不可收拾的地步,别人的劝说和反对无效,也可能不顾个人生活或前途及家人利益。患者存在明显的妄想,排除此诊断。

3. 偏执性精神障碍

患者起病较晚,妄想突出,且社会生活功能维持可,其间仍能参加继续教育、理财持家、旅游社交、照顾女儿,看似与偏执性精神障碍类似。考虑到其妄想内容荒谬、对象泛化,推理过程也不严密,目前不考虑偏执性精神障碍的诊断。社会功能受损较轻也可以是晚发精神分裂症的特征,并非偏执性精神障碍所独有。

点评

较晚发的精神分裂症患者并不罕见。对异常苗头需深入挖掘,谨慎、全面梳理材料,得出一个可靠的结论。这个案例前期收集病史不详细影响后续诊断,初次精神检查针对性不强,险些漏诊。对一些疑难案例,如能向知情者或家属仔细询问病史也有助于诊断。本案例两次精神检查间隔仅1个月,表现却判若两人,略显突兀。无后续随访和纵向观察,也较为遗憾。

(金金,李冠军)

晚发精神分裂症

【题记】一般以45岁以后起病称为晚发病例,晚发精神分裂症总体较少见。以偏执型多见,阳性症状突出,一般不伴有明显的阴性症状和情感衰退,社会功能相对完好。我们从下面这个病例入手,从患者非常残忍的行为中梳理晚发精神分裂症的临床特征。

【病史摘要】刘某,女,52岁,小学文化,务农或家政。

刘某与嫂子朱某之间有矛盾,很多年前说家里少了东西。2017年和2018年春节,都和朱某吵过架。2018年7、8月份,刘某在苏州帮女儿带小孩,就说有人放毒,跟踪她。特别注意防范,怕饭菜有毒让丈夫先尝她才肯吃,生活能自理。2020年2月份她把凳子拼在一起,拿了好几床被子,睡在三楼楼顶天台上,说那里没有毒气。刘某好几次打村委会电话说有人放毒、味道很重,村干部去了之后没闻到什么,邻居也没打过农药。刘某说毒气从窗口飘进来,有人想毒死她。刘某怀疑朱某与她丈夫有不正当关系,经常与其吵架。

2020 年 9 月 12 日,刘某在家门口遇到朱某,使用锄头、菜刀等击打、猛砍朱某头部致其死亡。称朱某一直喷一种新型毒药,喷到她家里的自来水里,自己一直忍耐,到现在终于忍不住了,大小便解不出,晚上要戴四层口罩睡觉,还有一个星期就要被毒死了,狗急也要跳墙,就把她杀了。刘某到案入监所后,警惕性较高,坚信每个人都会对她喷毒药,吃饭、饮水保持极强的警惕性,不愿意单独饮用水源;称就算不被枪毙,也会被别人喷毒药喷死。

【既往史】体健。个人史:小学五年级辍学,之后务农。近十年来在上海等地做保姆或钟点工。家族史:阴性。

【辅助检查】暂缺。

【精神检查】刘某意识清,自行步入检查室,接触合作,对答切题,言谈有序。问及案情,称:"我嫂子朱某喷药,我才走了这条路。从春节开始喷到现在。这个药很复杂,她自己调的,含了 20 多种药,喷上后我生不如死。门口地上滴两三滴,整个房子就埋在毒药里了。喷了之后我口里有泡沫,人不舒服,头昏脑胀,大小便也没有,出汗,没力气。""家人都闻不出,我女儿、老公不相信。'药'可进入自来水管。一碗水我女儿喝了就没事,我喝了就有事。"问其第一次感觉喷药是什么时候,称:"最早春节就开始喷了,我在房子里,她从门缝里喷进来,我住在三楼顶层,露天的,她也在三楼喷,楼很近的。"刘某为此报了警,和对方吵了无数次。称:"3、4 月份我跟她说不要喷了,喷了都没有好日子过,最早她说'谁喷'?后来她不说了,有一次还说'你睡玻璃棺材里就喷不进'。"刘某称自己"走到哪里(被)喷到哪里",除自己的老家外,刘某称今年 4 月去北京时,发现也有人"喷药"。问及和被害人有什么矛盾,称:"以前住在隔壁总有矛盾,一般小矛盾争两句,不放在心上,只有喷药,她要喷死我。"称被害人的老公也参与"喷药",家中"有窃听器",在家里的一举一动对方都知道。否认被害人和丈夫关系暧昧。回忆在 2019 年 7、8 月份在苏州时打过"110",称:"我走路,快递小哥成心想撞我,我叫警方调监控。"刘某否认在苏州有被"喷药"。问及案发当日情况,回忆清晰,称:"我拿着菜刀割点菜,看到她,我说'你不要喷,我已经吃不消了',她很凶的,好像有人帮她忙一样,有后台,她说'我喷的,你打 110 好了',她叫'哼',她没明说,眼神看得出,是'你死在我手里'。我想我总归死在她手里,我没办法,我冲上去了。她不拿药的话,不会下手,她看上去像伸手要从衣服口袋里拿药,我怕她又喷我,我本来没有想砍死她,这时我也下狠手。"问现在怎么办,称:"她喷药了,我才杀死她的,法律照办,枪毙没有办法。她喷药也有罪。"否认自己有精神病,称监狱里也有喷药。

在鉴定过程中,刘某思维连贯,存在幻嗅,被害妄想、被跟踪、被窃听妄想,对象泛化,情感反应与其内心体验一致,继发躯体不适,情绪激动,意志要求病理性增强,智能无殊,自知力无。

【诊断】刘某,农村女性,小学文化,多年来从事务农、保姆等工作,社会功能良好。刘某既往体健,无精神病史。自 2018 年(约 50 岁时)开始缓慢隐袭起病,当时称有人跟踪、毒害,其后虽症状断续存在,并未影响其生活能力,也未就诊。2020 年春节后刘某症状加重,称被害人一直在向她家中"喷毒药",刘某自觉明显身体不适,为此采取多次报警、更换居住楼层、戴口罩、向邻居讨水喝、睡露台等多种方式来减轻"毒害",刘某还曾多次和被害人当面理论,让其停止加害未果。案发前甚至觉得自己"危在旦夕",遂先下手为强。加害过程中刘某认为被害人要伸手掏出毒药喷向自己,故将被害人残忍杀害。刘某被害信念较为顽固、持续,任他人解释、劝说均不能动摇。目前刘某在看守所内仍感被"投毒",警觉防范,并向管教人员寻求帮助。结合本次精神检查,其意识清,思维连贯,有幻嗅,存在被害妄想、被跟踪、被窃听妄想,内容荒谬,对象泛化,情感反应与其内心体验一致,情绪略显激动,继发躯体不适,意志要求增强,智能无殊,自知力无。刘某符合精神分裂症之诊断。

刘某起病较晚,在不涉及妄想内容的情况下情感及独立生活能力均保留较好。晚发的偏执型精神分裂症患者,同样可以保留相对完好的社会功能,正如前文险些漏诊,打砸某美容诊所的案例,她仍可照顾孩子和家庭,据她说还能学习MBA 课程并投资理财。

【鉴别诊断】

1. 偏执性精神障碍

偏执性精神障碍患者起病晚,系统性妄想突出,且社会生活功能维持可。本患者患病期间仍能从事家政服务,照顾女儿。考虑到其妄想内容荒谬、对象泛化,推理过程也不严密,其所谓她的妯娌作为一位农村妇女能调配出含二十几种成分的"毒药",荒谬不堪,加之存在幻嗅,被跟踪、被窃听妄想符合精神分裂症的特征。社会功能受损较轻也可以是晚发精神分裂症的特征,并非偏执性精神障碍所独有,目前不考虑偏执性精神障碍的诊断。

2. 器质性精神障碍

患者病程至少 2 年,至今未表现出任何意识、记忆以及认知功能损害表现,精神检查过程中其语言理解和表达均清晰,症结是其思维内容,患者也无明显脑变性病或脑血管病等常见器质性基础,故目前暂不考虑。需要核实病史,完善神经心理测验、辅助检查和脑影像学检查。

点评

　　晚发精神分裂症因社会生活功能受损不明显,与偏执性精神障碍类似,如果不涉及核心的妄想,平时看上去挺正常。因此,对一些涉诉案件,诊断会带来争议。这个案例,患者50岁起病,社会功能保持较为完好。对于表现突出的妄想,首先,她妄想对象泛化,并不符合偏执性精神障碍的系统性妄想特征;其次,其妄想内容荒谬不堪,伴幻嗅、被跟踪、被窃听妄想,符合精神分裂症的特征。

(刘彩萍,李冠军)

险些漏诊的精神分裂症

　　【题记】精神分裂症作为精神科最常见的精神疾病类型,根据其典型症状一般并不难诊断。当然,有些病例,表浅的交流难以暴露症状,尤其像本病例涉及家庭矛盾和隐私,更应该多了解病史,进行深入的精神检查,避免漏诊。

　　【病史摘要】Z先生,45岁,大专文化,已婚,无业。

　　2009年后情绪失控,容易冲动。有次因为儿子不听话,砸了录音机。2009年4月开始夫妻关系不好,称妻子去做人流,旁边有一个陌生男子,心中生疑。2个月后妻子过生日让他先回家,她自己却玩到半夜才回,其后关系一直不好,常争吵,2013年就分房睡。他说女方有外遇,受人挑拨经常吵架,导致感情破裂,但苦于没有证据,提出离婚,女方又不同意。Z先生还说家里的路由器被人窃听了,他打电话、发短信,妻子都掌握。有时为避免窃听,借用他人手机。还认为家里有外人来过的迹象,动过茶杯。近期Z先生失眠,失业后身体不适,内科就诊也未见异常,精神状态很差。2015年5月某天又与妻子发生争执、打斗,持刀将妻杀害后投案自首。曾于2015年6月进行司法精神病鉴定,诊断为适应障碍。后辩方对结论有疑义,再次鉴定。

　　【既往史】体健。个人史:已婚,育有一子,起初夫妻关系可,2009年起经常吵架。性格内向、倔强,做人不够圆滑,人际关系一般,频繁跳槽,案发前有半年左右失业。家族史：阴性。

【辅助检查】暂缺。

【精神检查】Z先生身材魁梧，留髯，自然落座，意识清，仪态整，检查合作，对答切题，言语理解和表达能力无异常。落座后即询问鉴定的目的，称："如果鉴定出来是个正常人，那么我签字的真实性就要考虑了，以前公安、律师有诱骗的情况，有个律师只来过一次就不来了，不知道对我的财产有什么动作吗？"对同监人员有意见，认为他们态度有变，故意把打呼噜的犯人安排在自己旁边睡；以前选好吃的给自己，现在也不管了；看不惯自己晚起，在背后说坏话，说他杀了老婆，没用，听了很刺耳，为此和同监人员打架。称管教处理不公，处处针对自己，称："管教说我不刮胡子，侮辱我，还把我的案情和监室里的人说。我从没说过案子，但是监室里的人都在议论，那肯定是管教说的。"

自述案发前三四个月没工作，失眠，想很多事，去看过心内科，检查没发现问题。承认因与人相处不好，所以频繁换工作，认为同事针对他，给他下套，故意接近他，套他话，又去报告老板，说他泄露财务秘密，老板对他的态度也越来越差。在失业的数月中，发现亲朋好友暗示他知道他和家人在家里说过的话，称："2014年我（爸爸）家装了个宽带，现在想通了为什么在家里说的话别人都知道，是因为被窃听了，传到微信上，搞我们家。案发的那房子里，有一个老婆的朋友装的路由器，装了窃听，我和老婆的事他都知道。"而且有次他晚上把宽带关了，次日小区里就有人会说："老实点，不要做手脚。"他认为这些都是电信局的邓姓女子所为，称："我和她姐姐15年前谈过恋爱，后来不欢而散。她姐姐借给我1500元，后来不了了之。她的目的是破坏夫妻关系，还有一个是财产问题。2013年底我和爸爸去拿拆迁房的钥匙，就从这时开始。"同时指认另一位徐姓同学，自得知他家里有了三套动迁房后经常联系他聚会，并派邓某的堂弟在他家安装窃听器，这是谋划多年的阴谋。而其妻知情不报，究其原因，答："一是她外面有相好的，二是看我没工作，身体不好，受人教唆，我一旦不行了，所有的一切都是她的了。"Z先生认为邓和徐两家势力极大，即使自己身陷囹圄，所接触的管教、律师也都受他们指使，要谋财害命。否认将受迫害之事告诉家人，因怕父母担心害怕，但警告过妻子"当心谋财害命"，而表哥应是知情的，称："那天（案发当天下午）见面时，表哥做了个动作，打开微信录音。那天带我去瑞金医院，买了两个西瓜和两个白瓜，意思是两个'死瓜'、两个'白瓜'，说明我和我爸是要死的，我儿子和我妈是白搭，什么都没有了。关键是，晚上送我儿子去丈人家，他侧着身让我看见一个西瓜，这是一种暗示。"

谈及夫妻关系,Z先生认为妻子自2012年开始与多名男子有染,最不能容忍的是与他的堂弟,称:"我看到堂弟从我家楼上下来,他在乡下,不可能到我家来;她很离谱,打我儿子,说我没用,还不如乡下的弟弟……我回去(乡下)时,他(堂弟)很惭愧的表情。他是很老实的,是小姨父怂恿他去做这事,他看好戏。"为此,认识的人用异样的眼光看他,言语中带着讥刺:"这种老婆还要了干吗?总归庄家赢的,你搞不过的,庄家就是邓和徐。"甚至儿子在学校也被恶语中伤。自述2013年开始分居,案发前一天是结婚纪念日,那天妻子没回家,所以第二天(案发当天)在家等妻子,想和她过性生活。后因争吵,火气大了,所以行凶。否认因妻有外遇而起杀意,称:"主要是她态度不好。"承认自分居后脾气暴躁,对自己的行为表示后悔,要求从轻,但不信任公安和律师,认为父亲受到逼供,称:"我爸在卷宗上的签字不是他的,我的签字有的也不是我的,被人做了手脚,和邓、徐有关,想要我出不来。我儿子的抚养权是不是就要转给姓徐的,造成我儿子是无籍儿童。律师也可能把我的家产分了。"整个鉴定过程中,Z先生存在思维联想障碍,大量被害妄想、关系妄想、嫉妒妄想,被窃听、隐私被泄露感,妄想对象泛化,内容荒谬,情感反应不协调,有时莫名自笑,智能好,无自知力。

【诊断】据家属反映,Z先生性格内向倔强,人际关系适应不好,经常调动工作。2009年夫妻关系不睦后脾气暴躁,冲动,近两三年夫妻分床而睡。曾向家人反映其妻有外遇,家内有窃听器等。本次精神检查,Z先生思维暴露自然,坚持认为其爱人有与另外男人相处的所见事实(无法核实)。存在被窃听感及嫉妒、被害和关系妄想以及被泄露感。称在2013年已感觉被窃听,说话内容为别人所知,乃通过对他人的言谈及表情观察出来,听到对其侮辱性言论(可疑幻听)。这些感觉在案发前半年来更加明显。认为窃听和迫害意图破坏其家庭,谋财害命。称妻子与多人有不正当男女关系,包括他自己的堂弟。妄想对象泛化,包括十余年前交往过的堂姐、同学、同事、堂弟、管教及同监人员,甚至包括司法工作人员及律师等,并认为主要受到多年前结交过的邓、徐两人指使。所举事实荒谬,且坚信不疑,已达到妄想程度。综上,诊断为偏执型精神分裂症。

其后他接受住院治疗,为评定其受审能力,2018年12月鉴定记录:"经奥氮平治疗后其关系妄想、被害妄想及被监听感等基本消失,一年前的鉴定检查时已明显缓解,本次鉴定检查也未引出,认为是自己瞎想的。但仍然疑妻子外遇,嫉妒妄想残留。谈及妻子及案件时情绪尚平稳,叙述自然流畅,能忆述案发经过,认为不应该剥夺妻子的生命,对妻子及其家人表示愧疚,意志要求存在,智能可,自知力部分。Z先生既往持续存在明确的精神病性症状,并严重影响社会功能,经系统诊治,症状已基本得到控制。"此时,已经是案发后 3 年多。据说,被害方家属逐渐接受 Z 先生患精神分裂症的现实。

【鉴别诊断】

1. 适应障碍

考虑到 Z 先生性格内向倔强,人际关系处理不好,再加上案发前失业、家庭矛盾等现实冲突,也曾有类似焦虑、失眠和躯体主诉等表现,曾诊断适应障碍。适应障碍属于轻性精神障碍,表现为"不良的适应性反应",指素质不健全的个体遭受应激可产生不良适应行为和抑郁、焦虑等情绪障碍。首次鉴定时可能更关注他面对现实处境、人际关系不佳和夫妻感情问题不能应对,同时认为其被窃听体验并非妄想。

有关适应障碍,依据 ICD - 10 描述,其特征为个体的易感性＋应激源致病。临床表现多样,包括抑郁、焦虑、烦恼(或上述症状的混合)。感到对目前的处境不能应对,无从计划、难以继续,有一定程度的日常生活功能缺陷,极少发生突然性的暴力行为。起病通常在应激事件或生活改变后的 1 个月内,症状持续一般不超过 6 个月。适应障碍的诊断强调患者的素质易感性和应激事件共存,其所谓应激事件是大多数人可以在日常生活中遇到的,这和急性应激障碍所涉及的严重应激或创伤后应激障碍(post-traumatic stress disorder, PTSD)所谓的"异乎寻常"的应激明显不同。读者看到两次鉴定,诊断迥异,这个诊断对刑事责任能力的判断是决定性的。待 Z 先生接受再次精神检查发现大量精神病性症状,适应障碍就能排除了。

2. 偏执性精神障碍

偏执性精神障碍属持久的妄想性障碍,其特点是患者具有一种或一套相互关联的妄想,如嫉妒、被害、疑病或夸大妄想,妄想至少存在 3 个月,往往更持久,有时持续终生。典型病例中年起病,除妄想体验之外缺乏其他精神病理改变,但可间断地出现抑郁症状(可能继发于妄想)。患者可以有片断的幻觉,但不会出现被控制、思维被广播和评论性幻听等精神分裂症特征性症状。就本病例而言,其精神病性症状丰富,妄想对象泛化,逻辑推理较荒谬,目前不考虑偏执性精神障碍的诊断。这例患者后续经过药物治疗,其妄想体验大部分缓解,疗效也验证了精神分裂症的诊断。只是他仍残留嫉妒妄想,假如嫉妒妄想持续稳定而不具备上述其他症状,就具备偏执性精神障碍的特征了。

刚工作时遇到的一个住院病例,他是台湾商人,也是因"夫妻矛盾"激化导致住院。当时精神检查时其思维清晰,回答滴水不漏,只是暗示妻子是"破铜烂铁"，上级医生认为这很可能存在嫉妒妄想，确有道理。但涉及隐私，也难以核实。当然，即便嫉妒妄想成立，尚不足以诊断精神分裂症。如此嫉妒观念/妄想如果成立，诊断方向理应朝向偏执型人格障碍或偏执性精神障碍。

点评

　　总体来看，疾病单元归类或诊断偏差有其客观原因。并非所有精神分裂症患者其症状都显而易见，这个患者症状虽存在已久，嫉妒妄想涉及隐私外人也不易了解，这也是夫妻争吵酿成惨祸的主因。只是在相当长的时间内，也并未明显影响其生活，如无仔细调查和精神检查，容易漏诊。

（李冠军，杨晓敏）

精神分裂症并感应他人

　　【题记】感应性精神病是一种罕见的由情感关系密切的两人、(偶尔)多人所共有的妄想性障碍①，其中仅有一人患真正的精神病性障碍，另一人的妄想是受到感应，彼此分开后妄想往往会消失。感应者所患精神疾病以精神分裂症最为常见，妄想性信念的传递仅限于不寻常的处境，往往发生于同一环境或家庭中长期相处、密切接触的亲属或挚友中，如母女、姐妹或夫妻等。一般为两例患者，其精神症状极为相似，1例患者为原发者，另1例为被感应者，故 Lasegue 和 Falret 以"二联性精神病"的名称首先作了报道。本案例受妻子感应，夫妻二人走上上访之路。

　　【病史摘要】史某某，女，64 岁，退休。

　　该患者于 2019 年 6 月初诊，自述 2017 年起因受家附近移动基站辐射导致头晕、胸闷、身体虚弱等多种躯体不适及长期失眠，同时情绪低落、兴趣减退、自

---

① ICD-10 临床描述与诊断要点在此处使用妄想性障碍，但又说感应者所患精神疾病以精神分裂症最为常见。妄想性障碍的系统性妄想更容易感应亲密的人，但精神分裂症患者将他人感应成了妄想性障碍并不多见，其实此处笼统使用精神病性障碍是否更为合适，这也最早的"二联性"精神病的概念。

感记性变差;易怒,多次与街道及移动公司争吵;疑病,反复在外院就诊检查。另自称曾精力充沛、睡眠要求较少,一年前有过连续2周以上几乎不合眼,且白天仍能在全市多个部门上访不感到疲倦。当时其丈夫陪诊,也认可患者所述。患者既往无精神病史,能料理家务、带孙子,参加社区活动尚正常。故当时门诊诊断为"双相情感障碍,目前为轻度抑郁发作"。

2019年12月6日,患者再次来院(未挂号),称她的初恋刚从"保密局"退休,现为"腾讯副主编",在她家门口装基站,给她发送暗示性的短信,她为此已多次搬家、报警,警察讲有证据才能立案。要求复印病史,她抢夺病史并撕毁,担心别人利用病史害她,并要求医院删除就诊信息,显示她没来过医院。

2019年12月起,患者至区、市卫健委信访,投诉医院。否认患精神病,要求复核诊断。沟通中发现信访人及其丈夫坚信有人与移动公司、公安、医院等单位一起迫害夫妻俩,且随身携带辐射测量仪,觉得小区摄像头也是辐射来源,让夫妻俩身体变差,导致她罹患乳腺肿瘤。信访人要求医院证明自己没病,书面回复并写明她"没有精神疾病"。因纠纷难平,故安排疑难会诊,虽电话邀请他们的儿子参加,遭拒绝。

【既往史】患高血压,平时服药,基本平稳。否认其他严重躯体疾病。个人史:幼时生长发育无异常,初中文化,曾为知青,目前退休,平时性格较固执,强势。家族史:否认精神疾病家族史。

【辅助检查】暂缺。

【精神检查】意识清,自然落座,起初有抵触,知道安排会诊与其诊断相关,较配合。交流过程中史某某自称年轻时条件不错,曾被周某(即所谓初恋)追求,因下乡等原因未能走到一起。多年之后,她已嫁人生子,可对方仍念念不忘,多次表白。某次更是送她两件(男式、女式各一)羊毛衫试探,她却要了男式的送给丈夫,无意间伤害了对方。1994年还有一次因对方爽约,电话里说了几句气话,从此再无往来。十数年后,称单位同事诽谤、造谣她私生活不检点、有癫痫病等闲话,因此曾两次与同事对簿公堂。

约从2017年开始,觉得楼对面的基站辐射导致她身体不适,和电信公司交涉过程中偶然听到一句"人家有背景的……"后也有同学点拨。自此,"惊醒梦中人",才联想到周某很早对她由爱生恨,曾到下乡连队调查她、指使他人在单位泼她脏水、挑唆广场舞大妈孤立她,甚至从保密局退休后加入腾讯任副主编,可以用各种身份给她发送微信,威胁"万箭穿心"。并且通过关系指使电信部门在家对门装基站,用辐射伤害她。公交车上探头也会在她上车时针对性发射射线,各种手段报复欲置她于死地。搬家也无法幸免,故一怒砸坏小区探头。检查过程中,其丈夫在旁认可患者所述,也深信不疑,并且欲补充一些细节,却被患者无情打断,称"你知道什么?"患者也毫不避讳"情史"。

患者意识清,合作,较为主动,侃侃而谈,涉及隐私也并不避讳,努力讲述事情原委,难以打断,未引出幻觉。思维较为松散,推理过程逻辑不严密,引出关系妄想、被害妄想、物理影响妄想,内容荒谬、对象泛化。情感体验基本适切,无明显兴趣低落和高涨。记忆较好。意志增强,无自知力。

【诊断】患者,女性,64岁,退休。自述2017年起因受移动基站辐射导致多种躯体不适及长期失眠,同时情绪低落、兴趣减退、自感记性变差。为辐射一事多次与街道及移动公司争吵,易怒。另自称曾有精力充沛、睡眠要求较少等异常。曾门诊考虑双相障碍,其后否认精神疾病,信访、投诉医院,并坚称遭人迫害,要求销毁病史资料。既往曾怀疑在工作场合被人非议、诽谤,诉诸法律,自称胜诉(无法核实)。

就本病例来看,首先患者的妄想很难称系统,其推理过程中漏洞百出。如妄想对象是她的初恋,从"保密局"退休去做"腾讯副主编",调动资源安装基站,甚至在公交车上、小区探头上安装辐射设备加害。但回顾患者病程,也存在妄想形成、逐渐强化的过程,而且部分妄想内容具有回溯性特征,妄想固化仅3~4年。据其丈夫反映确有所谓初恋其人,至于当时有无朦胧感情,无法查证。即便有,甚至患者当时官司也获胜,但均不影响目前对其妄想的认定和诊断,根据其精神症状特点,应考虑精神分裂症。

其丈夫的情况不属于本次疑难会诊的范围,本无须节外生枝。但通过交流基本可以判断目前其丈夫完全认同感应者的观念,同患者一起投诉、上访,在整个精神检查过程中均高度认同女方观点,也存在妄想,要考虑他患感应性精神病。就本病例来看,女方性格强势,不顾丈夫帮忙却反复打断他,也当着数位医生毫不避讳"情史"。可能正因为女方妄想形成初期内容并未脱离现实,时间跨度较长,其丈夫才会被感应。只是其丈夫文化程度并不低,据说退休前也是某单位行政人员,生活也难说闭塞,受感应难以自拔实属少见,推测与女方强势以及他个人的性格特征有关。

【鉴别诊断】

1. 双相情感障碍

患者曾有抑郁情绪表现,仔细询问多继发于妄想。患者有自我感觉较好,性格如此,在丈夫面前也表现强势。其情绪特点并未表现出明显的发作性病程。

其精力充沛、睡眠要求较少,曾连续 2 周以上不合眼,且白天仍能在多个部门上访,不感到疲倦的经历应属病理性意志增强表现。目前暴露大量与情绪不协调的精神病性症状,且已经存在数年,这才是疾病的核心表现和主线,持续时间长,并不支持双相情感障碍诊断,也不支持伴有精神病性症状的抑郁发作之诊断。她给门诊医生一个印象,话多,非常急切,似乎有躁狂的感觉,这在前文有关偏执性精神障碍的章节中已有讨论。当然,如果是(轻)躁狂发作,也有爱管闲事、喜欢出头、投诉,但多针对现实矛盾。假设这对夫妻投诉基站可能损害他们和众人的健康或可理解,但认为受人指使故意安装辐射设备有意加害就很荒谬了,尤其是"保密局、腾讯副主编"等说辞更经不起推敲。

2. 偏执性精神障碍

患者中年起病,不伴幻觉。性格强势,十余年前疑同事诽谤卷入两场官司,事出有因,尚可理解,并不荒谬,当时仍可以正常工作,故判断当时并未表现出系统性妄想的特征。目前精神检查,其妄想内容荒谬,对象泛化,逻辑推理很不严密,故也不符合偏执性精神障碍的诊断。患者未表现出明显的阴性症状,这与晚发精神分裂症患者有类似之处,在下文中我们会进一步展开讨论。

3. 器质性精神障碍

患者病程 3～4 年,至今未表现出任何意识、记忆及其他认知功能损害表现,精神检查过程中话较多,难以打断,其语言理解和表达均清晰,症结是其思维松散,患者也无明显脑变性病或脑血管病等常见器质性基础,故目前暂不考虑。需要核实病史,完善神经心理测验、辅助检查和脑影像学检查。但是想获得上述资料,需要这对老夫妻和儿子配合才行。

点评

本案例女方患精神分裂症无疑,其丈夫受到感应,符合感应性精神病的特征。考虑丈夫退休前在单位担任干部,平时工作能力好,其妄想内容和对象与女方经历更为密切相关,故判断他受妻子感应。感应性精神病相关发病因素有:①原发者同被感应者之间关系紧密,感应者对原发者较顺从、依赖;②患者的文化程度多偏低,且环境多较闭塞;③患者病前个性特点多内向,暗示性强。

(李冠军,杨晓敏)

诊断思考 ❓

导读

- 精神分裂症诊断要点：重视病史询问和精神检查，还需抓住思维障碍、情感障碍、意志障碍和(或)认知症状等核心症状，结合病程及功能水平作出诊断。

- ICD-11诊断标准的主要变化：放弃了ICD-10精神分裂症亚型分类。根据病程分为首次发作、多次发作和持续发作，在每个发作类型下又分为急性期、部分缓解和完全缓解期，分类具有指导临床治疗的积极意义。

- 晚发型精神分裂症的特征：发病可能主要是脑退化、内分泌紊乱以及炎症反应导致功能失衡。晚发病例可表现为多源幻觉以及被侵入性妄想体验，但一般阴性症状和退缩程度较轻，基本的社会生活功能可保持。

精神分裂症是精神科重要病种，典型病例不难诊断，可是经常遇到不典型或疑难病例，反复讨论诊断还不那么确切。有些临床观念也需要改变，有幻觉、妄想未必就是精神分裂症，情感性障碍患者也可以存在丰富的幻觉和妄想，甚至可以与其情感症状不协调。仔细分析上述险些误诊或漏诊的案例，体会到精神分裂症的诊断还需理解其"分裂"的实质，抓住思维障碍、情感障碍、意志障碍和(或)认知症状等核心症状，结合病程及其功能水平做出诊断。

本书列举的病例诊断当时均采用ICD-10诊断标准，笔者更希望抓住疾病的内核和诊断单元之间的界限，不过多纠结诊断标准修订之细节。但成文此刻，ICD-11可能很快推广应用，其精神分裂症诊断标准有两大变化：首先，放弃了ICD-10精神分裂症的原有亚型分类，用症状特征替代；其次，ICD-11根据病程标准更强调首次发作、多次发作和持续发作，在每个发作类型下又分为急性期、部分缓解和完全缓解期。这样分类有积极意义，如对首发病例应采取更为积极的治疗，缩短精神病未治疗时间(duration of untreated psychosis，DUP)改善功能预后。急性期以风险管控、紧急药物干预和住院治疗控制症状为主。缓解期显然更多关注心理干预、康复训练和社会支持防止复发以及达成远期功能康复的目标。

一、精神分裂症诊断要点

精神分裂症是精神科最常见的重性精神障碍，典型病例诊断不难。我们在前一个章节虽以"分裂"为主线展开相关讨论,精神分裂症所占篇幅有限,本章节再列举的几个病例。有症状不典型、起病比较晚的病例,初次诊断有险些漏诊的。第一个病例的患者怕"被"精神病,刻意否认病史,首次精神检查也不够深入,险些漏诊;医生受患感应性精神病的丈夫引导,更多关注患者情绪改变,未追问"辐射"的来龙去脉,是否刻意针对等重要信息,将患者所谓精力充沛,睡眠需求少等表现归结于双相情感障碍;也有病例虽症状存在已久,但嫉妒妄想涉及隐私,外人不易了解,病情加重未及时诊治,最终酿成杀妻惨祸。也需注意这个案例确实有夫妻不睦、工作不顺以及失业等生活事件,也存在"适应不良行为",曾考虑诊断适应障碍,却对夫妻不睦所因何事调查不够深入出现诊断偏差。

不典型病例更应重视病史询问和精神检查,病史细节需要核实,精神检查时应多采用开放式交谈,注意患者自然流露出的病理信号。如感应性精神病案例,初期病史询问更多关注情感症状,事后看医生可能受到误导,后来又涉访涉诉,这也常与偏执型人格障碍和偏执性精神障碍相关,引起医生警惕,经仔细精神检查,其妄想症状暴露就比较清晰。打砸美容院的案例也是如此,首次鉴定时病史询问和精神检查存在欠缺,症状暴露不畅,她不信任医生,怕"被"精神病,刻意掩饰、否认报警事实,自我保护能力强。如果事先掌握了先前多次报警的具体内容,应该可避免弯路。医生对精神检查中所露端倪警惕性不足,如 L 女士面临处罚,对大额索赔表现过于淡然,不要求评估实际损失也不请律师,与其文化程度和理财的习惯不符。她虽自以为面临毁容,情绪反应激烈,却多无谓纠缠,不尽力补救。首次精神检查时虽有疑问,却未深究,实属遗憾。事后思量,总觉不妥,适时补救,再次检查症状就较为明朗。其针对美容院的妄想也有一个从怀疑到确信的过程,开始,尽管比较小心,去美容院绕几圈怕人盯梢,怕手机被定位,但显然此时美容院并非妄想对象,否则她可能就不去了。刚到案时她曾声称对方故意,但并不坚信,自称不能乱说,到再次鉴定时,却说经过仔细考虑,确信了。仅时隔一个月,其妄想逐渐强化、鲜明,颇具戏剧性。这也与偏执性精神障碍的较持久、系统性的妄想体验有所不同。后来还曾怀疑她是否装病为逃避处罚,但根据她多次报警记录,能排除这种可能。

"被"精神病是一个很刺激的说法,指正常人被误诊为精神病。前文讲述人格障碍的诊断思考时曾提及,正常和异常的界限未必明了,仁者见仁,诊断结论不同也有可能。当然,对重性精神障碍来说,要严格参照诊断标准,诊断还需慎重,以免给求诊者带来麻烦。

精神分裂症、偏执性精神障碍患者缺乏自知力者比比皆是,一旦诊断常会坚称"被精神病"。患者怕被诊断、吃药住院,刻意否认、隐瞒病史也常见。偏执性精神障碍患者,诊断后反复纠缠、投诉或上访,要求"平反"、销毁病史者也不少见。如果患者的监护人或者亲属也认为其没病,像上述感应性精神病这对夫妻类似的情况,一旦诊断,医患矛盾会更加激烈。且不管什么原因,凡"被精神病"必有争议,甚至陷入诉讼。"被"这个字眼是否还暗含着医生不专业甚至故意呢?精神科虽难免有误诊,总体上看"被精神病"都是极端个案。更应看到,精神病患者就诊率低,无法及时诊断和干预,疾病慢性迁延、功能损害甚至自杀、自残等结局更常见。

二、晚发精神分裂症临床特征

晚发的年龄段并未明确,一般将 40 岁或 45 岁后首发的精神分裂症(late-onset schizophrenia, LOS)和 60 岁后首发的非常晚发的精神分裂症样精神病(very late-onset schizophrenia-like psychosis, VLOSLP)作为晚发精神病性障碍(late-life psychosis, LLP)。LLP 年发病率约为 0.6%,目前认为实际发病率可能更高,占护理院老年人的 10%~62%,在老年精神科住院和门诊患者中分别占 5%~15% 和 27%。

1. 晚发精神分裂症的异质性

LOS 在发病机制、临床表现及转归与早发精神分裂症(early onset schizophrenia, EOS)明显不同。目前认为,EOS 与神经发育缺陷及遗传易感性更为相关,而 LOS 发病可能主要是脑退化、内分泌紊乱以及炎症反应导致功能失衡。临床上女性更易罹患 VLOSLP,流行病学研究提示女性风险增加 1.6 倍。就临床症状来看,以妄想、多形性幻觉多见,思维联想障碍、阴性症状少见,疗效较好,可见其功能失衡经过干预可以复原。而 VLOSLP 与脑器质性疾病更为相关,部分病例可能是痴呆前期的精神行为症状表现。VLOSLP 和阿尔茨海默病(Alzheimer disease, AD)相似,也有随年龄增大,发病率呈正相关升高的现象,每增加 5 岁,VLOSLP 的年发病率约增加 11%;且经过 5 年的随访,超过半数的 VLOSLP 患者伴有非进展性轻度认知损害(non-progressive mild cognitive deficit);另外 VLOSLP"转化"成痴呆约高 3 倍,随访 5 年约有 50% 的 VLOSLP"转化"。目前 LOS 及 VLOSLP 的研究较少,受制于回顾性研究、随访期短、样本量小以及混杂因素多等不足,晚发精神病性障碍可复原性、转化的影响因素等要点,仍需要长期随访研究解答。

2. 早发与晚发精神分裂症的临床特点

晚发精神分裂症的表现和早发患者明显不同,特征见表 3-1。

表 3-1　早发与晚发精神分裂症的临床特征比较

特征	早发精神分裂症	晚发精神分裂症
妄想	系统性或非系统性妄想	系统性妄想 被侵入妄想、附体妄想等
幻觉	常见幻听	多源幻觉(视觉、嗅觉、触觉等)
思维属性障碍	常见	少见
阴性症状	常见	少见

被侵入妄想(partition delusion):患者坚信有人将气体、电波或其他力量通过墙壁、窗缝、电线管道等侵入他/她的家里。一项 1992 年发表的研究显示约 68%的晚发偏执性障碍患者表现被侵入妄想。而晚发精神分裂症表现仅有 13%,这和临床工作中的体会并不符合。其实部分痴呆精神行为症状患者出现的妄想也常与被侵入相关,如怀疑被偷窃,家里物品被使用、藏匿、挪换位置,老人会反复更换门锁加以防范。看来单独的被侵入妄想并不能成为诊断晚发精神分裂症的充分依据。

综合来看,上述晚发精神分裂症案例中刘某和妯娌虽原有现实矛盾,但并非根本性的,不至于动手杀人。但患者妄想存在已久,近年的矛盾缘由也主要是被害、被侵入妄想等精神病理性体验所致,最后为了所谓自保逐渐动了杀机。只是当天在菜地里碰到妯娌,觉得对方的眼神就是要她死,故先下手,是否存在妄想知觉?如果坚信别人的眼光就表示要死在他手里就属于妄想知觉,此时不能解释别人的眼光为什么一定代表让他死,对知觉的解释和体验其过程并不存在合理的推理,类似于"直觉",而无理由确信也具备了妄想的属性。如果仅仅认为这种眼神只是咒他去死则多属于关系妄想的范畴了。

(李冠军)

📖 参考文献

[1] Fischer CE, Agüera-Ortiz L. Psychosis and dementia: risk factor, prodrome, or cause [J]. International Psychogeriatrics, 2017,30(2):209-219.

［2］ Gaebel W，Kerst A，Stricker J. Classification and Diagnosis of Schizophrenia or Other Primary Psychotic Disorders：Changes from ICD‐10 to ICD‐11 and Implementation in Clinical Practice ［J］. Psychiatr Danub，2020,32(3‐4)：320‐324.

［3］ Reinhardt MM，Cohen CI. Late‐Life Psychosis：Diagnosis and Treatment ［J］. Current Psychiatry Reports，2015,17(2)：542‐549.

［4］ Stafford J，Howard R，Kirkbride J. The incidence of very late‐onset psychotic disorders：a systematic review and meta‐analysis，1960‐2016 ［J］. Psychological Medicine，2018,48(11)：1775‐1786.

［5］ Savva GM，Zaccai Jmatthews FE. Prevalence，correlates and course of behavioural and psychological symptoms of dementia in the population ［J］. British Journal of Psychiatry the Journal of Mental Science，2009,194(3)：212‐219.

第四章

情感性精神障碍相关病例

难治性青少年抑郁障碍

【题记】青少年抑郁障碍起病受生物学因素和社会心理因素共同影响。在诊断上需要结合考虑病前的人格特点、家庭关系及遗传等多方面因素;治疗上需要联合心理、药物等综合干预。原生家庭对青少年患者的成长发育、人格发展及身心健康等起着重要作用,通过观察家庭结构的特殊性,改善家庭的功能,可以消除阻碍疾病康复的不良因素。本文通过一例青少年难治性抑郁障碍患者的诊断及治疗经过,综合儿童青少年、心理及精神科医生多维分析,探索药物结合物理及家庭心理治疗对患者的治疗效果。

【病史简介】患者,男性,17岁,学生。

因"情绪不稳,痛苦、疲劳感,伴消极自杀加剧3周,总病程3年"于2019年5月在我院住院。患者初时(2016年5月)起因学习压力大,表现为烦躁、焦虑,厌学,兴趣缺乏。觉得班里气氛奇怪、尔虞我诈。曾推搡母亲,责怪父母为什么生下自己,要求父母离婚。之后一年余在当地精神科先后诊断为焦虑症、精神分裂症早期、抑郁症、心境恶劣状态,予阿立哌唑、舍曲林、氟西汀治疗,患者情绪曾有短暂改善,但服药后感觉很疲倦,不想上学,偶有冲动自杀想法。患病期间沉迷游戏,常一次充值几千块,父母不允就发脾气。曾予多次心理咨询,效果不佳。2017年11月第一次住院,诊断为未分化型精神分裂症,住院2周病情未改善。2018年1月更改为双相抑郁,予舍曲林、拉莫三嗪、阿立哌唑治疗约半年,患者情绪逐渐好转,能参加中考,随后停药。同年7月患者再次出现易怒、摔东西,声称要自杀,予继续药物治疗。9月开学后,患者称很失望,疲劳、厌学、拒药。母亲给予暗服致患者大怒,摔碗并报警称母亲加害。2018年12月第二次住院,诊断为中度抑郁发作,伴混合特征,住院 3 周病情好转。但患者无法集中精力上课,用药后却越发悲伤,甚至失去任何情感。2019 年 4 月患者服药后觉难受,欲跳楼,父母拦阻时动手打父母。为进一步诊治,与患者协商后住院。住院前诊疗经过参见表 4-1。

表 4-1　患者起病后 3 年内的具体诊治情况

时间	诊断	治疗	疗效
2016 年 6 月	焦虑症	舍曲林 25 mg qd	效果不佳
2016 年 7 月	精神分裂症早期	阿立哌唑 5 mg qd	病情改善
2016 年 9 月~2017 年 9 月	抑郁症	阿立哌唑 5 mg qd 舍曲林 75 mg qd (联合心理治疗)	效果不佳,休学在家
2017 年 10 月	心境恶劣状态	氟西汀 20 mg qd 舒肝解郁 0.72 g bid	情绪不稳,消极自杀
2017 年 11 月 (第一次住院)	未分化型精神分裂症 成人注意力缺陷	帕利哌酮(剂量不详) 托莫西汀 80 mg qd	效果不佳
2017 年 12 月	—	阿立哌唑 15 mg qd 舍曲林 100 mg qd♯ 喹硫平 100 mg qd♯	效果不佳
2018 年 1 月~6 月	双相Ⅱ型抑郁	舍曲林 100 mg qd 拉莫三嗪 200 mg qd 阿立哌唑 10 mg qd	病情改善 中考停药
2018 年 7 月~11 月	双相Ⅱ型抑郁	拉莫三嗪、氟西汀→拉莫三嗪、帕罗西汀→拉莫三嗪、帕罗西汀、碳酸锂	效果不佳
2018 年 12 月 (第二次住院)	中度抑郁发作,伴混合特征	碳酸锂 0.3~0.6 g 氨磺必利 0.2 g qd	疗效维持 2 周
2019 年 1 月~4 月	—	阿立哌唑、碳酸锂→奥氮平♯	效果不佳

注:qd,每日一次;bid,每日两次;♯,为家属自行调整药物,非医嘱。

【既往史】无特殊。个人史:患者是独子,母孕期无特殊,幼年时常走路不稳、易摔倒。4 岁时测韦氏智商为 65,6 岁时为 81。小学成绩中上,同学关系可,上课积极。初一后成绩不佳,初中二、三年级多休学,考上中专仅坚持 1 个月后又休学。病前父母长期分居,患者主要跟随母亲生活,母亲为教师。患者既往无重大疾病史,病前性格外向,无恋爱史,否认烟酒嗜好及精神活性物质使用史。患者祖母及父亲均患精神分裂症。

患病以来,父母带患者多方就诊、有求必应,但患者认为理所应当。患者很依赖母亲,在外常彬彬有礼,却总对母亲发泄情绪。患者喜爱游戏,起病 3 年来父母为其游戏充值花费 12 万元,本次住院也按其要求升级装备。患者自诉痛苦,据母亲观察患者在游戏时表现快乐。

【精神检查】 患者意识清,接触好,合作。很配合精神检查,也愿意配合其他参与讨论专家的询问。能主动诉说小学学习以及初中后的学习情况,能清晰回忆既往情绪低落、兴趣缺乏、精力减退、悲观消极体验。患者反映 3 年来多以情绪低落为主,描述自己像陷在泥潭里,除了打游戏的少数时间内,完全感受不到任何的愉快,遇到生活不顺,上述负面情绪体验加剧,严重时存在消极自杀等体验,承认情绪不佳时常有发脾气,尤其是针对家人,否认情感高涨、自我评价高等体验。对当时班级里气氛和"尔虞我诈"给予解释,也可理解,具有较好的症状自知力。

【诊断】 患者为青少年阶段起病,总病程 3 年,表现情绪低落,兴趣缺乏,精力减退,严重时存在消极自杀。患者 3 年来多以情绪低落为主,描述自己像陷在泥潭里,感受不能。依据病史和精神检查,诊断考虑:①重度抑郁发作;②恶劣心境。

青少年抑郁障碍的发病率近年有升高的趋势,危害性大,严重影响青少年身心健康和社会功能。青少年抑郁障碍起病受生物学和社会心理因素共同影响。多数患者易复发,部分可持续到成年。儿童青少年尚不具备充分感受和描述自身情绪的能力,往往通过厌烦、孤僻甚至愤怒行为来表达。抑郁可导致厌学、成绩下降、缺乏自信。儿童青少年抑郁障碍危险因素包括:家庭不和,曾被欺辱、躯体和性虐待,遭遇不良生活事件,父母有抑郁病史或共患精神疾病等。青少年抑郁障碍起病常与特殊的社会心理背景密切相关,在诊断时应对家庭关系、人际关系、教育背景、自杀意念、求助资源、遗传因素以及共病进行综合评估;治疗上需要联合心理、药物综合干预。

患者经过十几次药物治疗方案调整,3 年来症状未获缓解。因此综合治疗对于患者更合适,一是包括家庭治疗、认知行为治疗等心理治疗;二是强化药物治疗,可使用抗抑郁药物,但需要减少药物种类及剂量,可尝试氟伏沙明、文拉法辛、安非他酮;逐渐停用或仅联合小剂量抗精神病药物;三是个体化的治疗:患者

3年来一直困在症状里面,不能正常上学,可以建议其尽量带着症状生活,因为治疗可能需要很长时间,并非只有病好了才能正常生活。关于其感受不能,抑郁障碍患者也会有情感麻木,缺乏愉快感,这有疾病本身或药物的原因。

【鉴别诊断】

1. 精神分裂症

该患者最初病史称班里气氛奇怪、尔虞我诈等,但其后并未持续存在,本次精神检查也未引出精神病性症状,故排除精神分裂症。

2. 双相障碍

外院医生可能注意到患者易激惹、挥霍以及沉迷游戏,曾诊断为双相抑郁。但患者并无明显兴奋话多、精力充沛表现,无明确轻躁狂、混合发作或典型躁狂发作的症状。综合分析可排除双相情感障碍的诊断。

3. 其他问题

从发育角度分析:孩子幼年时协调能力不佳,常跌倒,4岁及6岁时智力测试提示边缘智力,可见患者神经发育方面存在问题。但患者从小学习成绩尚可,说明他很努力。初中开始学习难度增大,某次考试成绩非常好,之后患者感受到压力、焦虑,这是一个情绪问题的爆发点。

从家庭结构和功能的角度分析:患者幼时成长环境、家庭结构很特别,母亲婚育后才知丈夫患病,虽未离婚,却长期分居,孩子跟着母亲生活。患者常抱怨缺失父爱。因为患者跟他人相处可,只在母亲面前发泄情绪,建议家庭治疗。另外,患病后父亲回归家庭,仍需进一步提升其父亲的职能,缓和父母关系。

从认知行为学角度分析:可以从四个角度来理解患者目前的问题,概括就是四个"P"。第一个是素质(predisposition):患者具有精神分裂症家族史,即生物学基础,同时存在早期亲情分离。因此遗传和早期成长环境因素导致患者存在易患性。第二个是触发因素(precipitate):患者初一出现情绪问题,触发因素可能是其天资一般,学习压力增大。患者因某次考试成绩特别好,受到表扬,之后开始担心下次考试,压力蓄积下情绪爆发,这就是触发因素。第三个是维持加重的因素(perpetuate):初中患者出现学习困难,并产生情绪问题。从认知行为治疗理论来看,患者如何看待事件决定了患者的情绪。患者曾质疑父母为什么生下他,可见其自卑、耻感及愤怒的情绪。患者认为自己太笨,这符合与抑郁相关的自我贬低。其次,是产生情绪问题之后的应对策略,是否有支持的资源。患者自我调节情绪的能力不足,他需要找到一种处理方式,目前很多青少年就是将打游戏作为一种缓解痛苦的方式,也可能是唯一的方式。功能失调的应对(打游戏、逃避）只会使情绪越来越差，所以需要让患者学习如何调节情绪。第四个是保护性因素（protection）：足够的社会支持、患者的理解能力、求治欲等，是能帮助患者恢复的重要因素。所以应该在加重因素及保护性因素方面找到干预点，需要综合治疗，包括合适的心理治疗和社会安排。

后续治疗：综合各位专家的讨论意见，根据患者的个体情况，给予药物调整以及家庭心理治疗。首先，在药物方面，起初给予奥氮平联合艾司西酞普兰治疗；考虑到患者的疲劳感明显，停用了奥氮平，改用镇静作用较弱的喹硫平（100 mg qn）；艾司西酞普兰减少剂量（15 mg qd）；同时联合重复经颅磁刺激治疗改善情绪。患者住院约 40 天，经过治疗，患者的疲倦感明显减轻，情绪也有改善。

此外，本案例中的患者为青少年，人际关系相对简单，原生家庭对其成长发育、人格发展及身心健康等各方面都起着最为重要的作用，因此，经过治疗团队评估后，我们对患者进行了 3 次家庭治疗（虽然多次邀请患者父亲、爷爷和奶奶共同参与，但最后只有患者和母亲参加）。

在干预过程中，治疗师通过在治疗当下重现患者与母亲的沟通方式，让当事人看到问题所在，并进行扰动，改变两者的互动模式。并通过角色互换、澄清、共情等方式来加强患者与其母亲的对双方情绪的识别能力，减少误解。同时，在治疗后期，与当事人制定平等的契约内容，促进患者的功能恢复。最后，治疗师强调，家庭系统中的核心成员需要参与到治疗中，并鼓励进行进一步系统干预。

点评

　　通过本案例，多专业的讨论基本厘清了青少年抑郁障碍起病的多种诱因，以及与疾病诊断之间的联系。同时基于可能病因，为患者制定了一个药物与心理治疗联合的综合治疗方案，取得了初步疗效，帮助患者更好地康复、回归社会。同时也需注意到这个病例起病早，父亲有精神分裂症病史，他也曾有明显的烦躁、易激惹，故应随访看有无双相障碍的可能。

（郭苗，李冠军）

甲基丙二酸血症、同型半胱氨酸血症伴双相障碍

【题记】甲基丙二酸血症（methylmalonic acidemia，MMA）是一种常见的有机酸血症，属于常染色体隐性遗传病，主要由甲基丙二酰辅酶 A 变位酶或其辅酶腺苷钴胺（维生素 B_{12}）代谢缺陷所致。国外报告患病率 5 万～17 万人口中仅有 1 例。甲基丙二酸血症可引起一系列临床表现，尤以神经系统症状常见，罕见精神症状。

【病史摘要】患者男性，31 岁。因"情绪高涨和低落交替发作 8 个月，情绪低落加重 1 个月"于 2011 年 3 月 29 日首次入院。2010 年 7 月无明显诱因渐起兴奋话多，言辞夸大，说自己能力很强，能做很多事；自我感觉好，觉得思维敏捷，手脚灵活；夜眠时间减少，白天精力旺盛，忙碌；有挥霍乱花钱行为等。家人觉其精神异常，于 2010 年 7 月 24 日带至当地医院，诊断为"双相障碍-躁狂发作"，予奥氮平、丙戊酸镁治疗 1 个月后病情缓解。不久出现睡眠增多，每日睡 12 小时左右；烦躁，无故发脾气；不愿说话，说自己乏力；尚能上班，但动作显缓慢，工作效率下降。用奥氮平、丙戊酸镁、氟西汀治疗，情绪渐稳定，2011 年 1 月 16 日自行停药。3 月初开始出现情绪低落，懒言少动；动作缓慢僵硬，不能用电脑打字；记忆力差，甚至三餐吃什么都记不住；不能工作，只能待在家中，生活需家人照顾。3 月 5 日至当地精神病院住院治疗，住院期间患者出现说话口齿不清、口舌无故转动等表现。

2011 年 3 月 29 日至本院住院，发现患者存在上下唇抖动、舌搅动等不自主运动，行走欠稳，动作缓慢，反应迟钝，有重复刻板言语，主动性言语少，思维迟缓，情绪低落，智能略减退。入院诊断为：①双相障碍-抑郁发作；②精神发育迟滞。治疗后情绪基本稳定。4 月 12 日下午 5:30 患者突然癫痫大发作，意识丧失，四肢抽搐，无口吐白沫及大小便失禁，持续约 1 分钟后抽搐自行停止，意识逐渐恢复，对发作过程不能回忆。4 月 30 日患者出现明显的双下肢无力，行走需人扶助，呈跨阈步态。5 月 14 日下午 4:20 在外院检查过程中再次癫痫发作一次，表现为头偏向左侧，双眼上翻，四肢紧张，持续约 1 分钟后缓解，之后不能回忆。

【既往史】10 岁时曾有反复腹痛、呕吐发作，当地医院考虑"腹型癫痫"。否认传染病史，否认食物过敏史，预防接种史不详，否认各系统重大疾病史。个人

史:幼年发育较同龄人差,学习成绩差,做事反应较慢;高中肄业,离异,未育;否认烟、酒等嗜好,否认精神活性物质使用史,否认冶游史。家族史:否认两系三代成员有精神疾病史。

【体格检查】 T 36℃,P 80 次/分,R 23 次/分,BP 120/80 mmHg。颈软,无抵抗。双眼球各向活动可。瞳孔等大等圆,光反应存在。双眼闭合全,双侧闭唇差。伸舌无力。余颅神经无异常。深浅感觉无异常。四肢肌力 4-4-3-3 级,肌张力不高,四肢反射可引出且对称,双侧 Chaddock 征(+)。动作模仿差,步态慢,阔步抬腿困难。

【精神检查】 意识清,接触被动,反应迟钝,主动性言语少,言语对答简单,未引出感知觉障碍,思维内容显得贫乏,未引出明确的妄想,情绪激惹性增高,稳定性差,自我评价稍高,有精神运动性激越表现,智能粗测示记忆、计算、判断、理解及抽象概括能力差,意志要求可,动作缓慢,自知力无。

【辅助检查】 血常规、肝肾功能、甲状腺功能正常;同型半胱氨酸 104.5 μmol/L↑(参考值:0~15 μmol/L);血梅毒螺旋体抗体 RPR、TPPA 与人免疫缺陷病毒抗体及尿冰毒、摇头丸、吗啡、K 粉筛查阴性;尿气相质谱(GC/MS)分析:甲基丙二酸 496.21↑(参考值:0.2~3.6),甲基枸橼酸(1)8.07↑(参考值:0~1.1),甲基枸橼酸(2)4.22↑(参考值:0~1),提示甲基丙二酸血症。

韦氏成人智力测验及韦氏记忆测验:不能完成。心电图、X 线胸部后前位摄片、腹部彩超、颅内血管 TCD、脑电图、肌电图均正常。骨髓检查:未见明显异常改变。

头颅 MRI 增强扫描:双侧脑沟增宽、加深。正电子发射断层扫描成像(positron emission topography, PET):大脑皮质内放射性分布欠均匀,双侧大脑皮质放射性分布弥漫性减低,以双侧额、顶、颞叶为明显。

【诊断】 晚发性甲基丙二酸血症伴同型半胱氨酸血症。

【治疗与转归】 给予静脉注射甲钴胺及肌肉注射腺苷钴胺以治疗 MMA,奥卡西平控制癫痫,喹硫平对症治疗。治疗 1 周后患者出院,出院时四肢肌力恢复至 5-5-4-4 级,步态明显好转,能独立行走几步,精神症状基本稳定。

【鉴别诊断】 MMA 以神经系统症状为主要表现,精神症状相对少见,相关报道为数尚不多。以往研究发现,在神经系统症状与体征方面,MMA 患者可表现为发作性意识障碍、进行性痴呆、白质脑病、面瘫、四肢瘫、感觉障碍(包括深感觉障碍)、运动障碍、肌力减退、肌张力增高、腱反射亢进、肌阵挛、肌萎缩、病理征阳性、共济失调、癫痫等。在精神症状方面,MMA 伴有同型半胱氨酸血症时,患者可出现幻觉、妄想等精神病性症状，也可出现躁狂、抑郁等情感障碍症状，还可表现为反应迟钝、痴笑、紧张、木僵、行为怪异、记忆力减退、注意力不集中、执行功能障碍等症状。

而回顾本病例，实则早已显现出一些蛛丝马迹，提示器质性疾病的可能性。患者年龄 31 岁，起病隐匿，幼年时的智能发育落后并未引起家属重视。近一年来出现情绪高涨与低落的交替发作，伴有相应的认知和行为改变，才至精神科就诊，临床上符合双相障碍和精神发育迟滞的诊断。而患者在接受精神科治疗时，虽精神症状有所缓解，但患者时有双手震颤、不自主运动、运动迟缓、记忆力减退等表现，均被考虑是残留的认知缺损症状或精神药物治疗引起的不良反应而未做深究。直到患者出现癫痫发作、运动障碍、四肢瘫等广泛性脑损害的症状及体征，而且进行性加重，具备了典型的运动障碍（以双下肢为重）、智能损害和惊厥临床三主症，并查及相应锥体束损害体征之后，才转介神经内科做进一步氨基酸代谢及 18F - FDG PET 等检查。结果显示尿甲基丙二酸明显升高，血丙酰肉碱升高，血清同型半胱氨酸水平升高，双侧大脑皮质放射性分布弥漫性减低，提示广泛性脑萎缩。经甲钴胺及腺苷钴胺短期治疗后已显现出疗效，因此该患者符合原发性、晚发性、维生素 B_{12} 反应型甲基丙二酸血症伴同型半胱氨酸血症的特点。治疗方面，国外多主张应用羟钴胺治疗，事实上，羟钴胺、氰钴胺和甲钴胺同样有效，因为氰钴胺、羟钴胺在细胞质内均形成甲钴胺，进入线粒体后形成腺苷钴胺。

点评

　　针对甲基丙二酸血症，国外均报道了用于诊断的细胞类型，国内均缺乏此类检测。具有确诊价值的实验室检查是甲基丙二酸水平升高，可有或无同型半胱氨酸水平的升高，维生素 B_{12} 水平多正常。本例患者因精神异常就诊，在精神科治疗过程中，精神症状有所缓解，但出现行走困难、肌力减退、癫痫发作等广泛性脑损害的症状与体征，且进行性加重，这些均难以用精神科疾病的特点及治疗来解释。因此，当出现难以用疾病本身的特点以及治疗加以解释的神经系统症状与体征时，应考虑到器质性疾病或躯体疾病的可能，如甲基丙二酸血症伴或不伴同型半胱氨酸血症。

（刘晓华，吴彦）

具有情感高涨气质的老年期抑郁发作

【题记】本病例年轻时曾住院诊断精神分裂症，其后多年不服药，社会功能良好，总体看，预后不符合精神分裂症的特征。到了老年阶段又有典型的抑郁发作。此时，将两段疾病作为"一元论"来看并不合适，尽管不能完全推翻先前诊断，本次抑郁发作还是肯定的，情感高涨气质也比较明确。

【病史摘要】患者，男性，65 岁。因"情绪低落 5 个月余，加重 3 周，消极自杀 1 次"第二次住我院。患者于 1959 年（大学期间）首次起病，在受批评后突然到雪地站了一夜。住院治疗 4 个月余，诊断为"精神分裂症"，具体治疗不详。1961 年患者复读后，遗失回沪车票，又出现精神异常。因"失眠、毁物、被控制感 8 天"，拟诊为"精神分裂症（青春型）"入本院治疗。入院后给予氯丙嗪、利血平，电休克治疗 22 次，胰岛素休克治疗 60 次①后获"痊愈"出院。患者出院后半年左右即停药，未有反复。继续求学至大学毕业，后分配在大学任教，晋升至高级职称。结婚后育有一子。1991 年患者与前妻离婚后独居，平日与亲属来往较少，由钟点工每周上门打扫卫生。近 5 年患者有一女友经常上门照顾其起居，关系密切。

2009 年 3 月患者在无明显诱因下出现头晕，无明显肢体无力、行走不稳等症状。至外院检查，头颅 MRI 示：脑内多发性腔隙性缺血梗死灶。此后患者即退休在家休养。自述体位改变时头晕，行走不稳。为此情绪低落，觉得"身体不行了，马上要死掉"等。进食差，半年内体重下降超过 10 kg。除整天在家看电视外，其他兴趣缺失。不断打电话给亲戚，称自己没用了，马上要死了，说自己没饭吃，没钱，无法付水电煤费用，马上会被断水、断电等。认为已经恋爱 5 年的女友是为了自己的钱和房子才来的，不愿与之结婚。怀疑钟点工会偷钱，把家里的存折交给妹妹，称："我马上要死了，我死以后别人会把这些钱取走的。"还曾将家中的存折送至居委会，请他们保管。夜眠差，凌晨 3 点醒。一直服用安眠药，每晚最多服用氯硝西泮片 6 mg 仍无法入睡。伴有低热、全身出汗等躯体症状，曾至综合性医院就诊，未发现明显异常。2009 年 6 月、8 月曾来我院就诊，给予帕罗西汀治疗，但是患者未规律服药，症状无明显好转。2009 年 8 月初开始症状明

---

① 这些治疗具有时代烙印，目前看来剂量较猛。

显加重。2009 年 8 月 24 日,患者在家中突然摔倒。在救护车上患者声称自己服用了大量安眠药物,经洗胃治疗后逐渐恢复。但是患者抑郁情绪仍然十分明显,不时有消极言语,家属觉照顾困难,遂送至我院。拟诊"抑郁症"于 2009 年 8 月 25 日收入院。

【既往史】18 岁左右有慢性骨髓炎史,已愈;年轻时有跟腱断裂修补史,阑尾手术切除史;高血压病史 15 年;1 年前脑梗死史;睡眠呼吸暂停综合征多年。个人史:离异,育有 1 子,大学文化,退休前在大学任教。家族史:阴性。

【入院精神检查】患者卧于床上,意识清,接触可,对答切题,思维连贯,交谈中存在明显的情绪低落,兴趣减退,自我评价降低,有多种躯体不适主诉,存在疑病观念。存在猜疑,认为周围有人在谋求他的财产,但讲不出明确的对象。未引出其他的幻觉,妄想及感知综合障碍。意志要求存在,自知力部分存在。

【辅助检查】总胆红素 30.5 μmol/L,ApoB 0.559 g/L,脂蛋白(a)433 mg/L,余在正常范围。2009 年 8 月 28 日药物定性定量:系服用地西泮,浓度为 128 ng/ml。2009 年 8 月 25 日心电图:不完全性右束支传导阻滞。

诊疗过程:患者入院后,表现为情绪低落,兴趣减退,并对自己的躯体状况非常关注,反复关照医生自己躯体疾病所需要服用的药物。多处躯体不适,阴性的检查结果及医生的解释均无法消除其顾虑。高度关注医疗费用,称:"住这里要很多钱,住不起。"询问各种检查的价格,并称自己做不起这种检查。给予西酞普兰 20 mg qd 抗抑郁,曲唑酮 50 mg qn 改善睡眠,阿普唑仑 0.4 mg - 0.4 mg - 0.8 mg 抗焦虑。于住院后第 3 天起予改良电抽搐治疗(MECT)。2 次 MECT 后患者抑郁情绪迅速好转,在病房内自由走动、看报纸、打麻将、参与综合治疗等。仍高度关注躯体状况,每日均向医生报告各种躯体不适并询问之前检查结果。因患者年龄偏大,且抑郁症状改善。故予暂停 MECT 治疗。患者病情稍波动,时常仍有自我评价低等表现。入院后 2 周因同病房新收患者,夜间较为吵闹,患者数日夜眠欠佳,情绪低。故将西酞普兰加至 30 mg qd。此后患者病情尚稳,但是体诉持续偏多,不时诉说身体各处不适。没有情绪低落、消极悲观、自我评价降低、迟滞等表现。每日仍能坚持进行综合治疗。入院 4 周后患者表现为明显的焦虑、抑郁、自我评价低、兴趣减退等。认为自己欠了医院 20 万医药费,家里没付钱,医院已经不给自己吃饭,周围患者都看不起他,别人觉得自己偷他们的东西等。整日躲在病房中不敢见人,也不敢吃家属带的食物。只有在别人看不到的时候狼吞虎咽吃几口。加用喹硫平治疗,剂量从 12.5 mg qn 起逐渐加

至 62.5 mg qn,西酞普兰加量至 40 mg qd①,症状无任何好转。遂于入院后第 5
周起行 3 次 MECT 治疗(9 月 27 日、10 月 4 日、10 月 7 日),患者症状又迅速好
转。夜眠改善,情绪平稳,面带笑容,与周围人相处和谐。问其医药费事宜,称:
"我妹妹已经帮我付掉了,所以我放心了。"其病情较为复杂,虽症状明显改善,提
请疑难讨论。

【精神检查】意识清,接触良好,神情轻松,谈吐有声有色,语速快、声音响,
其思维敏捷,感染力强,言语内容略显鲁莽。对年轻时发病情况回忆清晰,能回
忆独自去东北求学时生活环境改变和诸多不适应,症状体验与病史记录基本吻
合。但流露出当时想把病"装"严重一些,这样才有希望回沪。对前期的情绪低
落体验深刻,目前几乎痊愈。当众交流时虽较谦逊,仍有对自己专业水平的自信
和对将来生活乐观的看法,否认既往有明显的兴奋、情绪高涨表现。自知力较
完整。

【诊断】患者老年男性,有两次完全不同的精神异常发作。年轻时发病主要
表现为丰富的精神病性症状,病史并未记录当时存在明显的情绪症状,故诊断为
精神分裂症。其后数十年未服药,其社会功能保持良好。本次发作主要表现为
情感症状,抑郁的表现十分典型,伴有早醒、焦虑、虚无妄想等症状。患者有 2 次
明显不同的精神异常,间歇期正常。依据病史,前次发作患者的精神症状十分明
显,也有明确的社会心理因素,是否应该考虑伴有精神病性症状的抑郁发作? 只
是时隔久远,也能系统梳理当时的症状表现,因此并未推翻既往精神分裂症的
诊断。

此次发病抑郁症状明显,伴有虚无妄想体验,而且 MECT 的效果佳,快速
缓解,本次究竟是抑郁发作还是双相障碍的抑郁相需随访。他在疑难讨论当
天的表现堪称完美,接触交流顺畅,语速快,声音响,感染力强,略显鲁莽,整体
具有明显的情感高涨气质,但长达数十年的病史中缺乏肯定的轻躁狂或躁狂
发作的表现,故考虑其本次发作符合老年期抑郁障碍的诊断,具有情感高涨
气质。

头颅 MRI 提示患者存在腔隙性梗死病灶。仔细读片还可以发现患者脑室
扩大、脑白质病变等脑部病损。但是此次为抑郁发作,尚不能排除脑血管病或者
器质性因素所致的抑郁。因为患者文化程度和脑储备较高,故是否会向痴呆方
向发展尚待观察。

---

① 西酞普兰说明书已经修改,因有引起 QTc 延长风险,目前推荐老年人最大剂量为 20 mg。

【鉴别诊断】

1. 双相情感障碍

患者前次发作时病程短,存在明确的社会心理应激,应考虑是否为应激障碍,或者是否存在伴有精神病性症状的躁狂发作。因患者整个病情呈发作性,患者对本次精神检查时的各种比喻能够理解,检查时语速快、声音响、感染力强,言语内容略显鲁莽,是否存在转躁的迹象?同时结合患者在MECT治疗以后迅速缓解,虽提示双相障碍的可能,但较难肯定。

2. 应激相关障碍

患者两次起病之前均有明确的社会心理因素,此次患者因为一些生活小问题而反应过度,以致入院治疗。可以看出患者对应激的处理能力较差,易走极端。

3. 精神分裂症

依据症状,首次发病时做出精神分裂症的诊断是可以理解的。典型的精神分裂症多为慢性衰退病程,不服药易复发,而他50年来社会功能保持如此完好,比较少见,因此对前次诊断存疑。精神科的诊断多依赖症状学,对精神分裂症与情感性精神病的交叉诊断患者进行随访,结果是仍然有部分患者诊断不明,符合分裂情感性精神病的标准。患者有精神分裂症的病史,但预后极佳,工作能力突出,以往曾提出如果精神分裂症患者胰岛素休克治疗的次数多,预后较好,复发率也低。

4. 器质性精神障碍

脑血管患者也易表现为焦虑、抑郁,但本患者抑郁缓解后精神检查,并未发现明显的认知缺损症状,甚至其表现还要优于同龄人。考虑患者脑影像学异常表现与年龄相关,当时检查发现这些异常,加之出现头晕和走路不稳,这对患者的心理打击是发病的诱因,当然其睡眠呼吸暂停也可影响情绪,因此需要继续随访。

后续:在住院期间,女友照顾细致,患者康复出院。出院后两人不顾子女反对成婚。初期和睦,好景不长,患者认为对方结婚动机不纯,后分手,却也破费不少,但过程中并未明显影响情绪。门诊随访与医生交流融洽,送给医生他出国旅游时所拍的照片。其后数年,继续服药,情绪佳,未发现轻躁狂发作。

点评

　　临床上还是能碰到一些病例,年轻时发病表现为兴奋、行为紊乱,如果再出现精神病性症状,当时多半就诊断精神分裂症了。部分患者如本病例其后多年几乎不治疗,病情稳定,保持良好的社会生活功能。至老年期,可能受躯体疾病或社会心理因素影响导致病情复发,表现出明显的抑郁。本病例诊断情感性疾病无疑,回顾当时精神分裂症的诊断不够确切。

（岳玲，李冠军）

双相情感障碍修改为边缘型人格障碍

　　【题记】 在 DSM - 5 中,边缘型人格障碍(borderline personality disorder, BPD)属于 B 类人格障碍,是一种人际关系、自我形象和情感不稳定以及显著冲动的普通心理行为模式。该类疾病在临床上并不少见,但却不容易被识别,易根据横断面抑郁、激惹情绪以及自伤、自杀行为诊断为情感障碍。

　　【病史摘要】 患者,女性,26 岁,待业,因"情绪不稳加重 1 周,病程 10 年"入院。患者初三时(2012 年)学习成绩欠佳,受老师严厉批评后出现情绪低落,当时睡眠尚可,持续约几天后好转。2012 年秋季考入中专学习,2013 年因母亲患病,患者表现为紧张害怕、担心、多梦。2015 年秋季患者考入大专,刚入学不久,即出现情绪低落、厌学、觉得同学针对自己、喜欢待在床上、不出门、容易发脾气、和家人起争执、摔东西。后至我院门诊就诊,诊断为抑郁发作,服用舍曲林 25 mg qd、米氮平 7.5 mg qn,病情略微好转,能和人交流,但出门仍较少,无精打采,情绪偏低。并休学在家。2016 年 10 月患者出现失眠、紧张不安、担心、情绪低落、话少、兴趣减退、易发脾气、厌世,门诊调整药物、接受重复经颅磁刺激治疗情绪仍无改善,感到头晕不适。2017 年 7 月加用阿立哌唑 5 mg qd,2017 年 11 月起情绪基本稳定,可以绘画等。平时因个人感情问题与父母发生冲突,不愿意与父母交流,面带愁容,有时一夜不归,至 2018 年年底出现兴奋,每日饮酒,精力旺盛,乱花钱,但持续未超过一周。2019 年 2 月底去美术学院学习一周后因不想上学继而退学,有时饮酒,并拒绝服药,同年 3 月就诊时给予安非他酮 150 mg bid治疗,但服药后患者反应剧烈,出现脾气暴躁,情绪失控,哭泣,割腕自伤,因体重增加后停药。

2019年10月患者出现躯体不适,如肩颈疼痛、透不上气等,失眠、梦多、哭泣、发脾气,情绪不稳定,门诊诊断改为双相情感障碍,给予喹硫平200 mg qn,患者服药后出现呼吸困难遂又停药,患者仍情绪欠佳,脾气大,门诊给予丙戊酸镁缓释片0.25 g bid、安非他酮150 mg bid治疗。患者情绪不稳,严重时甚至会想到死。其后曾先后使用过氟西汀、哌罗匹隆、拉莫三嗪、奥氮平等药物。2021年1月患者病情略好转,当时服用丙戊酸镁0.25 g bid、哌罗匹隆4 mg bid、劳拉西泮1.5 mg qn。患者2021年5月表现脾气大、不开心,其间短期从事化妆工作,因感工作劳累后休息在家。2021年10月患者情绪欠稳定,仍旧服用上述药物,2022年7月患者情绪欠稳定,易为小事发脾气。2022年9月下旬因为和朋友相处不愉快,崩溃大哭,将头发剃成寸头,有消极言语,故来入院。

【既往史】体健。个人史:家中独女,学习成绩一般,年幼时容易和同学起冲突。8岁时父母离异,和母亲居住,母亲对患者要求较高,常打骂患者。初三时学习成绩不佳,经常被老师批评。后考入大专,但入学不久即休学,未取得文凭。2019年又考入某美术学院五年制大专,但上学一周即退学,后休息在家,短期从事过化妆工作。本次入院前待业。有四五次恋爱史,多因为父母干涉分手。

【家族史】阳性。母亲患抑郁症,母亲的二舅及姨妈患精神分裂症。

【入院体格检查】无殊。

【入院辅助检查】心电图示窦性心动过缓(平均心率58 bpm),逆钟向转位;SAS提示目前无明显焦虑症状;SDS提示目前无明显抑郁症状;EPQ提示被试者属于典型的外向型性格,情绪稳定性处于典型稳定。注意力测评量表提示注意力较集中;ADL提示受试者总体日常生活活动能力完全正常;强迫症状问卷提示被试者基本无强迫症状;SCL-90提示测评结果有阳性症状,可能存在心理卫生问题;LES提示最近一年被试者发生"失恋""开始恋爱""搬家""家庭成员纠纷""受惊""业余培训""暂去外地"等事件;SDSS提示被试者社会功能有轻度障碍。

【入院精神检查】意识清,接触合作,对答切题,交谈流畅,思维连贯,有间断性情绪低落体验,哭泣、不自信、自责,内心对母亲充满矛盾感,情绪不稳定,有时易怒、冲动、兴奋、挥霍,既往有过消极自伤行为,入院前有消极言语,情感反应协调,自知力不全。

【诊断】患者,年轻女性,因"情绪不稳加重1周,病程10年"住院。回顾患者病史,曾表现出情绪不稳、情绪低落、冲动毁物等行为,也曾表现出兴奋、精力旺盛、乱花钱等行为。平时和父母冲突、厌学逃课、饮酒等表现也比较明确。患者曾诊断为双相情感障碍,但药物疗效不佳。本次住院根据其临床表现考虑边缘型人格障碍的诊断。BPD 的特点是患者自我形象、生活目标、内在偏好(包括性偏好)存在紊乱和不确定,这也属核心特征。这例患者不知道怎么做或做不好自己女儿和学生的角色,产生诸多冲突,尤其是在应激情况下冲突更加剧烈,同时伴焦虑、抑郁等情绪紊乱和躯体不适表现。再加上 BPD 患者本身的生活目标也较消极,人际关系高度不稳定,在情绪的干扰下他们更难做出与身份相适应、符合家庭和社会普遍认同的表现,同时又竭力避免遭人嫌弃或疏远,进而容易彻底放弃,仅在异常情绪、冲动(暴力或威胁自伤、自杀)、物质依赖或乱性等出格行为中寻求精神慰藉,陷入可怕的恶性循环。长此以往,也逐渐学会只寻求解决表浅或外在的问题,比如要求治疗所谓的抑郁,把问题归结于他人和外在环境,谁还会用心挖掘潜在的人格问题呢。BPD 属持续性病程,遇应激时症状表现可更为激烈,BPD 常会有较复杂的家庭问题,童年时多有创伤经历。

入院后给予丙戊酸镁缓释片 0.25 g bid、鲁拉西酮 40 mg bid 口服,入院后患者情绪较快恢复平稳,称:"看着周围的人,自己要好好珍惜现在的生活。"

【鉴别诊断】

1. 双相情感障碍

该案例起病于成年前,表现为反复发作的情绪低落、自责、哭泣、兴趣减退、动力下降,甚至有消极自伤等抑郁体验,并有冲动、挥霍、物质使用等草率行为表现,曾被诊断为抑郁发作、双相情感障碍(bipolar disorder, BD)。虽然经过多种抗抑郁药、情绪稳定剂、非典型抗精神病药物治疗,但难以完全缓解,社会功能也明显受损。患者对药物的应答较差,这给我们一个提示,需要重新思考该案例的诊断,当时诊断是否更多关注情绪问题,却忽视了情绪问题背后的人格特征、环境冲突和社会支持因素。当然如果采用多轴诊断体系,是否应考虑共病双相障碍可进一步讨论。

2. 边缘型人格障碍与双相障碍的鉴别要点

在 DSM-5、ICD-11 诊断体系中两者分属于不同诊断单元。它们的症状常有重叠,如均有情绪不稳、易激惹、冲动、挥霍等表现,鉴别诊断有一定难度。典型的躁狂发作及伴有精神病性症状的躁狂发作,通常比较容易与 BPD 鉴别。而轻躁狂的表现因严重程度相对较轻,且无精神病性症状出现,易与 BPD 混淆。

先抛开患者所处的环境,BPD 的核心特征是患者的自我形象、生活目标、内在偏好(包括性偏好)存在紊乱和不确定,产生诸多冲突,再加上BPD患者本身人际关系高度不稳定,在情绪的干扰下他们更难适应家庭和社会环境。冲突下易情绪问题也更严重,BPD属持续性病程,遇应激时症状表现可更为激烈,BPD常会有较复杂的社会心理问题,治疗较困难。

BD病程为发作性,中间可有完全的缓解期。BD患者在心境稳定时,其自我形象、生活目标和内在偏好是相对稳定的。BPD与BD两者诊断单元不同,临床表现也有很大差异,因此治疗以及预后也完全不同。心理治疗是BPD的主要治疗方法,药物可适用于一些伴随的情绪症状的治疗。因此,对BPD的早期识别与干预非常关键。

点评

　　类似案例并不少见,初期门诊更多关注其情绪问题,反复调整用药均无明显改善。有报道BPD与BD共病较多,但这属于生物学或其他层面的易共患性,还是因症状重叠一时难以梳理清楚? 注意到这位患者其情绪波动非自发循环往复,多由亲子冲突、感情纠葛或环境改变引起,可见其情绪症状多属一过性,并且多局限在遭遇应激事件阶段,其情感障碍的诊断目前存疑,只是她有明确的遗传史,还需随访。

(刘彩萍,李冠军)

中医郁证及针罐结合治疗

【题记】近年来抑郁症患者的就医情况已日渐改善,但仍有许多潜在的抑郁症患者,并没有得到及时适当的诊断和治疗。首先,有许多患者并不知道自己患有抑郁症,因身体不舒服的症状,不断在医院的各科之间来回求诊,却不知真正的根源是抑郁症。其次,在诊断出抑郁症后,也无法保证接受完整的疗程。有相当比例的抑郁症患者会拒绝用药或自行中断治疗,原因可能包括觉得吃了药也没有用、担心药物的不良反应、不愿意让人知道自己到精神科求诊等。这时候中医治疗往往可以打破传统模式,通过中药、针刺、艾灸、拔罐等各类疗法为患者排忧解难。

【病史摘要】患者,女,40 岁,职员。因"情绪低落,失眠 1 年,加重 1 个月"至曙光医院针灸科门诊就诊。患者 1 年前无明显诱因下出现情绪低落,乏力,记忆力下降,不喜外出活动社交,食欲减退,体重减轻,思虑繁多,入睡困难,需 2～3 小时,多梦,眠浅。遂至当地某精神卫生中心就诊,考虑为"抑郁症"。予舍曲林、右佐匹克隆等治疗,患者因担心药物不良反应,担心药物依赖,拒绝服用治疗。近 1 个月,患者因工作变动情绪低落较前加重,神疲乏力,纳差,入睡困难,眠浅梦多,小便可,大便干,面色少华,舌暗淡、苔薄白,舌体颤动,有点刺,脉细弱。

【既往史】子宫肌瘤切除术后 5 年。

【个人史】性格内向,少言。家庭关系一般,父母健在,丈夫工作稳定,子女学习尚可。

【家族史】阴性。

【体格检查】生命体征平稳,无阳性体征发现。

【辅助检查】近期血常规、生化常规、甲状腺功能、性激素均无异常。

【诊疗经过】西医诊断:抑郁状态。中医诊断:郁证,心脾两虚证。

治疗原则:安神养心,益气健脾。予针刺治疗。处方:取穴:百会、神庭、印堂、率谷、太冲、合谷、内关、太溪、足三里。操作:患者仰卧位,局部常规消毒,选用 0.25 mm×40 mm 毫针,百会、神庭向后平刺,印堂向头顶部平刺,率谷穴向耳尖方向平刺;其他穴位常规进针平补平泻,留针 30 min,每周 3 次。

1 周后,患者自诉入睡好转,1 小时内可以入眠,眠浅,易惊醒,乏力仍有。处方:取穴,在上方基础上加申脉、照海;操作:浅刺,留针 30 min。

3 周后,患者诉半小时内可以入睡,夜间惊醒后难以入眠。针刺处方同前,辅以絮刺火罐治疗:患者取俯卧位,双侧心俞、脾俞常规消毒,用七星针叩打腧穴部位 60～80 次呈微微出血状,拔上火罐 5 分钟左右,见出少量出液后去除罐。每周针刺治疗 3 次,絮刺火罐治疗每周 1 次。经 6 周治疗后,患者情绪低落好转,入睡尚可,思虑繁多减少,夜间偶有惊醒后可快速入睡,纳可。

【讨论】中医理论中将抑郁症归为郁证,原因不一,有属心、属肝、属肾、属脾。其病必属久延,治疗当需先辨证。杨氏针灸创始人杨永璇老先生认为四诊合参需观察舌苔形态,以辨别脏腑病邪,还要仔细辨别舌体的位置和动作,也可以帮助了解患者的心理和病况。例如吐舌、弄舌为心脾有热;舌见板硬,不论颜色,都是恶候;舌体颤掉不安的,可以从舌质色泽上分为心脾气虚或肝风内动。此患者久郁伤神,思虑过度,血虚不能养心,虽伙食正常,但面色㿠白,情绪低沉而郁郁寡欢,思虑过多而睡眠善寤,脉形濡细无力,其舌端中间有轻微震颤的现象。杨老认为根据舌头颤动程度不同可有三种诊断,一是正常舌苔而尖端出现颤者,可测知该病员胆小如鼠;二是舌苔薄,质淡或绛而胖的舌尖出现震颤者,可以拟诊为心脏病态的现象;三是在薄黄或白苔的舌端中间,出现微颤的,可以肯定是神经衰弱。因此,本病患者虽抗拒用药,仍可使用针刺的方法进行诊疗,但疗程不宜过长,疗法也要多样化,本病辅以絮刺火罐更易于获效。针刺取督脉穴印堂、神庭、百会。督脉是阳脉之海,统领一身之阳,督脉经气运行不畅就会导致言语动作迟缓、睡眠困难等症状。百会在振奋阳气的同时也能醒脑开窍,督脉直接与脑相连,交于脾经、肝经、冲任二脉,督脉和心肾等脏腑有许多联系。针刺此三穴可通调督脉、填精益髓。率谷穴可清利头目、平肝通络。合谷、太冲为其本经原穴,两穴相配称为"四关",一阴一阳,一脏一腑,一气一血,有镇静宁神之功。内关穴属手厥阴心包经,为络穴,八脉交会穴,《甲乙经》言:"心澹澹而善惊恐,心悲,内关主之。"内关可治疗神志疾病,可宽心胸而定志。太溪为肾经之原穴,可同补肾阴、肾阳。足三里为足阳明胃经之合穴,可调和脾胃气血。二诊时患者眠浅,易惊醒。申脉、照海为阴阳跷脉之起点,《灵枢·寒热病》云:"阴跷、阳跷,阴阳相交,阳入阴,阴出阳,交于目锐眦,阳气盛则瞋目,阴气盛则瞑目。""入脑乃别阴跷,阳跷,阴阳相交,阳入阴……阳气盛则瞋目,阴气盛则瞑目。"申脉通达阳气,以升为主;照海顾护阴气,以降为要。二者一脏一腑,一阴一阳,一升一降,一表一里,相须为用,可平秘阴阳,定志宁神。

"久病必郁,郁久必瘀",瘀血不去,新血不生。本病患者久病,心脾两虚,舌暗淡、苔薄白、脉细弱,在初次针刺时对针刺并不敏感。《太素》谓"营气虚则不仁,卫气虚则不用,营卫俱虚则不仁且不用",麻木不仁是卫气虚的体现。我们通常将针刺后针下的感应称为"得气",出现酸、胀、重、麻的感觉均为"得气"的表现,然而根据患者的病情轻重、体质强弱,其针下的感应是不同的。《素问刺要论》曰:"病有浮沉,刺有浅深,各至其理,无过其道。"人体不同部位的气血分布不同,营气和卫气的分布有深有浅,卫气行于脉外,营气行于脉中。因此,同一穴位,不同浅深,其气血的分布亦不相同。郁证的患者难以"得气",需先针刺调其卫气,多次针刺后才有所感觉,此所谓"数刺乃知"。本研究中使用针刺刺激表层肌肉层调其卫气,后配合絮刺火罐调其营气,两者共同调节卫、营之气,达到调气解郁的目的。故三诊时取双侧心俞、脾俞行轻扣拔罐之法,以激发调节脏腑经络功能,神气归藏脏腑,协调阴阳,调和气血。

针刺对抑郁症的治疗比较灵活,采取中医的方法治疗往往可以打破传统模式,整体化辨证,个体化针对性治疗,根据患者病情,选择合适的穴位,并可根据患者病情的变化随时调整,直达病灶,扶正固本,彻底治愈疾病。

点评

中医对抑郁症的治疗标本兼治,以治本为主,从根本上调理脏腑功能,平衡阴阳。同时,其手段是多样化的,可根据患者的需求选择中药、针刺、艾灸、火罐等治疗方法,更易为患者所接受。其不良反应也较小,不会产生依赖性和成瘾性,还能解决患者服用西药时或撤药时产生的不良反应,如口干、目涩、汗出、胃肠道反应等。综上可见,中医治疗抑郁症的有较多的优势,抑郁症患者在进行西医治疗的同时,不妨选择中医的方法加以辅助,相得益彰。

(高垣,沈卫东)

诊断思考 ❓

导读

- 抑郁症:核心特征是显著的情绪低落、兴趣缺乏或愉快感缺失,伴有思维联想、意志行为、躯体等方面的相应表现,也可伴有精神病性症状,严重者会出现消极意念甚至行为,病程至少2周。
- 双相障碍:相较于抑郁症,双相障碍更为复杂,既有抑郁发作,亦有躁狂或轻躁狂发作,或处于混合发作状态,甚至多数时间处于阈下发作。其核心特征是显著而持久的心境振荡(swinging)或不稳定性(unstability)。双相障碍也几乎是所有精神疾病中出现共病问题最多的疾病。

情感性精神障碍(affective disorder),又称心境障碍(mood disorder),是以心境的高涨或低落为主要临床特征的一组精神障碍。通常伴有相应的认知、行为、心理生理学等方面的改变,躯体症状很常见,可以伴有幻觉、妄想等精神病性症状。在临床上主要包括(单相)抑郁症和双相障碍两种疾病,这些患者多数有反复发作倾向，每次发作可部分或完全缓解。在这组疾病中还包括环性心境障碍和恶劣心境两种持续性心境障碍。

抑郁症，又称为重性抑郁症，通常指单相抑郁，患者在病程中仅有抑郁发作一个相位；双相障碍曾被命名为躁狂抑郁性精神病，简称为躁郁症，即存在抑郁发作和躁狂或轻躁狂发作两个相位。在 DSM 诊断分类系统中，双相障碍主要分为双相Ⅰ型和双相Ⅱ型障碍，分别指在抑郁发作的基础上至少有过一次躁狂或轻躁狂发作；单相抑郁则是指病程中有一次或多次的抑郁发作，但从未出现躁狂或轻躁狂发作。这两组疾病因其皆有抑郁发作而难以区分，易被误诊，尤其是双相Ⅱ型障碍常被误诊为抑郁症。

在中国传统中医理论中将抑郁症归为郁证，认为郁证的原因不一，有属心，属肝，属肾，属脾，中医学认为其病必属久延，治疗当需先辨证。抑郁症的中医治疗比较灵活，整体化辨证，个体化针对性治疗，强调标本兼治，往往可以打破传统模式，并可根据患者病情的变化随时调整，直达病灶，扶正固本，彻底治愈疾病。近年，精神科也越发重视中医神志病研究以及中西医结合的治疗。

1. 单双相抑郁的鉴别要点

单双相障碍之间的误诊原因无外乎两个方面：首先，普遍的抑郁症状表现易诊断为抑郁症。研究发现约 2/3 的双相障碍患者以抑郁发作首次起病，其后也以抑郁发作为主要发作类型。Judd LL 等的多项研究显示双相障碍患者表现为抑郁发作的可能性是躁狂或轻躁狂症状的 3 倍，患者可能在治疗多年以后才出现轻躁狂或躁狂发作，因此导致误诊；其次，隐藏的（轻）躁狂症状不易识别，是否存在躁狂特别是轻躁狂发作是鉴别单双相抑郁的核心要点，而轻躁狂状态与正常状态最不易区分，部分患者非常享受轻躁狂状态而不自知，知情人不经仔细观察往往难以察觉，导致患者及家属未能向医生主动陈述，如若医生忽略了对轻躁狂相关症状的询问，则会不可避免地漏诊双相尤其是双相Ⅱ型障碍。另外，诊断标准也会给临床诊断带来一定影响。比如 DSM-Ⅳ 标准设定较为严格，诊断的灵敏度就显得不足。BRIDGE 研究发现约 23.2% 的抑郁发作患者在抗抑郁药治疗后出现情绪易激惹表现，即可能有药源性躁狂，而在 DSM-Ⅳ 中将药源性躁狂排除了，可能导致双相障碍比实际患病率低的情况。

目前虽有一些区别单双相抑郁的生物标志物相关研究，但尚未得到充分验证，短期之内也难以转化应用于临床实践。因此，除了详尽询问病史、仔细精神检查以甄别抑郁发作患者既往是否存在躁狂或轻躁狂发作之外，从抑郁发作的临床特征中寻找双相障碍的蛛丝马迹似乎是唯一可取的方法。在《加拿大心境与焦虑治疗网络(CANMAT)/国际双相障碍学会(ISBD)双相障碍管理指南(2018)》中列出了提示单双相障碍的抑郁特征,包括症状学及精神检查所见、病程、家族史等几个方面,详见表 4-2。需要注意的是,抑郁发作患者具有"双极性"特征时并不代表一定是双相障碍,还需严扣诊断标准作出相应诊断,只是对这类患者需加强随访,一旦出现符合诊断标准的轻躁狂或躁狂发作则需修改诊断。

表 4-2 提示单双相障碍的抑郁特征

特征	提示双相	提示单相
症状特点	嗜睡和(或)日间打盹增多	起始段失眠或睡眠减少
	食欲增加和(或)体重增加	食欲下降和(或)体重减轻
	其他"非典型"抑郁症状,如灌铅样麻痹	活动水平正常或增加
	精神运动性迟滞	躯体主诉
	伴精神病性特征和(或)病理性自罪	
	心境波动,易激惹,精神运动性激越,思维奔逸	
病程	首次抑郁起病年龄早(<25 岁)	首次抑郁起病年龄晚(>25 岁)
	既往多次发作(≥5 次)	目前发作持续时间长(>6 月)
家族史	双相障碍家族史阳性	双相障碍家族史阴性

2. 非典型抑郁

非典型抑郁是一个临床上较少使用的诊断名称,归属于 ICD-10 中"其他抑郁发作(F32.8)"之下,其他抑郁发作是指当总的诊断印象表明发作具有抑郁性质,但并不符合 F32.0~F32.3(即轻度抑郁发作、中度抑郁发作、不伴精神病性症状的重度抑郁发作和伴精神病性症状的重度抑郁发作)中给出的抑郁发作的描述时,便归于本类,而包含在此之下的非典型抑郁在 ICD-10 中并没有具体描述。通常鉴于患者的抑郁症状表现不够"典型",如没有典型抑郁症的入睡困难、食欲下降,可能也没有明显的情绪低落或精力不济等,临床上才会作出非典型抑郁的诊断。

而 DSM-5 标注的 8 个抑郁症临床特征中即包含非典型特征。指在目前或最近的重性抑郁发作或持续性抑郁障碍的多数日子里,如下特征占主导地位时适用此标注,包括显著的心境反应性(如,对实际发生的或潜在发生的积极事件所做出的心境开朗的反应）及有下列 2 项或更多症状：①显著的体重增加或食欲增加；②睡眠增加；③灌铅样麻痹（即上肢或下肢有沉重的、灌铅样的感觉）；④长期存在人际关系的被拒敏感，导致社交或职业功能明显损害。

　　非典型特征是抑郁症最常伴随的临床特征之一，著名的 STAR * D 和 iSPOT - D 研究显示伴非典型特征的抑郁症分别占抑郁症人群的 19%～46%，新近研究显示非典型抑郁在我国抑郁症人群中占 15.3%。非典型抑郁症常起病于 20 岁及更早，具有病程冗长而慢性化、共病其他精神障碍多（包括边缘型、回避型、表演型人格障碍等）、自杀风险高等特点。研究发现非典型抑郁症患者对常规抗抑郁治疗应答较差，预后转归难定。重要的是非典型抑郁症与双相障碍之间可能存在同源的精神病理学，研究发现约 45.4% 的患者在后续随访中转为双相障碍，提示对这种特征的抑郁症尤其需要重点筛查是否出现过轻躁狂发作或躁狂发作，一旦发现有明确的证据应修正诊断为双相障碍。

　　3. 双相障碍的共病问题

　　双相障碍是共病率相当高的疾病，可以与躯体疾病共病，也可以与其他精神障碍共病。在躯体疾病共病方面，甲状腺功能亢进或减退、内分泌与代谢性疾病等都很常见。特别是代谢综合征，近些年正受到广泛关注。研究发现，双相障碍患者代谢综合征的患病率是一般人群的 1.6～2.0 倍，而代谢异常会增加双相障碍的严重程度和自杀风险，导致双相障碍死亡率提高。这两组疾病的共病无论是源于它们有共同的病理生理学机制，还是因患者长期使用抗精神病药物继发，均无疑增加了双相障碍的治疗难度。双相障碍与其他精神障碍的共病更为常见，包括精神活性物质使用障碍、焦虑谱系障碍、人格障碍等。美国共病调查（national comorbidity survey replication, NCS - R）结果显示，双相障碍共病物质使用障碍如酒精、尼古丁、其他精神活性物质等的比例高达 42.3%；74.9% 的双相障碍患者终生共病各种焦虑障碍，最常见的是广泛性焦虑障碍，惊恐发作或障碍、创伤后应激障碍、强迫障碍等也并不鲜见。儿童青少年期的双相障碍患者易共病各种情绪行为问题，如冲动控制障碍、对立违抗障碍等。

　　人格障碍尤其是 B 类人格障碍与双相障碍之间则有着千丝万缕的联系，也是临床诊断与治疗上的难点。边缘型人格障碍（BPD）的核心特征可以概括为三个高度"不稳定"，即情绪高度不稳定、自我形象高度不稳定和人际关系高度不稳定。因此与双相障碍存在症状表现的重叠，极易被混淆，仅通过心境不稳定及冲动表现难以准确鉴别两者，且两者的治疗方式又截然不同，前者以心理治疗如辩证行为疗法（dialectical behavioral therapy, DBT）为主，后者则以药物治疗为主。当然两者共病也相当常见,研究发现约 20％ 的双相障碍患者同时满足边缘型人格障碍的诊断标准,即 BPD 叠加 BD,诊断与治疗则更为困难。

4. 双相障碍的诊断思考

(1) 双相障碍更常见了吗:记得大约是 20 年前,某研究室的一位老师在和美国的医生交流后考我一个问题。她说在美国住院患者中双相的比例约为30％,为何我们医院住院患者中所占比例如此低? 当时虽缺乏准确数据,感觉病房里逾 90％ 的患者是精神分裂症,抑郁症也不多见,鲜见双相障碍患者。考虑到即便有文化和人种差异,也难解释这种双相障碍患病率的差异,是否可能主要源于认识不足,将兴奋、躁动、激惹等表现判断为精神分裂症,双相障碍误诊为单相抑郁。

双相障碍的临床表现更为复杂。如双相抑郁可以在相当长的时间内表现为抑郁症状,甚至反复抑郁发作,如果看不到确切的轻躁狂发作,就诊断为单相抑郁了。因单双相抑郁治疗原则不同,必须提高识别能力尽早确诊。对潜在的双相障碍患者使用抗抑郁药治疗会增加快速循环、混合心境状态及加速转躁的可能性,且有可能增加自杀风险。需关注以下特征:①症状特征,包括睡眠增加、暴食、共病焦虑、精神运动迟滞、发作性心境波动、精神病性症状及自杀意念。②病史特征,具有心境障碍家族史,早年起病频繁发作的抑郁、疾病时间长、症状的急性发作或快速缓解及频繁更换工作、人际关系不稳定等行为症状。③对抗抑郁药的反应:对多种抗抑郁药疗效不佳或起效迅速,与药物激活作用相关的不良反应如失眠、易激惹和焦虑等。

对以抑郁症状起病的患者,尤其是低龄患者要仔细询问有无上述特征,这有助于识别双相障碍。对于情绪不稳定、抑郁体验不深刻、药物迅速起效的患者,应考虑有双相的可能。如果没有肯定的轻躁狂/躁狂发作表现,虽并不能仅依据此诊断,也应提高警惕。

(2) 如何提高双相障碍诊断的准确率:近年来,双相障碍的识别和诊断率有明显提高,更多得益于理念的改变,对疾病深入了解,诊断水平提高。至于双相障碍起病有无年轻化趋势、总体患病率有无升高目前还不确定。那么双相障碍诊断有无"扩大化"呢? 可能有。原因如下:①病史询问和精神检查不到位,未明确患者所表述的愉悦、情绪好具有什么临床意义。是在抑郁后情绪有改善,恢复到正常情绪状态的那种愉悦、轻松,还是明显高于平时情绪状态的那种发作性的亢奋、躁动,医生恐怕不能先入为主。这个判断一方面基于患者的感受,也要向知情者了解情况。②诊断理念超前,流调资料显示青少年等低龄发病的抑郁障碍,多数属双相障碍,所以对这个年龄段的人群,即便观察到抑郁症状也需警惕双相障碍的可能。但仅依据可疑、或先入为主的轻躁狂症状就诊断双相障碍并不妥当。还是应关注青少年患者中常见的各种社会心理因素导致的抑郁症状,这其实和双相障碍的关联较弱。诊断双相障碍不宜过于强调软双相特征、情感高涨气质等概念。③混淆情感高涨气质与轻躁狂发作的特征,前者是指那些具有阳光、外向、乐观和富有成就的个体平时具有的人格特质,后者却具有发作性特点。

(3) 双相障碍的诊断,如何宽严相济:需要有确切的躁狂和轻躁狂发作才能诊断双相障碍。诊断双相Ⅰ型,需要明确的躁狂和抑郁发作表现,分别达到诊断标准;双相Ⅱ型需要有明确的抑郁发作和轻躁狂发作,抑郁发作要明确,这判断不难。有时轻躁狂的认定较为困难,患者在抑郁相时常忽视曾有的情感高涨,或者更喜欢轻躁狂,认为那才是"正常"状态。如何区别轻躁狂气质还是轻躁狂发作,这是核心也是难点。一般认为,要抓住轻躁狂发作性的特征,是一种和平时明显不同的情感高涨体验,而轻躁狂气质显然是一种更持续、稳定的特质。至于软双相特征、情感气质、轻躁狂气质,显然不能等同于诊断双相障碍所需的轻躁狂症状标准,虽有识别作用,不宜刻意夸大其诊断价值。

诊断双相障碍应严格参照诊断标准,也应"疑病从无"。对一些有潜在双相特征又无法确诊者可以先过渡诊断,这种"漏诊"有时实属无奈,等看到肯定的轻躁狂发作,再敲定诊断也是可行的。只是即便"漏诊",可别漏了相应治疗,对具有提示单双相障碍的抑郁特征的患者,尤其是青少年或年轻患者,单用抗抑郁药甚至联用强效抗抑郁药并不妥当。此时,使用转躁风险低的药物或适当联用情绪稳定剂更可取,治疗过程中密切监测患者的情绪变化,特别关注自伤、自杀风险,及时调整用药,必要时住院防范风险,住院观察也有助于明确诊断。只是未诊断双相障碍却用了情绪稳定剂,有时需要向患者解释。

还是那句话:不典型的病例诊断不易,如不能确诊,就多随访,假以时日就能做出更准确的诊断。

(刘晓华　李冠军)

📖 **参考文献**

[1] 陆林.沈渔邨精神病学[M].6 版.北京:人民卫生出版社,2018.

[2] Thapar A, Collishaw S, Pine DS, et al. Depression in adolescence [J]. Lancet, 2012, 379(9820),1056-1067.

[3] Lam RW, McIntosh D, Wang J, et al. Canadian Network for Mood and Anxiety Treatments (CANMAT) 2016 Clinical Guidelines for the Management of Adults with Major Depressive Disorder: Section 1. Disease Burden and Principles of Care [J]. Can J Psychiatry, 2016,61(9),510 - 523.

[4] Bernaras E, Jaureguizar J, Garaigordobil M. Child and adolescent depression: a review of theories, evaluation instruments, prevention programs, and treatments [J]. Front Psychol, 2019,10:543.

[5] Miller IW, Ryan CE, Keitner GI, et al. The mcmaster approach to families: theory, assessment, treatment and research [J]. Journal of Family Therapy, 2000,22(2):22.

[6] 易春丽,钱铭怡,章晓云. Bowen 系统家庭的理论及治疗要点简介[J]. 中国心理卫生杂志,2004,18(1):53 - 55.

[7] Shinnar S, Singer HS. Cobalamin C mutation (methylmalonic aciduria and homocystinuria) in adolescence. A treatable cause of dementia and myelopathy [J]. N Engl J Med, 1984,311: 451 - 454.

[8] Kazimiroff PB, Shaner DM. Methylmalonic acid and homocystinuria (cobalamin C mutant disease) presenting as acute paraparesis in an adolescent [J]. Ann Neurol, 1991,30:468.

[9] Gold R, Bogdahn U, Kappos L, et al. Hereditary defect of cobalamin metabolism (homocystinuria and methylmalonic aciduria) of juvenile onset [J]. J Neurol Neurosurg Psychiatry, 1996,60:107 - 108.

[10] Augoustides-Savvopoulou P, Mylonas I, Sewell AC, et al. Reversible dementia in an adolescent with cblC disease: clinical heterogeneity within the same family [J]. J Inherit Metab Dis, 1999,22:756 - 758.

[11] Powers JM, Rosenblatt DS, Schmidt RE, et al. Neurological and neuropathologic heterogeneity in two brothers with cobalamin C deficiency [J]. Ann Neurol, 2001,49: 396 - 400.

[12] Bodamer OA, Rosenblatt DS, Appel SH, et al. Adult-onset combined methylmalonic aciduria and homocystinuria (cblC) [J]. Neurology, 2001,56:1113.

[13] Roze E, Gervais D, Demeret S, et al. Neuropsychiatric disturbances in presumed late-onset cobalamin C disease [J]. Arch Neurol, 2003,60:1457 - 1462.

[14] Tsai AC, Morel CF, Scharer G, et al. Late-onset combined homocystinuria and methylmalonic aciduria (cblC) and neuropsychiatric disturbance [J]. Am J Med Genet A, 2007,143A:2430 - 2434.

[15] 李荔,刘靖. 甲基丙二酸血(尿)症伴精神障碍 1 例[J]. 中国神经精神疾病杂志,2010, 36:718,722.

[16] 美国精神医学学会. 精神障碍诊断与统计手册(案头参考书)DSM - 5[M]. 5 版. 张道龙,译. 北京:北京大学出版社,2014:270.

[17] Luyten P, Campbell C, Fonagy P. Borderline personality disorder, complex trauma, and problems with self and identity: A socialcommunicative approach [J]. Journal of Personality, 2019,88:88 - 105.

［18］ Semerari A, Carcione A, Dimaggio G, et al. Metarepresentative functions in borderline personality disorder ［J］. Personal Disord, 2005,19(6):690 - 710.

［19］ 杨永璇,杨依方.针灸治验录［M］.上海:上海科学技术出版社,1965:68 - 69.

［20］ 杨依方.杨永璇.中医针灸经验选［M］.上海:上海科学技术出版社,1984:11 - 12.

［21］ 张潮,徐平.李鼎教授论针灸"调气治神"的学术思想［J］.上海中医药大学学报,2015 (5):1 - 5.

［22］ 李恒,李鼎.针方导引两相通——李鼎教授针法调气的临床运用［J］.上海针灸杂志, 2011(9):584 - 585.

［23］ 王文礼,樊文朝,葛林宝,等.杨氏絮刺火罐疗法源流考［J］.中医外治杂志,2021,30(1): 82 - 84.

［24］ Rush AJ, Trivedi MH, Wisniewski SR, et al. Acute and longer-term outcomes in depressed outpatients requiring one or several treatment steps: a STAR * D report ［J］. Am J Psychiatry, 2006,163(11):1905 - 1917.

［25］ Arnow BA, Blasey C, Williams LM, et al. Depression Subtypes in Predicting Antidepressant Response: A Report From the iSPOT-D Trial ［J］. Am J Psychiatry, 2015, 172(8): 743 - 750.

［26］ Yatham LN, Kennedy SH, Parikh SV, et al. Canadian Network for Mood and Anxiety Treatments (CANMAT) and International Society for Bipolar Disorders (ISBD) 2018 guidelines for the management of patients with bipolar disorder ［J］. Bipolar Disord, 2018,20(2):97 - 170.

［27］ Beraldi GH, Almeida KM, Lafer B. Chronic mood instability: Bipolar, borderline, or both ［J］? Bipolar Disord, 2018,20(7):669 - 671.

［28］ Merikangas KR, Akiskal HS, Angst J, et al. Lifetime and 12-month prevalence of bipolar spectrum disorder in the National Comorbidity Survey replication ［J］. Arch Gen Psychiatry, 2007,64(5):543 - 552.

［29］ Garcia-Portilla MP, Saiz PA, Benabarre A, et al. The prevalence of metabolic syndrome in patients with bipolar disorder ［J］. J Affect Disord, 2008,106(1 - 2):197 - 201.

第五章

滥用精神活性物质病例

大剂量吸食"笑气"致神经精神症状

【题记】一氧化二氮(nitrous oxide, N_2O),俗称"笑气",已经成为全球第七大滥用物质。"笑气"有轻微的麻醉作用,吸入以后会产生快感和幻觉。近年来,"笑气"在全国各地的酒吧、KTV等娱乐场所蔓延,并在青少年中流行,严重危害其身心健康。吸食"笑气"后影响维生素 B_{12} 代谢,造成神经损伤,产生神经精神症状。本文报告1例19岁的青年男性,在近半年时间内大量吸食"笑气",出现幻听、被害妄想、关系妄想和情绪不稳。同时存在肢体无力、四肢"手套-袜套"样痛觉过敏等神经症状。予大剂量补充维生素 B_{12} 后,患者神经精神症状改善,但下肢远端肌力未完全恢复。治疗上,应遵循成瘾性疾病综合干预措施,除了及时修复神经损伤外,还应增强患者的治疗动机,加强干预复吸的诱发因素,这对患者长期康复及回归社会非常有益。

【病史摘要】患者19岁,男,大学生,因"近半年吸食笑气后出现幻听、情绪不稳、渐进性肢体无力"于2017年3月31日由轮椅推入病室。患者于2016年10月份,在聚会上首次与朋友一起吸食笑气,吸食48支(8 g/支)后他感到兴奋、愉悦和放松。之后,开始断断续续地吸食。2016年11月开始,每天吸食2~3次,每次吸120~150支。吸食后他感觉到了巨大的快感,同时出现了片段的猜疑和听幻觉,他怀疑家人和朋友对他不好,耳边听到有人议论他的声音。梦魇增多,分不清梦境和现实。近来,患者双脚麻木、疼痛,行走时双下肢乏力,且逐渐加重。后来,患者双手、双上肢也出现了麻木和乏力、行动和书写困难。2017年2月,患者使用笑气的量增加到1000支/天。他从早到晚不停地打笑气,变得淡漠、疏懒,情绪不稳定,而且有勃起功能障碍、尿频、尿急的症状。2017年3月,父母发现患者的异常,将其接回家居住,回家后患者未再使用笑气,但易怒、猜疑、疏懒、肢体乏力的症状仍然存在。2017 年 3 月 28 日,患者在外院行头颅磁共振(MRI)和脑电图(EEG)检查,结果未见异常。家人为进一步诊治,将其送入我院治疗。自发病以来,患者睡眠不规律,食欲正常,近期无其他精神活性物质使用史,数年前曾服用过 2～3 次摇头丸(具体剂量不详),2015 年 7 月前有半年时间曾偶尔吸食大麻。

【既往史】阴性。个人史:无殊。家族史:阴性。

【体格检查】意识清,精神萎靡,生命体征平稳。四肢肌肉萎缩,不能行走,肢体近端和远端肌力分别为 4 级和 3 级,伸肌张力增高,不能完成指鼻试验、快速轮替试验和脚跟-膝-胫试验,四肢手套和袜套样痛觉过敏,T_{12} 平面以下粗糙触感略减退,位置觉和精细触感减退。双侧腱反射和下腹部反射减弱,双侧巴宾斯基征(+)。

【辅助检查】红细胞 4.9×10^{12}/L,血红蛋白 157 g/L,白细胞 10.3×10^9/L,谷丙转氨酶 164 U/L,维生素 B_{12} 602.1 pmol/L。其余血常规、生化、心电图、脑电图未见异常。脊髓 MRI 示颈髓 C2～C6 后段一倒"V"形长 T_2 信号影。

【精神检查】意识清,定向全,接触被动,态度敌对,拒绝住院,对答切题,否认感知觉障碍,存在思维逻辑障碍,可引出关系妄想、被害妄想,情绪不稳定,激惹性增高,偶有消极观念,意志要求减退,自知力部分。

【诊断】经神经科医生会诊,结合病史和体检、辅检,根据 ICD-10 诊断标准,诊断为:精神活性物质(N_2O)依赖综合征;精神活性物质(N_2O)所致的精神病性障碍;脊髓亚急性联合变性。

1. N_2O 及其滥用

"笑气"不在我国麻醉药品或精神药品的管制目录中,只被归为普通的危险化学品进行管理。"笑气"经常被作为麻醉剂、汽车助燃剂、食品添加剂使用。吸食笑气后会产生快感并使人发笑,大量吸食对人体的危害较大,会出现头晕、缺氧、窒息、肢体不受控制等症状,长期吸食后会产生幻觉、言行紊乱、神经损害和身体瘫痪,严重时甚至会危及生命。《2016 年世界毒品报告》显示,N_2O 已成为全球第七大滥用的成瘾物质,而且使用量还在不断增加。我国目前没有对 N_2O 使用情况的流行病学调查,其滥用主要发生在娱乐场所。人们通过把 N_2O 吹进气球来吸入它,这占所有吸入方式的 80.6%。目前,国内外都缺乏有效的管控措施,将 N_2O 在医疗、汽车和工业领域的合理应用与娱乐性吸入分离开来。N_2O 很容易获得,且价格低廉,这可能是 N_2O 流行的重要原因之一。滥

用 N_2O 的人群平均年龄是 24.3 岁。这表明，急需加强对青少年的科普宣传工作。目前，中国药物滥用防治协会正在呼吁有关部门对 N_2O 滥用问题给予更密切的关注。

2. N_2O 滥用症状及相关机制

包括人格改变、情绪障碍（如焦虑、抑郁、狂躁）、冲动和攻击行为、幻觉、妄想和精神病性症状。神经系统症状包括中枢和周围神经损伤症状，主要症状有肌无力、麻木、深感觉障碍、共济失调、视神经损伤、深反射亢进等。而且，有许多因使用面罩或塑料袋封闭吸入方法而死亡的病例。上述症状既可以单独出现，也可以同时出现。N_2O 的致病机理尚不清楚。研究发现，主要与其干扰维生素 B_{12} 代谢有关。正常情况下，体内的维生素 B_{12} 参与了从四氢叶酸甲基转化为四氢叶酸的过程，也是同型半胱氨酸转化为蛋氨酸的重要辅助因子。这两个过程与 DNA 的形成和髓鞘在体内的修复和形成密切相关。N_2O 不可逆地氧化和失活维生素 B_{12}，这反过来导致脱髓鞘、巨幼细胞贫血等。此外，同型半胱氨酸的堆积与血管内皮损伤和血栓形成密切相关。研究还表明，精神症状的产生可能与 N_2O 对 N-甲基-D-天冬氨酸（NMDA）受体的非竞争性拮抗有关。N_2O 还能激活突触前膜的 N_2O 合酶（NOS_1），然后增加的 N_2O 与氧自由基反应产生神经毒性物质过氧亚硝酸盐。

【鉴别诊断】脊髓病变。患者存在脊髓变性和物质依赖的问题，脊髓变性主要是滥用 N_2O 引起的维生素 B_{12} 代谢紊乱所致。此患者有明显的神经损害症状，同时有精神症状。他的精神症状表现为偏执妄想、幻觉和情绪不稳。神经系统症状表现为肌力减退，四肢麻木，手套-袜套样的疼痛过敏。体格检查发现深感觉障碍（如位置觉和振动觉）和病理征阳性。脊髓 MRI 显示典型的倒"V"形 T_2 长信号影。这些符合维生素 B_{12} 缺乏导致的脊髓亚急性联合变性的诊断。血清维生素 B_{12} 水平降低也是重要的诊断依据。然而，该患者在入院前自行服用少量维生素 B_{12} 补充剂，这可能影响了诊断。Garakani 等人的一篇文献综述显示，即使没有补充维生素 B_{12} 的患者，维生素 B_{12} 水平也可能在正常范围内，这类患者的症状可能与维生素 B_{12} 功能障碍有关。可以进一步检测更敏感的指标，如同型半胱氨酸和甲基丙二酸。

【治疗策略】我们采用了以下治疗策略。大剂量维生素肌内注射，营养神经治疗，结合运动训练；小剂量抗精神病药控制精神病性症状；认知行为治疗和家庭治疗增强患者治疗动机和维持长期的康复治疗。开始每日维生素 B_{12} 1000 mg 肌内注射，维生素 B_1 100 mg 肌内注射，叶酸 15 mg 口服，奥氮平 5 mg

口服,结合保肝、助眠等对症治疗 14 天。每周进行 3 次运动训练,指导肌肉训练和精细运动。采用认知行为疗法,每周 2 次,识别高危情境,训练拒绝使用物质的技能,增强动机。患者来自一个功能良好的家庭,但在物质滥用问题上没有得到多少支持,家庭治疗改善了这种情况。经过 5 天的治疗,患者精神病性症状改善,情绪逐渐稳定,昼夜节律恢复正常,近端肢体的肌力部分恢复,但仍然不能独立地坐起。经过 14 天的治疗,患者的精神病性症状完全消失,情绪稳定,愿意配合治疗。远端肌肉的力量也显著改善,可以在搀扶下站立和行走一小段距离。他的手指灵活性提高了,能够执行简单而精细的动作。远端肢体痛觉过敏的症状消失。治疗 2 个月后,患者精神状态良好,能够独立行走一段距离。

在这个病例中,最迫切要解决的问题是患者的精神症状和躯体症状。我们采用高剂量维生素 B_{12}(1000 mg/d)和小剂量奥氮平(5 mg qd)治疗。维生素 B_{12} 最初是肌内注射,后来改为口服。患者还接受了包括叶酸和甲硫氨酸在内的其他药物治疗。同时,患者每周进行 3 次运动康复训练,帮助患者恢复运动功能,降低因长时间卧床导致肌肉萎缩的风险。治疗 2 个月后,患者精神状态良好,能够独立短距离行走。

需要注意的是,针对不同的患者,个体化治疗策略尤为重要。大多数病例报告,包括这个病例,支持大剂量维生素 B_{12} 补充的有效性,但一些报告认为单靠维生素 B_{12} 不能改善甚至可能加重疾病。Morris 等报道了一例纠正维生素 B_{12} 水平后出现低位运动神经元损伤的病例,提示不应忽视 N_2O 的其他致病机制。除了精神症状和神经症状的短期康复外,成瘾的治疗还应从生理、社会和行为等方面进行综合干预。本案例中,患者服用成瘾物质,有较强的心理依赖,缺乏治疗动机,家庭冲突明显,缺乏家庭支持。这些都是出院后复发的危险因素。因此,应给予相应的动机强化治疗和家庭治疗,加强戒断的动机,修复家庭关系,从而降低复发的风险。

点评

这个患者吸食笑气的量特别大,达到了 1000 支/天(8g/支),之前的文献中鲜有报道。通过这个病例,使我们更了解这类患者,采取适当的治疗措施。该病例提示我们:①在有精神症状和明显神经系统症状和体征的患者中,应考虑到接触成瘾物质如 N_2O 的可能。②N_2O 主要影响维生素 B_{12} 在体内的代谢,所以应给予充足的维生素 B_{12},并实施个体化治疗。③除

了关注短期神经、精神症状的改善外，还应考虑成瘾的综合治疗策略，以
优化长期的治疗效果。

（王海红，江海峰）

大剂量服用唑吡坦

【题记】唑吡坦作为新型非苯二氮䓬类催眠药的代表，被很多指南推荐作为
失眠的一线治疗。与传统的苯二氮䓬类药物相比，唑吡坦是 GABAA 受体复合
物 ω-1 受体亚型的一种选择性激动剂。它有很强的镇静作用，轻微的抗焦虑、
肌松和抗惊厥作用，诱导和维持成人睡眠有效。因此，唑吡坦比苯二氮䓬类药物
的不良反应少。然而，唑吡坦滥用或依赖的案例报告越来越多。据查阅文献，唑吡
坦依赖病例有 80 余例，剂量为每日 10～2 000 mg。我们报道的这例患者唑吡
坦用量大，最大超出常规用量的 140 倍，滥用过程中出现明显的躁狂样症状和抑
郁症状。脑磁图(MEG)通过记录头部表面与激活神经元中电流相关的磁通量
来进行无创功能成像，有助于探讨大剂量唑吡坦引起躁狂样症状的神经机制。

【病史摘要】患者，23 岁，汉族，女性，刚毕业于法学专业本科，打算出国深
造。患者两次住院治疗以戒除唑吡坦。最初患者因考试压力失眠，2014 年医生
开具 5 mg/d 的唑吡坦治疗。病人偶然发现大剂量唑吡坦可以引起欣快，为了逃
避生活中的痛苦，患者每天服用药物，并不断增加剂量。服用 30～40 mg 唑吡坦
会让患者产生愉悦感，再加大剂量或空腹服药会让患者产生欣快、躁狂样的症
状。这种表现在服用后 20 分钟左右出现，患者表现亢奋、活动增加、说话增多、
行为鲁莽、言语夸大，持续最长 10 个小时。患者也尝试过其他安眠药，只有右佐
匹克隆略有类似感觉，但均无法产生躁狂样的亢奋感。2019 年初，患者服用约
400 mg/d(40 片)，停药出现戒断症状，出汗、心悸、恶心、激惹性增高。由于无法
从医院获得足够的药物，患者在网上高价购买，为此经常向朋友借钱，并偷刷父
母的信用卡。2019 年 8 月，患者因记忆受损，想要戒除唑吡坦，首次住院。住院
期间，用地西泮替代治疗，从 30 mg/d 逐渐减少，14 天后停用。患者出院 2 周后
再次服用唑吡坦，并迅速增加至 200 mg/d。2020 年 6 月，患者出现持续的抑郁
情绪，兴趣减退，精力下降，食欲减退，消极意念。患者在门诊接受舍曲林治疗，

不规律服药。她开始吸烟，并迅速增加唑吡坦剂量至 800 mg/d。由于无法得到足够的唑吡坦，患者每周有 3～4 天需要服用地西泮 20 mg/d，但仍有戒断症状。2020 年 11 月，因患者大剂量服药且威胁要自杀，父母预约了住院治疗。住院前 3 天患者将唑吡坦的剂量增加到 1400 mg/d，阿普唑仑 4.8 mg/d。

【既往史】阴性。个人史：家中独女，幼年生长发育正常，父母对其要求严格，与父母关系疏远，学习成绩好，大学本科毕业。有恋爱史，初恋为同性恋，2019 年 8 月首次住院期间分手；目前有一异性男友，与男友没有亲密行为。毕业后未工作。家族史：阴性。

【体格检查】未见明显异常。辅助检查：未见明显异常。

【精神检查】意识清，仪态一般，接触被动、合作可。未引出感知觉障碍。思维连贯，未引出妄想，未引出强迫思维及强制思维。情绪低落，兴趣减退，精力下降，有消极观念，计划跳楼自杀，但未实施，情感反应尚协调。智能好，意志要求减退，自知力部分。

【诊断】结合患者的临床表现、体格检查、辅助检查和精神检查，根据 ICD-10，诊断为唑吡坦依赖综合征、药物滥用所致的抑郁发作。

【鉴别诊断】

1. 滥用唑吡坦临床特征

该患者在滥用唑吡坦 6 年后出现抑郁症状和自杀意念。抑郁发作和唑吡坦的关系是一个值得考虑的问题。美国 FDA 公布的数据显示，包括唑吡坦在内的安眠药与抑郁症发病率增加有关。此外，一些研究表明，在有或没有共患精神疾病的人群中，使用唑吡坦与自杀或自杀未遂之间存在显著关联。抑郁症患者的焦虑和失眠可导致唑吡坦滥用，导致患者自行增加剂量和依赖。慢性失眠症的人容易抑郁，也可能导致自杀的风险增高。

2. 唑吡坦诱发躁狂的机制

我们对唑吡坦的"致躁狂样"效应特别感兴趣。其他苯二氮䓬类药物也有类似报道，发生率在 1% 左右。利用脑磁图可以定位目标脑区。研究表明，在唑吡坦诱导的欣快症状发作后，小脑和左侧颞顶叶电信号激活增加。且随着戒断时间延长至戒断结束，前额叶和顶叶的电信号活动有恢复的趋势。唑吡坦对 $\omega-1$ 型 GABAA 受体有选择性作用。$\omega-1$ 型 GABAA 受体主要分布在小脑、感觉运动皮层、黑质、小脑小叶、嗅球、丘脑腹侧、脑桥和苍白球。这反映了高剂量唑吡坦与小脑异常活动有关，这与之前的药物反应研究结果不同。通过 18-FDG PET 扫描测量，滥用药物如阿片类药物和兴奋剂一般导致大脑代谢的整体降低。既往研究发现在特定脑区产生大脑活动的相对增加，如前扣带、丘脑、杏仁核、基底神经节、眶额皮层、基底前脑、腹侧被盖区（ventral tegmental area, VTA）等。一种可能是，在长时间服用高剂量药物后，病人的神经可塑性会发生变化。然而，这并不能很好解释患者在第一次大剂量服药时出现躁狂症状。另一种可能是患者的 GABA 能神经功能障碍。研究发现，GABAA、α_2、β_1 和 ε 受体在精神分裂症、抑郁症和双相情感障碍患者小脑外侧的表达有明显改变。

3. 药物依赖相关问题

该患者发展为唑吡坦依赖过程中反映出许多问题，包括：在没有医生指导的情况下自我用药；从不同医生、不同渠道获取药物；家庭成员监督不良。以上几点是今后预防唑吡坦或其他药物成瘾的要点。国际麻醉品管制局将唑吡坦和大多数苯二氮䓬类药物列入第 Ⅳ 类。在我国，镇静催眠药属于 Ⅱ 类精神药品，受到严格的管控，要求我们采取更加科学有效的措施来保证其合理使用避免成瘾。

【诊疗经过】患者入病房时距最后一次服药 12 小时，进行初步评估，出现明显的戒断症状，如颤抖、出汗、心悸、恶心、激惹性增高等。立即予地西泮 10 mg 口服缓解症状。服药 1 小时后，予苯二氮䓬类药物临床研究戒断症状评估量表（clinical institute withdrawal sssessment-benzodiazepines, CIWA - B），评分 33 分，为中度戒断症状。患者血常规、肝功能、肾功能、电解质、催乳素、性激素、甲状腺功能及尿常规均正常。体格检查及心电图均正常。但我院无法检测血浆唑吡坦浓度。SDS 65 分、SAS 43 分、简易精神状态检查（MMSE）29 分。在心理访谈中，我们发现患者高智商，但情感隔离，自我要求高，社会化程度低。头颅磁共振成像（MRI）检查未见明显异常。此外，我们使用脑磁图（MEG）来描记患者大脑活动的变化。结果显示，在成瘾期服用高剂量唑吡坦时，小脑电信号激活增加，且随着戒断时间延长至戒断结束，前额叶和顶叶的电信号活动有恢复的趋势。住院期间，地西泮替代治疗从 40 mg/d 逐步减少，17 天后停用。予安非他酮 300 mg/d 和米氮平 30 mg/d 缓解抑郁症状。治疗 5 天后，患者戒断症状消失。住院期间，患者仍表现出明显的抑郁、自杀意念、失眠症状。17 天后患者要求出院，出院后继续服用安非他酮 300 mg/d，米氮平 30 mg/d。为了预防复发，安排了精神科医生、心理治疗师随访。

点评

　　一般认为唑吡坦的不良反应比苯二氮䓬类药物少。然而,自从唑吡坦被批准上市以来,滥用或依赖的病例报告越来越多。本文报告1例女性唑吡坦依赖患者,初期有明显的躁狂样症状,后期又出现抑郁症状和消极意念。首次住院戒治后不久又大剂量使用,再次住院前甚至连续6年每天服用400～1400mg唑吡坦。戒断期间多次MEG为揭示唑吡坦所致情绪症状的机制提供线索。通过本病例及其他相关报道,唑吡坦也可发生严重的依赖和滥用,因此在给慢性失眠患者处方唑吡坦时应慎重。

(王海红,江海峰)

"类烟丝"成瘾障碍患者

【题记】随着经济和技术的迅速发展,借助于网络以及物流技术,新型毒品层出不穷,并在青年人群中快速传播。这些新型毒品被冠以具有吸引力的名称,如"类烟丝""K2""彩虹烟""奶茶""恰特草"等。这些新型毒品具有成分不明、对神经系统损害大、常规毒品检测方法测不出等特点,且对社会的危害不亚于传统毒品。青年(青少年和成年早期)人群,正处于人格发展待成熟的过程中,喜欢尝试新鲜事物、自我控制力较弱,更容易在好奇心的驱动下尝试毒品。此外,负性家庭因素、不良的同伴关系等往往导致青少年滥用成瘾物质。上述新型毒品被不法分子赋予各种伪装,对那些可能想尝试新鲜事物但又害怕法律或社会后果的年轻人来说极具诱惑力。本文通过报告一例青年人使用新型毒品"类烟丝"的病例诊疗过程,探究新型毒品"类烟丝"的可能成分,介绍该例"类烟丝"成瘾患者的戒断症状及临床特点,分析滥用毒品的社会心理因素。

【病史摘要】患者,男,22岁,未婚。因"吸食大麻、'类烟丝'后情绪不稳、冲动加重2年,总病程10年"于2018年首次住我院。患者于2008年(12岁)因好奇开始吸食大麻,起初偶尔吸食,具体量不详。2011—2014年(15～17岁)间几乎每天吸食,量4～5g/d,吸食后觉得放松、有愉快感。其间曾使用过麦角酸二乙胺(lysergic acid diethylamide, LSD)共计7次,使用后视物变形;间断使用麻黄素70余颗,使用后变得敏感多疑,觉得有人针对自己;使用冰毒2次,使用后出现头晕、头皮发麻感。自诉对大麻存在渴求,停用后坐立不安、心慌不适、烦躁,再次吸食后可缓解。2014年因服兵役停用各类毒品,停用期间无躯体不适感。2016年退役后改为吸食"类烟丝",量3～4 g/d,使用后觉得放松、舒适。自诉吸食"类烟丝"后结膜发红,停用后易发脾气、紧张、焦虑、失眠多梦、出冷汗、全身乏力。近2年因吸食"类烟丝"频繁与家人发生争执,无法坚持工作,经常殴打父母,为吸食"类烟丝"经常撒谎借钱,借高利贷及网贷,家属曾多次报警举报患者"吸毒",但因尿检结果均为阴性,未予拘捕。2018年4月家属带其在当地精神卫生中心就诊,诊断"使用多种精神活性物质所致的精神病性障碍",服用喹硫平(200 mg/d)、丙戊酸镁(0.5 g/d)、艾司西酞普兰(剂量不详)等药物治疗,未见明显好转。出院后患者拒绝服药,继续吸食"类烟丝",整日在房间里打游戏,家属劝说则发脾气、情绪冲动,家属为戒毒将患者送入我院。患者末次使用"类烟丝"时间为入院前一天晚上10点,剂量约1.0 g。近期为吸食"类烟丝"多次与家人发生冲突,存在消极言语,无消极行为,胃纳一般,夜眠减少,大小便畅,体重未见明显变化。

【既往史】 无殊。个人史:患者家中独子,自幼内向少语,母孕期无异常,8岁前由爷爷奶奶抚养,爷爷对其溺爱,8岁后由父母抚养,父亲嗜酒,经常殴打患者,母亲胆小怕事。适龄入学,学习成绩一般,在学校经常被同学欺负,甚至被殴打,自诉一直感到孤独,能够倾诉苦闷的对象只有表哥,12岁跟表哥一起吸食大麻,量逐渐增多。中专毕业,曾做过多次销售工作,最长时间不超过3个月。曾有短暂的恋爱史(同性恋),接触过多种精神活性物质(包括大麻、"类烟丝"、冰毒、麻黄碱、LSD等),吸烟10年,20～30支/天,否认酗酒史,否认疫水、疫区接触史。家族史:父亲嗜酒,性格暴躁,未诊治过。

【体格检查】 生命体征平稳,出汗(一),手抖(一),共济失调(一),双侧Babinski征(一)。

【辅助检查】 尿毒品可卡因、摇头丸、冰毒、吗啡、K粉、大麻阴性。电解质、肝肾功能、血常规未见异常,甲状腺功能在正常范围。甲肝、乙肝、丙肝、RPR、HIV(一)。腹部B超未见明显异常。根据家属提供的照片,咨询云南省禁毒局工作人员以及网络进行图片对比,初步确定"类烟丝"的可能成分为合成大麻素(synthetic cannabinoids, SCs)。进一步经毛发成分鉴定,发现其中含有JWH-018[1-pentyl-3(1-naphthoyl)indole,1-戊基-3-(1-萘甲酰基)吲哚]。

【精神检查】 意识清,仪态一般,接触被动,态度敌对,合作差。否认感知觉障碍,思维尚连贯,未引出妄想,未引出强迫思维及强制思维。情绪显焦虑,未见明显低落或高涨,激惹性增高,承认存在烦躁、坐立不安、失眠、梦魇、恶心等戒断症状,承认对"类烟丝"有强烈的渴求感,否认消极观念,情感反应尚协调。智能可,意志要求减退,自知力部分。

【诊断】　根据 ICD-11 诊断标准,该患者符合 SCs 依赖综合征的诊断。依据:过去 2 年失控性使用 SCs(类烟丝),对 SCs 有心理渴求,停用后出现焦虑、烦躁、坐立不安、失眠、梦魇、恶心等戒断症状,由于使用 SCs 减少重要的社交和娱乐活动,不能履行工作和家庭中的主要角色义务,引起持久的社会和人际交往问题,明知存在这些危害仍继续使用。

【鉴别诊断】

1."类烟丝"使用史与诊断

该病例存在明确的"类烟丝"使用史,使用时间长达 2 年,几乎每天吸食,量 3～4 g,通过毛发检测确认"类烟丝"的成分为 SCs。目前全球共发现 SCs 297 种,其中我国共发现 103 种,称为"类烟丝""小树枝""电子烟油""娜塔莎"等。长期使用 SCs 的患者,停止使用后表现为入睡困难、梦魇、发脾气、激越,这些症状与既往有关 SCs 戒断症状的文献报道一致。研究发现 SCs 的戒断症状包括激越、易激惹、焦虑和情绪不稳定,也有研究发现 SCs 的戒断症状与大麻的戒断症状相似,但其严重度明显高于大麻。SCs 是指由实验室人工合成的大麻素类,目前根据其化学结构可以分为七组,如萘甲酰吲哚、萘甲基吲哚、萘甲酰基吡咯、萘基甲基茚、苯乙酰基吲哚、环己基酚和二苯并吡喃或经典大麻素。SCs 又被称作合成大麻素受体激动剂(synthetic cannabinoid receptor agonists, SCRA),可以作为大麻素受体的激动剂或部分激动剂,最常见的形式为 JHW-018。①目前分类和监管情况:根据联合国毒品与犯罪问题办公室 2017 年对毒品的分类,SCs 属于新型精神活性物质,也是我们常说的第三代毒品。我国是全球首个对 SCs 类物质实行整类列管的国家。②目前有关 SCs 药理学研究的信息不多,有数据表明他们可以作为潜在药物进行研究。第一代 SCs 中,如 JWH-018,是具有比四氢大麻酚 (tetrahydrocannabinol, THC) 更高亲和力的大麻素受体 1 (cannabinoid receptor 1, CB1)和大麻素受体 2(cannabinoid receptor 1, CB2)激动剂,并显示出 CB1 依赖性增强特性和多巴胺兴奋剂作用。SCs 与大麻素受体 CB1 以及大麻素受体 CB2 相结合,通过对 CB1 受体的激活起作用。随着诊断体系的不断更新,目前有关大麻以及 SCs 使用障碍诊断部分也进行了新的修订,ICD-10 中成瘾物质的种类中包含"大麻类物质",而在 ICD-11 中将其更改为"合成大麻素类物质。"根据 ICD-11 诊断标准,目前该患者首先考虑诊断为合成大麻素依赖综合征。

2. 社会心理因素探讨

该患者吸食毒品受多方面社会心理因素的影响。首先,该患者在成长过程中存在性别认同障碍,由此引起强烈的痛苦感,吸食毒品可以让内心的痛苦暂时得到缓解。研究发现,性别认同问题是多种毒品依赖的危险因素。其次,儿童期的成长主要与家庭环境相关,父母言行对孩子心身健康发展起着重要作用。该患者幼年时期父亲酗酒,对患者的教养方式以打骂为主,母亲则对其溺爱,且夫妻冲突不断。不良的家庭环境不仅是毒品首次使用的危险因素,对毒品的复吸和维持也起着重要作用。随着年龄增长,同伴关系成为人际关系中重要的组成部分。该患者在成长过程中存在明显人际退缩以及社交技能缺陷,但吸食毒品的行为被同伴认为很"酷",他通过吸食毒品短暂地结交一些伙伴。最后,毒品的可获得性也是物质成瘾的重要因素,患者生活环境易获得毒品,这也是毒品长期依赖的重要因素之一。不良的社会心理因素是吸毒的危险因素,但吸毒行为反过来也可以加剧不良的行为模式。因患者的吸毒行为,在家庭中亲子间的矛盾和争执日益增多,争执和不满成为家庭生活的主旋律。该患者存在对自我性别的不确定性,成长过程中不能被理解,而唯一能够理解自己的表哥则给自己提供了吸食大麻的机会,吸食大麻和 SCs 可以短时间内忘却痛苦,但这种回避的行为模式也使得患者丧失了在现实中检验不良认知模式的机会。该患者的物质成瘾与回避行为模式可以用成瘾新模型,即自我为核心的体验回避模型解释。

【治疗策略】新型毒品的治疗不仅仅需要重视脱毒治疗过程中出现的戒断症状,更重要的是"从脱毒瘾向康复、预防复吸,最终到重建健康生活方式"的综合干预过程。我们将从 SCs 急性期的脱毒治疗开始,结合该患者的干预模式,探索符合青年人长期的社会心理康复综合治疗模式。

1. 急性期脱毒治疗

该患者在脱毒治疗过程中存在明显的激越行为,我们在该患者的干预过程中进行了全面评估和干预,治疗上结合了非药物干预和药物干预的方法。经过积极治疗,患者的激越症状得到有效控制。SCs 的戒断症状中,最常见的为激越,在药物治疗方面,喹硫平的效果优于地西泮。此外,该患者在治疗过程中存在严重的睡眠问题,包括入睡困难、梦魇、早醒。睡眠问题可能会在戒断早期出现,持续 2~3 周,有的患者甚至持续数月。睡眠问题的持续存在,是大麻以及 SCs 复吸的重要因素之一。Zhand 和 Milin 等人对既往文献进行综述,发现多种药物对治疗与大麻有关的睡眠问题有益处,包括加巴喷丁、洛非西定、米氮平、喹硫平和唑吡坦,但因样本量较少和多种混杂因素,目前尚无法做定量分析比较作用强度。目前缺乏 SCs 戒断症状治疗的指南,仅有一些个案报道使用苯二氮䓬类药物可以减轻焦虑症状,喹硫平对 SCs 的戒断症状也有益。也有一些个案报告认为对于 SCs 戒断症状中表现的激越、易激惹以及焦虑症状的治疗,喹硫平的效果优于地西泮,但这些仍需要进一步的研究。

2. 重视心理干预

(1) 动机强化治疗:针对青少年物质使用者的动机干预已在临床试验中证明有效。动机强化治疗的 Meta 分析也进一步证明了物质使用障碍患者临床上存在显著效应。该患者尽管存在一定的治疗动机,但在治疗过程中遇到困难,容易动摇,需要及时发现,增强治疗动机。

(2) 认知行为治疗(cognitive behavioral therapy, CBT):认知行为治疗的核心是识别和重建错误的认知对行为和情绪的影响,对于大麻或者 SCs 使用障碍方面,主要强调学习应对方法,问题解决能力,通过建立更好的适应性行为方式来替代毒品的使用。研究发现,CBT 治疗可以有效地减少大麻使用障碍患者的使用频率。该患者在成长过程中存在认知偏差、情绪管理问题,以及一系列的行为问题,通过 CBT 可以帮助患者纠正认知偏差,在中长期治疗中进一步巩固。

(3) 多维家庭干预模式(multidimensional family therapy, MDFT)加强家庭社会支持、构建预防复吸环境:MDFT 是一种以家庭为基础,以发展为导向的青少年物质使用障碍和相关问题的治疗方法,针对青少年以及与其父母、其他家庭成员和家庭外影响因素的关系,如学校、工作、吸毒同伴和少年司法制度等,改善家庭环境,寻找更多的支持性资源帮助患者长期康复。此外,患者父亲长期酗酒,父亲的行为模式给患者带来很多负面效应,在患者的长期治疗过程中,父亲戒酒的行为可能起到至关重要作用。有研究发现 MDFT 与 CBT 疗效相当,但亚组分析结果表明,对于问题更严重的青少年大麻使用障碍者 MDFT 疗效优于CBT 疗效。

【诊疗经过】

(1) 药物治疗:患者夜眠差,胃纳差伴恶心,存在心理渴求,予喹硫平片50 mg qn 助眠。患者入院后第 3 天中午出现烦躁、激惹性增高、坐立不安,用头撞墙,将额部撞伤,予劳拉西泮 0.5 mg 口服,半小时后患者坐立不安症状好转。晚上表现冲动,与家人发生冲突,推搡父亲,在病房内大声喊叫。予以解释安抚不能缓解,为防意外,予约束保护及齐拉西酮针剂 20 mg 肌内注射减轻兴奋躁动,半小时后激越症状好转。

（2）个体 CBT 治疗：增强治疗动机，发现维持因素。入院第 2 天开始安排个体心理治疗。个体评估中发现患者想戒毒，但害怕困难，承认自己有情绪问题，需要接受心理治疗。认为接触毒品与幼年时父母关系差，父母对自己缺乏管教，父亲经常酗酒、易怒有关。进一步建立关系后，患者自诉从小学一二年级开始感觉自己的性别是女性，渴望自己成为女性，一直喜欢女孩子的用品和玩具，为此心中一直很苦闷，无法启齿，无法向他人言表，吸食大麻、"类烟丝"以及玩游戏可以让自己内心得到平静。心理治疗时能够表达这些苦闷，觉得内心痛苦得到了释放。

（3）家庭治疗及亲子冲突印象：家庭访谈中发现，①家庭成员关系差：患者与父母关系疏离，与父亲语言和肢体冲突不断；②患者人际关系差：自幼被同龄人欺负，缺乏与人的连接，缺乏社交技能，社会支持差；③患者对父母的态度：认为与父亲无法沟通，父母不理解自己，不相信自己，父母对自己的抱怨多，对自己想做的事情不给予支持。母亲的唠叨让自己心烦，父亲脾气暴躁、酗酒，酗酒后经常对自己使用暴力；④父母对患者的态度：不理解患者为什么会吸毒，不相信表哥带他吸毒，认为患者经常撒谎，患者因买毒品花费过度，甚至借高利贷、网贷，父母称如果这次不戒毒，将断绝亲子关系。入院第 3 天夜间因患者存在兴奋躁动，予以约束保护。在约束过程中患者存在对抗行为，欲用保护带勒工作人员脖子，母亲冲进病房，态度凶狠，手中拿起筷子，威胁要戳瞎患者的眼睛，被工作人员及时制止，被制止后母亲蹲在病房角落不停哭泣。夜间父亲情绪激动，认为患者无药可救，用水泼向患者头部，被安保人员发现后制止。针对这种不良的家庭成员互动模式，给予患者父母心理教育。

点评

在今后的诊疗过程中，遇到"类烟丝""电子烟油"等物质使用障碍的患者，其成分可能是 SCs。在治疗上不仅需要药物缓解 SCs 引起的戒断和/或中毒症状，同时也需要关注心理社会因素，强化心理治疗的重要性。虽然目前社会对于新型毒品的重视程度逐渐提高，但对于 SCs 的依赖、戒断以及其他不良损害仍缺乏特效药，一旦接触，难以戒除。所以早期预防是关键，尤其是对于青年阶段的人群，应加强宣教，远离成瘾物质。

（王海红，江海峰）

精神活性物质导致人格改变

【题记】 精神活性物质引起精神症状比较复杂,传统的致幻剂和阿片类等导致的精神症状被大家熟知。目前的新型毒品导致急性精神分裂症样症状,长期使用导致认知损害的案例也有报道。而毒品长期使用也会导致明显的人格改变,即便在戒毒后仍长期存在,值得注意。

【病史摘要】 顾某,男,33岁,初中文化,未婚,无业。顾某因故意伤害罪于2014年11月26日被某法院判刑11年,顾某入监后,表现异常。该监狱曾于2016年9月7日、2017年6月15日两次委托对其进行司法精神病鉴定,诊断均为未特定的非器质性精神病。2018年5月30日第三次行司法精神病鉴定时诊断顾某患有使用多种药物及其他精神活性物质所致的精神和行为障碍,目前处于部分缓解期。摘录病历:顾某2016年12月21日复诊,接触可,能进行简单交流,未发现幻听,无妄想,无冲动、攻击行为,情绪稳定,自知力部分。诊断:人格障碍,予丙戊酸钠治疗。

2016年9月7日司法鉴精神检查:近半年来存在明显的牵连观念,在此基础上出现情绪不稳、易激惹、冲动、无故打人的情况,未引出幻觉,智能记忆可,自知力不全。诊断:未特定的非器质性精神病,目前处于患病期。

2017年7月10日精神检查:意识清,接触合作,思维连贯,存在一定的牵连观念,在此基础上出现情绪不稳、易激惹的情况,未引出幻觉,智能记忆可,自知力不全。分析认为,其目前的牵连观念、情绪不稳均较前好转,以言语冲突为主。符合未特定的非器质性精神病之诊断,目前处于部分缓解期。

本次精神检查:顾某意识清,仪态整,由民警陪同入室,接触交谈合作,情绪平稳,对答切题。能陈述近期情况,称:"当中犯小错,和别人吵、动手,被严管一个月,我也后悔,要是不打人,就可以减刑了。""四年中去过三次严管,主要是吵架,纠纷。"问他的脾气是不是一直这么冲动,答:"稍许有点,从小就有一点,小时候就有过动手。长大以后,外面乱混,脾气更不好。"问是否和吸毒有关,答:"吸毒的因素蛮大的,吸毒久了,产生疑心病。"追问疑心什么,答:"比如会猜想对方会讲什么,毒品上头了,就觉得其他人看得出的。"问案发经过,答:"当时也是小事情吵起来,脾气控制不住,对女友动手,下手重了。"问在监狱里面也多疑? 答:"偶尔有一点儿。"问疑心什么? 答:"老早觉得别人非议,现在没有。"否认目前有人故意招惹他。目前服药,一天3次,每次1片丙戊酸,再加阿普唑仑。最近睡眠好,脾气压得住。自己的刑期到2025年,这次要减刑了。整个鉴定精神检查中,顾某意识清,接触合作,思维连贯,偶有牵连观念,曾有情绪不稳、易激惹等情况,未引出幻觉、妄想,智能可,自知力不全。

【诊断】 据病史材料,顾某初中文化。因故意伤害罪服刑期间表现为脾气暴躁,行为冲动。2016年9月7日、2017年7月10日行司法精神病鉴定,诊断均为未特定的非器质性精神病,首次鉴定判断处于患病期,第二次鉴定时处于部分缓解期。2018年5月再次鉴定,考虑到顾某自诉2003—2004年开始吸食毒品,曾吸食摇头丸、冰毒、大麻、海洛因等。吸毒后曾有幻觉,猜疑加重,脾气暴躁,易激惹。自诉半年来脾气较前收敛,未再与人打架,智能记忆可,自知力不全。目前存在牵连观念,无幻觉,思维连贯。顾某长期吸毒,且频率高,种类多。长期大量吸食毒品,不仅出现精神病性症状,对其人格、情绪、行为等诸多方面造成显著影响,甚至是不可逆的,即使入狱后已脱毒多年,上述现象仍可持续存在,故将其情绪不稳、激惹和冲动行为判断为人格改变更为合适。

【鉴别诊断】

1. 未特定的非器质性精神病

2016年9月7日、2017年7月10日行司法精神病鉴定,诊断均为未特定的非器质性精神病,首次鉴定判断处于患病期,第二次鉴定时处于部分缓解期。2016年最初鉴定时因顾某存在明显的牵连观念,在此基础上出现情绪不稳、易激惹、冲动、无故打人的情况,未引出幻觉,智能记忆可,自知力不全。考虑未特定的非器质性精神病。后续鉴定发现,本病例顾某仅表现牵连观念,并无其他思维障碍和明显的精神病性症状,而将其情绪不稳、激惹和冲动行为判断为人格改变更为合适。

2. 多种药物及其他精神活性物质所致的精神和行为障碍

考虑到顾某自诉2003—2004年开始吸食毒品,曾吸食摇头丸、冰毒、大麻、海洛因等。吸毒后曾有幻觉,猜疑加重,脾气暴躁,易激惹,存在牵连观念。顾某长期吸毒,且频率高,种类多。长期大量吸食毒品,不仅会出现精神病性症状,还对其人格、情绪、行为等诸多方面造成显著影响,甚至是不可逆的,即使入狱后已脱毒多年,上述现象仍可持续存在,上述诊断并无不可,但不够聚焦。总体而言,顾某人格改变更为突出。

点评

　　精神活性物质所致精神和行为障碍表现较为复杂,依据物质使用阶段不同可表现为急性中毒、依赖综合征和戒断状态等。依据精神行为障碍的表现可分为:新型毒品诱发的幻觉、妄想等精神病性症状群,有时伴发一定程度的意识障碍;也可见精神活性物质使用伴发的情感症状群,如抑郁与躁狂样症状交替,如果物质使用史不明,可能诊断为双相情感障碍;同时,长期的精神活性物质使用也会导致患者出现明显的人格改变以及认知障碍表现。患者一般不会主动提供吸毒史,复杂的临床相给诊断和鉴别诊断带来困扰,需抽丝剥茧找出真相。

（李冠军,杨晓敏）

双相障碍伴急性醉酒

　　【题记】据说美酒陪伴人类千年以上,还有名句曰:"何以解忧,唯有杜康。"现在酒种类繁多,已经成为日常生活必备,逢年过节、亲朋好友相聚、公关接待都少不了它的身影。所谓小酌怡情,可调节气氛,有时几杯下肚,交流会更为融洽。当然,酒后误事闯祸也不少见。有些特殊案例,少量饮酒就出现严重的意识障碍和行为问题。

　　【简要病史】马某,男,32 岁,大专,已婚。2020 年 2 月 26 日晚,马某砸毁上海某酒店客房及走廊内的物品,致使物损约 18 万元。马某称那天他在酒店里喝多了,之后的事情记不清了。事后民警给他看了现场照片,他承认,还记得当晚在酒店走道上也损毁过物品。

　　据酒店客服反映接到客人投诉说隔壁房间像在装修,打电话马某也不回话,就听到全是砸东西的声音,无奈报警。等民警到达后一起上去敲门,看到马某全身赤裸地开门出来,民警叫他也不听,完全沉浸在自己的世界里,感觉精神不是很正常,出来后还把走廊里面的花瓶给砸碎了,很疯狂。

　　民警反映敲门后一男子全身裸体冲出房间,脚上还有血迹,在酒店走廊内裸体奔跑,不听劝阻,不仅将酒店走廊内花瓶砸碎,还用身体猛撞酒店落地窗。出警全程,马某意识不清,不听劝阻,对脚底受伤流血毫无痛感,在派出所中依然情绪亢奋,不断欲挣脱控制。次日马某的意识逐渐清醒,但对其前一天行为已经记不太清楚。毒品尿检报告单显示其吗啡、冰毒、氯胺酮、摇头丸、大麻检测均为阴性(2020 年 2 月 26 日)。

事后。马某因"兴奋、话多、行为增多、易激惹 1 月,加重 7 天,总病程 15 年"于 2020 年 3 月 3 日住院治疗。入院时精神检查:意识清晰,衣着整洁,注意力欠集中,接触主动,思维奔逸,语速快,语量多,有夸大妄想及被害妄想,未引出幻觉,情绪高涨,自夸,易激惹,骂人,意志要求病理性增强,无自知力。右脚跟可见一道 5 cm 横行裂伤,伤口红肿伴皮温升高。诊断"双相情感障碍,目前为伴有精神病性症状的躁狂发作;右脚跟裂伤并感染",予喹硫平、丙戊酸镁缓释片、碳酸锂治疗,2020 年 5 月 8 日出院。

【既往史】 既往体健。个人史:案发前从事运营工作,工作能力强,绩效好,每个月收入在 4 万元左右,无不良嗜好。家族史:阴性。

【精神检查】 意识清,接触合作。马某对答切题,语速正常、清晰,能回答姓名、年龄等基本信息。称那段时间工作压力很大,全年无休,加上睡眠不好,睡得少还很亢奋,1 个月后身体吃不消了,很疲劳,那几天休息,住在酒店里面放松一下,就喝了酒店的半瓶红酒。承认自己醉了砸店,忘了很多细节。就记得前一天在酒店里打游戏,喝酒后的事没穿衣服也不记得;记得脚受伤到医院后不愿住院,被人强制住院。称平时不喝酒,酒量很差,一瓶啤酒就醉,以前从来没有像这样醉过。

自称春节前后,年初四开始工作之后就有些亢奋了。做防疫物资,工作强度很大,工作富有激情且认为工作很有意义,政府和老百姓都很需要。那段时间开始不想睡觉,脾气大,觉得可能和性格有关。做事很投入,工作确实做得比较好,绩效排在前 20%。既往没有看过病。情绪一直挺好的,没有很低落的时候,一周打两次球,平时跑跑步,出汗排毒。

意识清晰,注意力集中,对案发经过仅能部分回忆。未引出幻觉、妄想,思维逻辑清晰。既往无明显情绪低落,目前情绪稳定,意志要求存在,智能可,自知力存在。

【诊断】

1. 双相情感障碍

案发前马某工作忙碌、业绩佳,2020 年春节前后逐渐出现亢奋、自我感觉好、睡眠减少以及发脾气等症状,当时忙于防疫物资的调配工作,未觉异常,未就诊,上述症状持续至 2 月下旬,马某自觉身体疲乏,遂至案发酒店入住。案发后仍存在兴奋、话多、行为增多、易激惹等症状,于 2020 年 3 月住院治疗,入院诊断"双相情感障碍,目前为伴有精神病性症状的躁狂发作"。予药物治疗出院,目前情绪平稳,工作如常。据其躁狂表现及诊治病史,双相障碍的诊断应比较明确。

难点在于当晚打砸行为属于躁狂发作还是另有原因?马某虽有躁狂表现,但案发当晚其行为特征与之前的躁狂表现明显不符,比如之前投入高效工作,协助防疫物资调配也有成就感。当晚却疯狂打砸,赤身裸体,置自身安危不顾。虽有谵妄性躁狂的病例报道,也不能完全排除当晚疲劳状态饮酒导致躁狂病情突然恶化的可能,但这太过戏剧性。

2. 酒精急性中毒,伴有谵妄

马某案发当天饮红酒半瓶(约 350 ml)后出现异常亢奋、行为紊乱、冲动毁物、冲撞落地窗及裸奔等,当时对脚部被割几乎伤至跟腱断裂浑然不觉,当天其毒品尿检阴性。次日逐渐清醒,但对前一晚行为回忆不清。本次精神检查,意识清晰,对案发经过仅能部分回忆。未引出幻觉、妄想及思维障碍。案发当晚其酒后却异常兴奋、紊乱、丝毫不顾风险,事后大部分遗忘,可见当时存在意识障碍,且根据其当天饮酒量,难以用病理性醉酒解释。综上,根据 ICD‑10,案发时符合酒精急性中毒,伴有谵妄之诊断。诊断理由:①符合急性中毒的酒精量,当天饮半瓶红酒,量大且明显大于平时(他平时几乎不喝,最多就一瓶啤酒);②谵妄表现明确,其意识障碍、大部分不能回忆,比一般醉酒明显更严重的意识障碍是诊断和鉴别诊断的核心,可伴错觉、幻觉、精神运动兴奋等异常。

【鉴别诊断】

1. 病理性醉酒

因其"癫狂"的行为考虑存在明显的意识障碍,病理性醉酒的诊断强调明显的意识障碍,并且要求摄入少量的酒精就突然发生侵犯性暴力行为,其反应和行为具有不可预测和不可控的特点。本案例他饮酒量很难符合少量饮酒的要求。依据病史不得不考虑到案发当晚马某饮酒对行为的影响,也需考虑,酒精在其躁狂疾病状态下和过度疲劳时是否更易产生意识障碍,这恐怕是导致案发的主要原因;

2. 普通急性醉酒

依据 ICD‑10 诊断描述,急性酒中毒(急性醉酒、普通醉酒)指饮酒后的短暂状况,导致意识水平、认知、知觉、情感行为或其他心理生理功能紊乱。一般适量的酒精具有明显兴奋作用,随剂量增加可产生激越和侵犯行为,更高的剂量产生明显的镇静和中枢抑制作用。可见,根据上述描述和大部分人饮酒后的体验,急性醉酒本身就可存在意识水平变化,尤其是大量饮酒喝"断片",事后有些细节也会记不得。但对于多数普通醉酒来说,意识障碍不严重。至于在酒精兴奋作用下产生的鲁莽行为,和其酒后的一贯行为类似,并不难预料,本人和熟悉的人也清楚到多大量就可能失控,因此很大程度上普通急性醉酒是可控的。

点评

近年涉酒的鉴定案例较多,其中以急性醉酒最为多见。而本案例如果考虑急性醉酒,案发时其较为严重的意识障碍难以解释。如果考虑病理性醉酒,又不符合饮酒量相当少的这个标准。思量下,诊断酒精急性中毒伴有谵妄较为合适,难点是谵妄的认定。其双相情感的疾病基础、案发前疲劳状态都对案发阶段的冲动行为起到一定推波助澜的作用。

(金金,李冠军)

诊断思考 ❓

导读

- 精神药物成瘾:尽管目前主流的精神药物在合理、规范用药下罕见成瘾案例,但仍不乏潜在案例。他们多数违规或非法获得药物,用量惊人,值得关注。药物的耐受、停药/戒断反应也是常见的现象。
- 精神活性物质诱发精神障碍:精神活性物质使用后出现定向障碍、感知觉、妄想、精神运动性兴奋或抑制及异常情感体验均较多见,而且研究显示精神活性物质诱发的精神障碍在停用后仍有较高的精神病风险。
- 急性酒精中毒:阐述急性醉酒、病理性醉酒以及酒精急性中毒伴有谵妄的临床特点及诊断思考。

人类早就与精神活性物质结下不解之缘。社交性饮酒、喝咖啡和饮茶已经深刻融入平常生活,这些精神活性物质的使用也基本被社会接受。某些精神活性物质也长期用于缓解疼痛和紧张焦虑等医疗性使用,严格管控下也属合法。

但非法精神活性物质(也称毒品)给社会、家庭、个人带来各种问题,吸毒使劳动力丧失、国民素质下降并伴随传染病流行,即便我国对非法的精神活性物质管控极其严格,吸毒仍是社会毒瘤和公害。目前,精神活性物质使用也从常见的阿片类、可卡因、大麻过渡到新型毒品,苯丙胺类、氯胺酮、有机溶剂、笑气等物质使用更为常见。本节病例也主要集中在精神药物滥用和新型毒品使用问题,我们重点讨论精神药物与成瘾与精神障碍的关联。

从公共卫生角度看,由于吸烟、饮酒人数众多,所造成的社会健康影响更不容忽视。吸烟与肺癌、心脑血管疾病高发相关,大量饮酒或酗酒导致危险驾驶、暴力伤害案件频发,也可诱发精神障碍,故应大力提倡戒烟、不过量饮酒等健康生活方式。近年来,非药物成瘾问题,如赌博、手机、游戏成瘾也成为需要高度关注的公共卫生问题。

一、精神药物与成瘾

成瘾(addiction)指个体强烈地或不可自制地反复渴求滥用某种药物或进行某种活动,尽管知道这样做会给自己带来各种不良后果,但仍然无法控制。很早其实接触过使用比较老的镇静催眠药逐渐耐受成瘾的案例。一般认为目前临床常用的如苯二氮䓬类或者"Z"类药物并不容易导致成瘾或依赖,但实际恐怕并非如此。苯二氮䓬类临床常用于焦虑的急性期治疗以及镇静催眠,"Z"类药物用于失眠的治疗,尤其是入睡困难的患者。总体来看如果合理从医疗机构获得这些处方药物,成瘾并不多见,但一旦成瘾危害性不小。药物使用强调规范,注意严格把握药物的适应证、种类、剂量和剂型,注意及时减量至停用。大部分正常就诊的患者配苯二氮䓬类药物,其用量完全可控,谈不上成瘾。

临床上药物耐受需要增加使用剂量,这并非成瘾。比如本来用 1 片药就能睡得很好,经过一段时间后,觉得药效有所下降,如果想达到同样的睡眠效果,可能需要增加剂量,这是药物疗效的耐受。如果配合医生,剂量控制得当,适时更换药物品种,一般也不会成瘾。部分精神药物突然停药会产生明显的停药反应,如情绪不稳、烦躁、失眠和多梦,严重时甚至可能诱发癫痫发作。医生应该关照患者,苯二氮䓬类药物都需要逐渐减量,尤其类似氯硝西泮等强效药物,减药过程要更有耐心,如一时难以停用,可试用其他药物逐渐替代。

曾有人到医院要求配超大剂量的镇静催眠药,要么是"瘾君子"解除他们得不到毒品的苦,据说还有人靠贩卖药物牟利。当然,这都是极端情况。尽管苯二氮䓬类药物成瘾不多见,2020 年美国 FDA 还是要求对这类药物黑框警告

(boxed warning)，并更改其说明书等级范围，包括滥用、误用、成瘾、身体依赖和戒断反应的风险，以助安全用药。同样，国内对这类药物的管控也很严格。通过上述病例的总结和复习，理解临床上看到的药物依赖病例可能属冰山一角，显然他们不大可能通过正常途径获得如此大量的药物，越过医疗监护从其他途径获得药物本身隐含巨大风险。

二、精神活性物质诱发精神障碍的临床特点

ICD-10"使用精神活性物质所致的精神和行为障碍"下的"F1x.5精神病性障碍"，指使用精神活性物质期间或之后立即出现的精神症状，如生动的幻觉（听幻觉，常涉及一个以上的感官），定向障碍、妄想、精神运动性障碍（精神运动性兴奋或抑制）及异常情感（从极度恐惧到销魂状态），一般不存在严重的意识障碍。吸毒时或其后立即（48小时内）出现的精神病性障碍，典型病例常在停用后1个月内至少部分缓解，6个月内痊愈。只要不再使用，精神活性物质所致的精神病性症状多数持续较短。

物质使用和精神障碍有明确的因果关系，物质导致阳性精神病性症状、情感症状和异常行为。诊断难点在确定精神障碍和使用精神活性物质的时程关系，确定目前是否正在使用，应追问病史，了解患者使用物质的种类和量，必要时化验尿液或者头发。因涉嫌违法犯罪，患者常否认物质使用，即便承认，也会尽量报告更低的使用量和时间，这会影响对疾病的判断。患者的性格特征，情绪不稳定，标新立异的衣着打扮，特殊的职业场合提示更易获得精神活性物质，对急性起病以及不典型的精神障碍表现者更需提高警惕。

也需关注到使用精神活性物质诱发出精神病的人群，即便在停止使用后"转化"成精神分裂症的比例为25%。其中大麻有6项研究，34%（95%CI 25%～46%）；致幻剂3项研究，26%（95%CI 14%～43%）；安非他命5项研究，22%（95%CI 14%～34%）。阿片类、酒精和镇静药致精神病作用低，分别仅为12%、10%和9%。同时研究发现，并非因精神活性物质诱发的急性、非典型、非特异的精神病（如急短）转化为精神分裂症的比例为36%。

精神活性物质所致人格改变，长期吸毒，且频率高，种类多，不仅出现精神病性症状，对其人格、情绪、行为等诸多方面造成显著影响，甚至是不可逆的。如上述病例，即使入狱后已脱毒多年，人格改变仍可持续存在，因牵连观念和情绪激惹和其他人频繁发生冲突。也需注意到，吸毒或物质依赖者本身就具有特定的家庭背景或性格/人格特征，如研究提示与个体物质依赖（滥用）行为有明显相关

的家庭因素包括：幼时差的教养行为、低社会经济地位、不良教育环境、"专制式"的家庭氛围以及父母存在物质滥用问题等；或吸毒个体在儿童期具有情绪不稳、高攻击性等边缘型人格障碍以及反社会人格特点等。所以，吸毒个体成年后表现的人格改变多有其基础，解释时也需慎重。

三、急性酒精中毒

1. 普通急性醉酒

依据 ICD - 10 诊断描述，急性酒中毒（急性醉酒、普通醉酒）指饮酒后的短暂状况，导致意识水平、认知、知觉、情感行为或其他心理生理功能紊乱。一般适量的酒精具有明显的兴奋作用，随剂量增加可产生激越和侵犯性，更高的剂量产生明显的镇静和中枢抑制作用。可见，根据诊断描述和大部分人饮酒后的体验，急性醉酒本身就可存在意识水平的变化，尤其是大量饮酒喝"断片"，事后有些细节也会记不得。普通醉酒者其意识障碍不严重。至于在酒精兴奋作用下产生的鲁莽行为，其行为并不难预料，本人和熟悉的人也清楚到多大量就可能失控，普通急性醉酒很大程度上是可控的，所以放任/被动喝更多，酒后行为出格甚至触犯法律于法难容。

2. 病理性醉酒

存在严重的意识障碍是和普通急性醉酒的主要鉴别点。病理性醉酒意识障碍更严重，上述案例，因其"癫狂"的行为我们考虑存在明显的意识障碍，这也在警方的记录中部分得到验证。病理性醉酒的诊断要求摄入少量的酒精就突然发生侵犯性暴力行为，所饮酒量在大多数人不会产生中毒。病理性醉酒反应和行为具有不可预测和不可控的特点，这完全不是患者的典型行为。关于病理性醉酒诊断，可以参考下一个章节"诊断'病理性'不容易"相关内容。

3. 复杂性醉酒

复杂性醉酒或可以理解为是普通醉酒和病理性醉酒之间的状态，特点是意识障碍较严重，通常还出现幻觉、错觉和片段妄想，有较明显的精神运动性兴奋表现，事后遗忘也比较严重。但 ICD - 10 并无此诊断单元，给临床工作带来困扰，但 ICD - 10 也"留下一扇门"，在 F1x.03 编码下的"酒精急性中毒伴有谵妄"单元。主要考虑到患者饮酒量偏大具有谵妄表现，比一般醉酒明显更严重的意识障碍应该诊断和鉴别诊断的核心，可伴错觉、幻觉，精神运动兴奋等异常。

ICD - 11 对酒精过量中毒、酒精戒断和酒精所致谵妄等精神障碍有更详细的描述,对临床诊断判断以及可操作性在今后工作中的需要逐渐适应,特别是涉及司法鉴定诊断案例时比一般临床诊断要求更高,有些细节还需讨论。

(李冠军)

📖 参考文献

［1］ Kaar SJ, Ferris J, Waldron J, et al. Up: The rise of nitrous oxide abuse. An international survey of contemporary nitrous oxide use ［J］. J Psychopharmacol, 2016, 30:395 – 401.

［2］ Cousaert C, Heylens G, Audenaert K. Laughing gas abuse is no joke. An overview of the implications for psychiatric practice ［J］. Clin Neurol Neurosurg, 2013, 115: 859 – 862.

［3］ Garakani A, Jaffe RJ, Savla D, et al. Neurologic, psychiatric, and other medical manifestations of nitrous oxide abuse: A systematic review of the case literature ［J］. Am J Addict, 2016, 25:358 – 369.

［4］ Sateia MJ, Buysse DJ, Krystal AD, et al. Clinical Practice Guideline for the Pharmacologic Treatment of Chronic Insomnia in Adults: An American Academy of Sleep Medicine Clinical Practice Guideline ［J］. J Clin Sleep Med, 2017, 13 (2): 307 – 349.

［5］ Sabe M, Kashef H, Gironi C, et al. Zolpidem stimulant effect: Induced mania case report and systematic review of cases ［J］. Progress in Neuro-psychopharmacology & Biological Psychiatry, 2019, 94:109643.

［6］ Victorri-Vigneau C, Gérardin M, Rousselet M, et al. An update on zolpidem abuse and dependence ［J］. Addict Dis, 2014, 33(1):15 – 23.

［7］ Macfarlane V, Christie G. Synthetic cannabinoid withdrawal: A new demand on detoxification services ［J］. Drug and Alcohol Review, 2015, 34(2), 147 – 153.

［8］ Nacca N, Vatti D, Sullivan R, et al. The synthetic cannabinoid withdrawal syndrome ［J］. J Addict Med, 2013, 7(4), 296 – 298.

［9］ McCabe SE, West BT. The 3-year course of multiple substance use disorders in the united states: A national longitudinal study ［J］. J Clin Psychiatry, 2017, 78 (5): e537 – e544.

［10］ 江开达. 精神病学[M]. 2 版. 北京:人民卫生出版社,2010.

［11］ Murrie B, Lappin J, Large M, et al. Transition of substance-induced, brief, and atypical psychoses to schizophrenia: a systematic review and meta-analysis ［J］. Schizophrenia Bulletin, 2020, 46(3):505 – 516.

［12］ Barral C, Rodríguez-Cintas L, Grau-López L, et al. Substance-induced psychotic symptoms in Borderline Personality Disorder among substance use disorder samples in Spain ［J］. Psychiatry Research, 2018, 260:313 – 317.

第六章

诊断"病理性"不容易

病理性偷窃？

【题记】其实在这么多年的临床工作中,还真没碰到过典型的偷窃癖,或可以称为病理性偷窃的案例。也听说过有某个高校的学生偷了不少衣物,平时也不穿,只是放在寝室,后案发被开除的案例。无从得知细节,听上去有点像病理性偷窃。鉴定中盗窃案很常见,但病理性偷窃却也没碰到过。所以这一节,碰到一个问题。题目用了病理性,但案例恰恰相反,并不符合病理性的特征。先描述这个案例,鉴别诊断部分放在本节诊断思考部分一并呈现。

案例1:据报道,2012年12月曾两次获得奥斯卡奖提名的好莱坞女影星薇诺娜·赖德因犯盗窃罪,被洛杉矶高等法院判处3年缓刑,并强制参加社区义务劳动480个小时。法官表示,之所以作出上述判决,并非想拿赖德作样板,而是她应该为自己的行为负责。事发在2011年12月,赖德在好莱坞一家名为"萨克斯第五街"的高级时装店里购物时,不付钱就试图携带价值5 560美元的商品走出商店,结果被逮捕。此案引起了美国娱乐界和社会的极大关注,该案的审理也多次推迟。在法庭辩论中,赖德的律师称,她并非故意偷窃,像她这么富有的人并不存在盗窃的动机。赖德本人也辩称,自己是根据某位导演的指示,为演好电影里的角色而在"体验生活"。

但检方指出,赖德偷窃是蓄意行为,因为有证据表明她在购物前就做好了准备。她将一把剪刀带进商店,目的是用来剪掉商店衣服上防盗标签。她在进入商店后不久先购买了3 000美元的商品,为后来的偷窃作掩护。洛杉矶高等法院的一个陪审团最终判定她犯有盗窃罪和蓄意破坏罪。

赖德是好莱坞的青春派偶像之一。自1986年以来,她出演了24部电影,其中包括使她获得 1993 年奥斯卡最佳女配角奖提名的《纯真年代》和 1995 年奥斯卡最佳女主角奖提名的《小妇人》。

她到案后却也没自称有"反复的、无法克制的偷窃冲动，并不是为了本人使用或获取钱财。取而代之的是患者将这些物品丢弃、送人或收藏。"按这样说，保不准能和病理性偷窃搭一点边呢，只是法院的判决并未采信辩护意见和她本人的解释。

案例 2：近期做的一个鉴定案例印象比较深。这是一位中年男性，无前科。因经营公司不顺，加之担心房贷，逐渐出现情绪低落，自我评价差，兴趣减退等抑郁症状，也因此就诊医院诊断抑郁发作，建议服药治疗。他惹上麻烦是一桩比较蹊跷的盗窃案。当天这名男子在家无所事事，出门乘公交车来到闹市区，闲逛了一会儿，突然去偷拿一位女士的手机，全然不顾身处闹市，而且案发现场边甚至还停着特警的车辆，不出所料被当场擒获。

鉴定时他低头垂目，语音低微，情绪低落，缺乏愉快感和兴趣，悲观。讲述自己面临的困境：公司经营失败，失去收入来源，觉得自己的生活难以为继，而且在家也难以忍受妻子的絮叨，觉得自己一无是处。谈及案情，称那天本来是想出去散心，到那边后想到偷手机卖钱，还说事先注意到那地方有地铁入口，得手后准备乘地铁到二手市场出售以补贴家用。问他就真没其他出路了，比如找个即便收入不高的工作也不至此，他却只是摇头。他也承认看到旁边停着特警的车辆，至于怎敢如此大胆却语焉不详。

这个案例鉴定时其实非常同情他，也觉得蹊跷，比如为何在光天化日到闹市区行窃，做坏事不该选月高风黑夜或僻静之地吗？其手段也太过拙劣。推测他是否因患抑郁症病情较为严重，借犯案"惩罚"自己。但这种情况并不多见，付出涉嫌刑事案的成本似乎也太高了。而且在鉴定过程中，他始终没有流露出类似想法，出于谨慎原则并不能将偷窃行为和抑郁症轻易联系起来。

案例 3：青年男性，家人反映他自幼智力低下，小学文化，成年后话少，无工作，在家能简单做家务、看看电视。因在棋牌室顺手牵羊拿走他人的钱包，被警方抓获。精神检查时略为紧张，对答简单，承认路过棋牌室拿过人家的钱包，也知道犯错了，说如果知道那附近有探头就不拿了，但细节不愿多说。谈及其一般生活经历，可自己出门、换乘地铁。诊断考虑属于边缘智力，放在未特定的精神发育迟滞单元。

没隔多久，他趁保安不备，疫情期间在小区的快递集中受理点偷窃，盗取数个口罩、防护用品的快递。拿回家后藏在橱柜中，倒也没立即使用。疫情期间实施有选择性盗窃,其目的性如此明确,能避开保安监管,可见和一般的偷窃并无二致。

点评

依据上述实例,因偷窃行为诊断偷窃癖并不容易,考虑病理性的行为要有充分依据,应谨慎。当然诊断标准中"物品并非供个人使用"和是否能负担起物品的价格这些因素也并非绝对。如果偷窃物品后收藏、欣赏,只是为了拥有,其实也可以归结于普通偷窃者的占有心态。

（李冠军,杨晓敏）

病理性赌博?

【题记】最近门诊碰到数位因沉湎赌博,尤其是网络赌球而不能自拔的案例。无一例外,父母或家人面临巨额赌债,甚至卖房。嗜赌行骗者也不少见。往往还债时还信誓旦旦,可不久又沾染赌博。家人可能也实在没有办法,听人说这可能是一种病,到精神科来看。其实绝大多数都难说是病理性赌博,就是赌博恶习。

【病史摘要】姚某为青年男性,大专文化。毕业后多从事自由职业,目前与女友合开网店,负责运营,因涉嫌互联网犯罪被刑拘。他回忆幼时曾因家庭原因出现压抑、哭泣,大学阶段情绪正常。五六年来因受朋友影响、工作压力大等原因,逐渐染上饮酒等不良嗜好,频繁饮酒、量较大,有酒后冲动暴力行为,常醉酒影响工作,并且表现精神状态不佳,情绪差,称曾被诊断为抑郁症。最近1年余姚某沉迷赌博,欠赌债100余万元。因"嗜赌15个月余,兴奋、冲动、自杀行为,加重半月"于2020年6月17日住院治疗。诊断"病理性赌博",予奥氮平、丙戊酸镁缓释片、舍曲林、氯硝西泮等治疗。病史反映姚某曾有一过性幻听。

【精神检查】姚某意识清晰,注意力集中,思维逻辑清晰。既往酒后存在片断性幻觉,目前未引出幻觉和妄想。情绪稍显低落,意志要求存在,智能可,自知力部分。

【诊断】首先,姚某幼时及成年遇家庭问题及工作不顺时表现抑郁情绪,多有现实基础,也未系统治疗,依据目前资料尚不足诊断抑郁症。目前情绪略显低落,与其被羁押的现实处境相关;其次,姚某曾频繁大量饮酒,醉酒后冲动毁物,并表现情绪烦躁,酒后出现一过性幻听。因反复饮酒、醉酒影响其工作,但本次被羁押后并未表现出戒断症状;最后,姚某因图来钱快沉迷于赌博,因此背负巨额赌债,嗜赌被家人阻止后脾气暴躁,行为冲动,其表现也不符合病理性赌博的特征。综上,根据 ICD - 10 姚某符合使用酒精所致的精神和行为障碍的诊断。

点评

　　赌博似乎已经刻在某些人的基因里。赌石、赌球、彩票,甚至有人迷上盲盒,如果失控其实都是赌博。要诊断病理性赌博,还是应慎重。赌博倒可以归为成瘾行为,从这个角度看有些病理的意味,其心理动机、行为特征,尤其是继发的情绪问题也需要心理干预,赌博作为成瘾行为应引起高度关注。

（刘彩萍,李冠军）

露 阴 癖?

【题记】其实露阴这种现象并不少见,他们一般会选择年轻女性,选择避开人群、能快速逃离的场所,也有部分对象不小心失手受到惩处,甚至还有露阴癖的诊断。但细究相应诊断标准,其实比较符合了。

【简要病史】叶某,男,63 岁。因某日 10 时许在轨道交通通道内露阴行为被警方抓获。复习其病史。1997 年 3 月 21 日就诊,主诉:14 年前出现露阴行为,曾经被劳教二年,目前仍有露阴行为。诊断:精神发育迟滞(中度),露阴癖。2019 年 9 月 26 日至 2019 年 12 月 5 日因"自幼愚钝,露阴、偷车加重 1 周,总病程 50 年"住院治疗。给予奥拉西坦改善认知等。出院时精神检查:情感幼稚,情绪较稳定,智能差,计算、记忆、常识、判断、理解力均差,自知力无。出院疗效:好转。出院诊断:精神发育迟滞,需要加以关注或治疗的显著行为缺陷。

叶某于 2019 年 9 月 17 日在上海市精神卫生中心门诊,主诉:自幼发育差,行为异常,总病程 50 年。现病史:自幼学习成绩差,不及格,垫底。上学时被人起绰号。20多年前妻子发现其在外面当众脱裤子,多次工作被解雇,平时吃低保,1996年至某区精神卫生中心就诊,曾司法鉴定,诊断:精神发育迟滞,露阴癖。间断服药治疗,不规律,可以做简单家务,最近2年偷自行车,仍在外频繁脱裤子,多次被警察抓走。有时候有发脾气砸东西。诊断:精神发育迟缓。

【既往史】有高血压病史,服药较稳定。个人史:初中文化,已婚,育有一子,退休。有违法犯罪前科。持智力三级残疾人证。家族史:阴性。

【精神检查】意识清,自行步入检查室,接触欠合作,能理解提问,但常回答"不知道、忘记了"之类或思考良久,言语内容较简单。经询问后称:"上学到初中。1981年地没了才进厂……在材料公司食堂里拣拣菜,不会烧饭,大概做了十多年。1994年因为偷车间里的废铁去卖,卖了四十五块钱。"问怎么被抓到的,称:"保卫科找我,他把我带到废品站,废品站的人说我拿来的。"称上班都是自己骑自行车去。对于儿子的情况不甚了解,知道生肖属鸡。自称平时会在家里打扫卫生,但买菜、取钱都是妻子做。常识方面欠佳,问平时喜欢看什么电视节目,称:"随便看的。"其能认识报纸上的字,会读,但不知团结和创新为何意。平时会使用手机,但不会发信息。问这次警察为什么找他,称:"露阴,在10号线10号地铁口。上午十点钟左右,早上出去溜达溜达,那天热,在外面,去里面凉快凉快。"问附近有没有摄像头,称:"在拍不到的地方。"叶某不愿多谈露阴行为。问这事可以做吗,称:"好像不可以做,犯法的……做的时候不知道犯法。"指出其1983年因此被劳教,问这件事算好事还是坏事?称:"坏事。"问是否有露阴癖,称:"没听说过这个。"问现在怎么办,称:"没怎么办。"问脑子不好和这事情有关系吗,称:"没关系。"问一共被抓住几回,称:"五六次。"鉴定过程中,叶某配合欠佳,未引出幻觉、妄想等精神病性症状,思维内容贫乏,情感反应平淡,情绪平稳,承认作案行为,显得无所谓,抽象思维、理解、判断能力逊于常人,记忆力尚可。

【诊断】叶某,老年男性,已退休,持智力三级残疾人证。其自幼读书至初中,后进厂从事简单劳动,在食堂里捡菜,能自己上下班。成家后能做简单的家务,对复杂的事情难以胜任,对周围环境、家人情况也缺乏应有的了解和关注。叶某有盗窃、频繁在公共场所裸露生殖器的行为,从1997年起于某区精神卫生中心、市精神卫生中心门诊就诊、随访,诊断均为精神发育迟滞,并于2019年9月至12月住院治疗,出院诊断:精神发育迟滞,需要加以关注或治疗的显著行为缺陷。叶某1996年因为盗窃接受司法精神病鉴定,结论为:轻度精神发育迟滞;露阴癖。结合本次精神检查,意识清,接触欠合作,未引出幻觉、妄想等精神病性症状,思维内容贫乏,情感反应平淡,情绪平稳,承认作案行为,显得无所谓,抽象思维、理解、判断能力逊于常人。叶某智能欠佳,在此基础上伴有露阴行为。综上,根据 ICD-10 诊断标准,叶某符合"轻度精神发育迟滞,显著的行为缺陷,需要加以关注或治疗"之诊断。这里,并未认可前期"露阴癖"的诊断。

点评

　　这个案例曾在其他医院诊断过"露阴癖",既往因盗窃接受司法鉴定时也延续了先前"露阴癖"的诊断。如何界定一般的性骚扰行为和露阴癖也并不容易,为慎重起见,本次并未认可他既往的诊断,理由请参见下文诊断思考。

(金金,李冠军)

诊断思考 ❓

导读

- 这是病理性吗? 司法精神鉴定过程中常见偷窃、赌博或露阴行为的案例,他们甚至也曾有医学诊断,但细究却很难符合诊断标准。本节讨论诊断要点。
- 露阴癖的诊断要点:大多数患者发现这一冲动难以控制并且为自我所排斥,诊断有必要强调这一条。案发前那种"内心的纠结",并为自我道德价值观排斥,事后充分悔过,并且有一定的求治要求才能符合病的特征。
- 病理性醉酒的特点:饮用很少的酒就出现肯定、严重的意识障碍,且其酒后行为表现不可控或不可预判,案例并不多见。

　　病理性偷窃、赌博在 ICD-10 系统中被归为"F63 习惯与冲动障碍"。其特征是没有清楚、合理的动机而反复出现的行为,损害自身和他人的利益。病人自称这种行为带有冲动性,无法控制,导致这种状况的原因不清楚。

　　临床上确诊病理性偷窃、赌博并不容易。真够得上偷窃癖、病理性赌博或露阴癖这些行为,肯定可以归为成瘾行为,从这个角度看是有些病理的意味。这些患者的心理动机、行为特征，尤其是继发的情绪问题也需要心理干预，成瘾行为应引起高度关注。我们在本章节的诊断思考中着重分析成瘾之外所谓病理性表现这个角度。

注意到诊断标准中有病理性××的诊断，本来想收集病例写一下，可后来发现这类案例真不好找，只能找到一些曾诊断过、但经过细致的分析又推翻先前诊断的案例。工作中也会有疑问，表面看是病理性的，那么他们真是病了吗？偷窃、赌博、醉酒或者纵火这些行为其实很常见，司法鉴定能经常遇到，门诊也有类似案例，但经过仔细鉴别符合冲动控制障碍诊断标准的却很少，要确诊病理性并不容易。写到这里，还是没征集到很合适的病例，那么先允许我们用前面的病例"蹭个热点"，再仔细探讨病理性偷窃、赌博及露阴癖的诊断要点，想必这对临床诊断也有一些价值。

一、病理性偷窃（偷窃癖）的诊断思考

1. 什么是病理性偷窃（偷窃癖）

按 DSM‑Ⅳ‑TR 的定义，偷窃癖是表现为反复难以自控的偷窃行为的一种冲动控制障碍，即使这些物品并非供个人使用或个人完全能负担其价格（标准A）。个人在盗窃前会感受到强烈的紧张感（标准B），并在盗窃时感到愉悦、满足或解脱（标准C）。偷窃不是为了表达愤怒或报复，不是受妄想或幻觉支配（标准D），也不能用品行障碍、躁狂发作或反社会型人格障碍来解释（标准E）。从国外的资料看，偷窃癖似乎在中上层白人女性中更为多见。当然，标准A假定只有能够负担得起被盗物品价格时才考虑偷窃癖，可能人为地主要研究中上层白人女性，未关注男性、少数族裔或经济地位较低的个体。

根据 ICD‑11 的描述，偷窃狂（kleptomania）表现为反复的、难以控制的、强烈的偷盗冲动。偷盗缺乏可理解的动机（例如，为金钱利益、或为非个人利益而偷盗）。个体在偷盗前有一种逐渐强烈的紧张感或情感唤起。且个体在偷盗期间或偷盗后，有一种愉悦感、兴奋感、放松感或满足感。这种行为不能用智力缺陷、另一种精神行为障碍或物质过量中毒更好地解释。同时也标注：如果偷盗是在品行‑去社会障碍或躁狂发作中出现的，则不应另诊断偷窃狂。偷窃狂包括病理性偷盗（pathological stealing），不包括偷盗行为，怀疑原因是某种精神行为障碍而进行观察，目前已排除。

2. 精神科相关其他偷窃表现

值得注意的和精神科有关的其他偷窃表现，部分案例或许有点病理性的意

味,这个病理性的含义应该主要是当事人有可能罹患其他精神障碍,包括:

(1) 无精神障碍表现的反复在商店偷窃,计划周密,且有明显的个人获利的动机(Z03.2,需观察的可疑精神障碍)。依据定义,这其实可以归结为一般盗窃行为,只是需要观察涉案者有无精神障碍。

(2) 器质性精神障碍(F00~F09)。由于记忆减退和其他认知损害使病人拿物品反复不付款,常因过于明目张胆,容易被发现报警。这种类型其实并不少见,尤其是部分认知障碍患者具有明显的行为脱抑制,顺手牵羊,拿些并不值钱的物品。其行为既无计划,也缺乏相应的技巧,常被当场扭获。这种行为的病理性特征很明显,只是一般就当作痴呆的精神行为症状了,也不符合上述病理性偷窃的定义。

(3) 抑郁性障碍伴有偷窃(F30~F33)。有些抑郁患者偷窃,在抑郁障碍持续期间反复出现这种行为,这是否属于一种情绪宣泄? 上述第二个案例符合抑郁性障碍伴有偷窃,但并不符合偷窃癖的定义。因这个案例,特地注意到有文献提及抑郁性障碍伴有偷窃,这个领域还缺乏准确定义,需进一步探讨,ICD-10却又将抑郁性障碍伴有偷窃放在病理性偷窃这个分类单元,令人疑惑。

3. 病理性偷窃和一般偷窃

司法鉴定工作中也遇到一些盗窃案例,多是曾有精神病史,或盗窃的动机不明。有时即便嫌疑人曾有精神障碍,如边缘智力、轻度精神发育迟滞、抑郁症或其他精神疾病,发生偷窃行为,也很难将偷窃和精神疾病直接联系起来,故也不能诊断病理性偷窃。

二、病理性赌博的诊断思考

依据 ICD-10 研究用标准,有关病理性赌博(F63.0)的诊断要点如下:在 1年内的时间反复出现两次以上赌博行为;赌博并非为图利,带来困扰并明显影响其个人日常生活功能;患者自己描述为一种难以自控要去赌博的强烈意愿,并且他们根本无法停止赌博行为;存在围绕着赌博行为的想法、心理表象和环境的先占观念。至于 ICD-10 精神与行为障碍分类临床描述与诊断要点中,对病理性赌博有这样的描述:"这一障碍的受害者会置工作于不顾,债台高筑,为得到金钱而撒谎、违法或躲债。他们自称对赌博有一种难以控制的强烈渴望,脑子中总不断浮现赌博的想法、赌博的行为以及赌博的场面。在生活处于应激状态时,这种向往和专注往往会加剧。"

ICD-11 定义赌博障碍(gambling disorder)为持续而反复的赌博行为模式,

同时有以下表现:①控制赌博行为的能力受损(例如,对开始赌博、频率、强度、持续时间、结束赌博、赌博行为的背景失去控制);②赌博在生活中的优先程度不断增加,超出其他的兴趣或日常活动;以及③虽然已出现负面后果,但赌博行为仍持续或不断升级。这种行为模式必须足够严重,导致个人、家庭、社交、学业、职业或其他重要领域功能的显著损害。赌博行为模式可以是持续性的、发作性的或反复性的。诊断赌博障碍,要求赌博行为及其他相关特征是通常明显的,并且持续了一段时间(例如至少 12 个月)。如果在满足所有其他诊断需求的基础上症状十分严重,则持续时间的需求可适当放宽。不包括双相障碍Ⅰ型、双相障碍Ⅱ型和有害性赌博或打赌(hazardous gambling or betting)。

到此,怎么看这些都是活生生的赌徒模样,又哪里有病理性的特征呢?其中还特地使用"患者自称难以控制"这样的表述,试问有哪个嗜赌的人不知道赌博的危害?而一旦去赌,肯定是难以自控。如果能自控,就不去赌了,或者适可而止不要玩那么大才对。应该注意到,ICD‐10 标准总算还强调赌博之目的。看到这一点,可以认为绝大多数的赌博行为都不符合病理性赌博,尤其是前面提及赌上身家的那些案例,也许开始是小赌,图的是来钱快,损失后为了翻本却越陷越深。ICD‐11 诊断描述中却连这个目的也不再强调了,但总体描述实际上都无助于诊断。ICD‐10 也提到不赞成使用"强迫性赌博",认为这一术语并不太合适,而将赌博行为归为成瘾行为所致障碍,这点还是很中肯的。至于常见的赌博行为属于"病"还是非病,笔者也难提出有说服力的判断,只是要诊断病理性赌博,它和一般赌博行为的区别又在哪里?

三、病理性醉酒的诊断思考

病理性醉酒诊断不易把握,这与司法鉴定过程中责任能力的判定密切相关,很容易产生争议。尤其注意到诊断标准中要求的意识障碍、饮酒量以及酒后的行为模式,判断难免有主观成分。诊断需要依赖详细的病史调查,如果有前期饮酒情况、行为紊乱时监控记录或详细的知情者描述及酒后的转归均有助于诊断。至于文献中所提及的再次实验性给予酒精摄入很难操作。诊断要点如下。

1. 存在肯定、严重的意识障碍

病理性醉酒意识障碍更严重,这是与普通急性醉酒的主要鉴别点,但对意识障碍严重程度的评判带有主观性,并不好把握。鉴定时要么醉酒者已经清醒,醉酒者闯祸后也常推说自己都忘记了,当时准确的意识状态,是否存在意识障碍把握要非常严格。上述醉酒案例,因其"癫狂"的行为与其平时的行事风格明显不

符,完全不顾自身风险,故考虑存在明显的意识障碍,这也在警方的记录中部分得到印证。

2. 饮酒的量要少

再谈另一个重要的鉴别点,饮酒的量。病理性醉酒的诊断要求摄入少量的酒精就突然发生侵犯性暴力行为,所饮酒量在大多数人不会产生中毒。但大多数人的酒量本来就没统一的标准,这个少量就比较模糊,以个体平时酒量作为参考有时仍不易判断。不是有句话"酒逢知己千杯少"。所以醉与不醉饮酒量并非绝对标准,也和心理状态密切相关。还存在一种情况,也就是饮酒量中等,或许比平时的量稍多,但却很难符合病理性醉酒的那个少量的要求,正如上述案例却也产生了明显的意识障碍。

3. 酒后行为是否可控、可预判

第三个要点就是酒后的行为是否可控和可预测?病理性醉酒有行为不可预测性和不可控的特点,这完全不是患者清醒时的典型行为。其行为在意识障碍基础上,受可能的精神症状驱使,很难自控。当然酒后反应和行为本身就有多方面的影响因素,需要仔细梳理。严格来说,病理性醉酒也可以多次发生,曾发生过以后还尝试饮酒,可能再次产生异常的反应和行为,这也不再是严格意义上的不可预测和不可控了。

实际情况下,也不能完全排除这种可能。如个体既往就是普通醉酒,在特定情况下某次少量饮酒出现明显异常的行为,要判断是酒精所致还是突发的精神疾病也很困难。毕竟有些人不喝酒也会突发精神异常,如急性短暂性精神病性障碍。因此病理性醉酒的判断困难,应谨慎对待。

四、露阴癖的诊断思考

曾鉴定过因露阴行为,怀疑或曾考虑过所谓露阴癖案例,和前文讨论的病理性偷窃、赌博类似,也没找到一个真正符合诊断标准的案例。当然大部分的露阴行为都并未暴露,报案、立案者少。对涉案者仔细梳理,发现更多也是正常人作妖,或许还有主诊医师把握不严的原因。应理解在临床诊断和司法鉴定领域,都不能仅根据表面行为和一面之词来判断,这类精神障碍有严格的诊断标准。

ICD-10要求首先符合性偏好障碍(F65)。ICD-11将其调整归为性心理障碍下暴露障碍(exhibitionistic disorder),是一种持续的、目的明确而强烈的性唤起模式,表现为以下持续存在的、关于性的想法、幻想、冲动或行为:在公共场所,向不知情的他人暴露自己的生殖器。通常患者没有意愿、也不会邀请被害者进行更近的接触。此外,诊断暴露障碍还要求个体必须有基于这种关于性的想法、幻想或冲动的实际行为,或感到明显的痛苦。

ICD-10 诊断和描述中这样表述,大多数患者发现这一冲动难以控制并且为自我所排斥,这或许就是 ICD-11 描述的"感到明显痛苦"。出于严格诊断需要,更有必要强调这一条。如果行为难以控制,那应能讲述案发前那种"内心的纠结"。只有为自我道德价值观排斥、感到痛苦,事后充分悔过,并且有一定的求治要求(考虑到实际情况,是否求治不宜一刀切),才能符合病的特征。有时即便有纠结,鉴定过程中刻意掩饰、回避,当事人也失去描述其心理过程的机会,可谓聪明反被聪明误。其次,也有案例确实智力欠佳,对行为的控制有轻微减弱,可以部分解释当事人为何在露阴行为后不尽快逃跑,如此有恃无恐,曾多次实施这种行为,多少也有点警察拿他没办法的心态在。严格来说,露阴癖、暴露障碍不多见,而大部分此类行为应该另当别论。

(李冠军)

参考文献

［1］郑瞻培.司法精神病学鉴定实践［M］.北京:知识产权出版社,2017.

［2］Durst DR, Katz G, Teitelbaum A, et al. Kleptomania ［J］. Cns Drugs, 2001,15(3): 185-195.

［3］Cupchik W. Kleptomania and shoplifting ［J］. American Journal of Psychiatry, 1992, 149(8):1119-1120.

［4］Grant JE, Odlaug BL, Wozniak JR. Neuropsychological functioning in kleptomania ［J］. Behaviour Research & Therapy, 2007,45(7):1663-1670.

［5］世界卫生组织.ICD-10精神与行为障碍分类临床描述与诊断要点［M］.北京:人民卫生出版社,1993.

第七章

脑变性病与认知障碍病例

额叶变异型阿尔茨海默病

【题记】 非典型额叶变异性阿尔茨海默病（atypical frontal-variant Alzheimer's disease, fvAD），病理学上主要受影响的部位是额叶，与行为变异性额颞叶痴呆（behavioral-variant frontal temporal dementia, bvFTD）在临床表现上更具有相似性。fvAD可表现为脱抑制或人格改变，属于早发性AD中相对少见的类型。

【病史摘要】 患者，女性，52岁，因"进行性记忆力下降、人格改变3年"就诊于我院老年科。患者从49岁时开始出现隐匿发展的记忆障碍，1年后，表现出明显的性格变化，包括易怒、兴趣下降、对家人冷漠，伴随着记忆下降、计算错误和语言障碍。当地医院的磁共振成像显示大脑皮层和双侧海马轻度萎缩，额叶萎缩占优势（图7-1A，50岁）。临床检查未发现明显的神经系统体征，认知评估显示MMSE 22分，MoCA 20分，考虑AD可能，患者开始服用多奈哌齐促智治疗。6个月后，门诊病历显示，患者的异常行为进一步加重，开始变得兴奋话多，烹饪食物时习惯明显改变，如放很多调料。门诊医生予美金刚和多奈哌齐联合治疗。1年后，症状继续加重，包括行动迟缓、言语迟缓、反应迟钝、情绪不稳定，以及怪异的行为，例如随意将内衣藏在袋子和其他地方，此时MMSE 22分，MoCA 18分，第二次的磁共振成像显示，与第一次磁共振成像相比，大脑皮层和双侧海马的萎缩度增加（图7-1B，51岁）。在症状出现后第3年，患者表现出越来越冷漠和奇怪的行为、计算和记忆力差，明显影响日常生活功能，第3次磁共振成像显示大脑皮层中度萎缩，额叶占优势，双侧海马萎缩（图7-1C，52岁）。1个月后，患者来到我科门诊完善诊治。

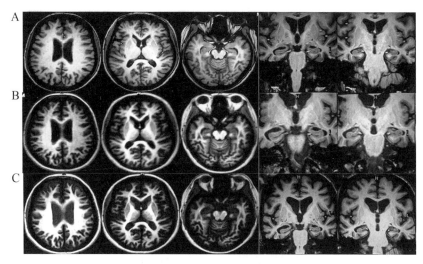

图 7-1　患者 3 年的脑 MRI 图像

A. 患者第一次磁共振成像(50 岁)显示,大脑皮层和双侧海马轻度萎缩,主要分布在双侧
额叶、基底节和脑干;B. 患者第二次磁共振成像(51 岁)显示,大脑皮层和双侧海马萎缩,
程度比第一次明显;C. 患者的第三次磁共振成像(52 岁)显示,大脑皮层中度萎缩,额叶和
双侧海马受累更严重

【既往史】双侧甲状腺肿瘤切除术 1 年;个人史:硕士,工作能力好,已婚,家
庭关系可,病前性格温和;家族史:无殊。

【门诊神经系统检查】颅神经(一),颈软,四肢肌力正常,双侧腱反射对称存
在,未及静止性震颤及其他不自主运动,双侧掌颏试验(一),双侧 Babinski 征
(一),指鼻试验能顺利完成,指鼻准,快复轮替能按要求完成,闭目难立征(一),
双侧深浅感觉未及异常,皮质觉无异常。

【门诊精神检查】觉醒状态,面部表情变化少,显呆板,仪态整,接触被动,反
应迟缓,对答简单,对较难问题不能回答时显得不耐烦。时间、地点定向差,人物
定向可。未引出幻觉及妄想等精神病性症状,思维贫乏,情感淡漠。近事记忆
差,计算能力差,100 连续减 7 不能顺利完成,命名能力差,视空间结构功能差,
抽象能力保留,意志要求减退,日常生活能力下降,自知力无。

【门诊诊断】痴呆。门诊治疗:多奈哌齐 5 mg bid 促智治疗,丙戊酸镁
0.25 g qd 稳定情绪。

【诊疗经过】患者接受常规实验室检查,未发现明显异常。认知评估显示
MMSE 总分为 9 分,在定向(3/10)、注意力和计算(1/5)、回忆(3/6)、语言(2/8)
和视觉结构(0/1)方面表现出严重损伤。MoCA 总分为 8 分,在视空间功能

(1/4)、交替线(0/1)、回忆(0/5)、注意力和计算(2/6)、语言(0/6)、抽象(2/2)和定向(3/6)方面明显下降。我院头颅磁共振成像显示大脑皮质和海马中度萎缩，额叶萎缩占优势。患者的载脂蛋白 E(APOE)基因分型为 ε3/ε4(图 7-2)。此外，因患者 65 岁之前发病，提示了存在基因变异的可能性，我们用直接测序法检测了早发性 AD 的 3 个致病基因，包括淀粉样前体蛋白(APP)、早老素-1(PS1)和早老素-2(PS2)，但未发现致病性突变。

为了进一步确定诊断，患者接受了碳 11-匹兹堡复合物 B 正电子发射断层扫描(11C-PIB PET)以明确诊断，结果显示弥漫性皮质区域的 PIB 复合物增多，尤其在双侧额叶、顶叶、枕叶、颞叶皮质和后扣带回(图 7-2)。

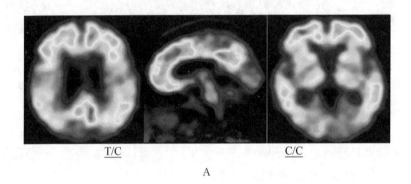

T/C   C/C

A

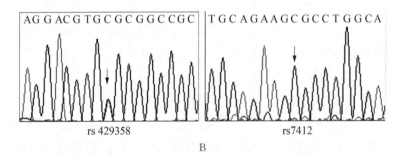

AGGACGTGCGCGGCCGC   TGCAGAAGCGCCTGGCA

rs 429358   rs7412

B

图7-2　A.患者 11C-PIB PET 图像，显示弥漫性皮质区 PIB 摄取增加；B.患者 APOE 基因 rs429358 和 rs7412 位点的 DNA 序列，红色箭头分别表示两个 SNP (rs429358 和 rs7412)为 T/C 杂合子和 C/C 纯合子，基因型为 E3/E4

【诊断】　根据 11C-PIB PET 结果，结合以记忆障碍为首发的临床表现和 MRI 影像，确诊为额叶变异性 AD。

【鉴别诊断】　早发的认知障碍需要与 FTD 相鉴别，FTD 的特点是平均发病年龄比 AD 及其他类型的痴呆症要早，几乎所有 FTD 患者(92.3%)都会出现运动障碍。FTD 是一种影响额叶和(或)颞叶的神经退行性疾病,患病年龄通常为45～65 岁。行为变异性 FTD(bvFTD)是 FTD 中最常见的形式,其特征是人格进行性和显著地退化。辅助检查中,脑脊液生物标志物或示踪剂呈现(如 11C-PIB PET)有助于区分 fvAD 和 bvFTD。在典型 AD 中,胆碱酯酶抑制剂和(或)美金刚对认知、行为和日常功能有益。在 bvFTD 中,文献显示胆碱酯酶抑制剂有一定效果。12%～23% 的 AD 患者在尸检时没有足够的 AD 病理学依据,存在误诊。在临床环境中提高诊断的准确性有助于对患者更好的治疗。

点评

尽管患者早期阶段开始出现轻微的记忆下降,但在随后的 1 年中,患者出现明显的人格改变。患者后期逐渐出现提示额叶病变的症状,包括失语、冷漠、语言流利性受损和执行功能障碍。在临床上通常额叶变异性 AD 与行为变异性 FTD 表现十分相似,难以鉴别,但两者的病理、病程和治疗存在明显差异,故精确诊断十分重要。通过检测 AD 生物标志物可以提供更多依据,本例患者通过 11C-PIB PET 证实了早发性 AD 的诊断。

(孙琳,李霞)

大脑后部皮质萎缩

【题记】后部皮质萎缩(posterior cortical atrophy, PCA)是一种临床综合征,以视觉障碍和顶枕叶皮质萎缩相关的认知功能衰退为核心特征,目前认为多数属于 AD 的变异型,但也有少部分由其他神经系统疾病如路易体痴呆或皮质基底节变性所致。发病高峰年龄为 50～65 岁,影像学主要表现为大脑后部皮质萎缩和代谢降低。PCA 最常见的病理表现为后部皮质的淀粉样斑块沉积和神经原纤维缠结,故认为 PCA 是 AD 的一种非典型形式。但由于 PCA 的临床表现及病理生物机制与 AD 存在较大的异质性,2017 年,国际老年痴呆协会基于前期多学科和多中心的研究经验和结果,就 PCA 的分类及诊断标准提出了最新共识。根据主要临床症状可将 PCA 划分为 3 种不同的亚型:顶叶(背侧)型,表现为视空间障碍、Balint 综合征[①]、Gerstmann 综合征[②]、肢体失用；颞枕叶（腹侧）型，表现为视感知觉障碍、物体失认和面部失认；初级视觉皮质（尾侧）型，表现为初级视觉障碍。同时，目前研究发现 PCA 患者（尤其是早发型）通常与 AD 基因突变无关，所以一般不需要基因学检测。下文将介绍一例顶叶型后部皮质萎缩。

【病史摘要】 患者，男性，66 岁，高中学历。2 年前无明显诱因出现记忆力减退，近半年来加重，以近事记忆减退为主。近半年来，书写能力减退，阅读文字无障碍，自诉过马路时有困难，计算力差。行动较前略迟缓，语速降低。伴易激惹，否认情绪低落。否认头晕、头痛，否认黑矇、视力模糊；病程中无四肢无力，无言语不利，无饮水呛咳。为求进一步治疗，门诊以"阿尔茨海默病"收住入院。病程中患者精神、睡眠可，饮食正常，二便无殊，体重无明显增减。

【既往史】 无殊。个人史：抽烟 30 年，日吸 5 支，已戒烟半年，无酗酒等不良嗜好，无冶游史。已婚已育，育有 1 女，配偶及女儿均体健。家族史：无殊。

神经系统查体：神清语利，精神可，对答切题，查体合作。眉心征（－），双上睑无下垂，眼球各项运动正常，双侧瞳孔等大、等圆，直径 3 mm，对光反射灵敏。双侧额纹对称，鼻唇沟对称，伸舌居中。四肢肌力 V 级，四肢腱反射（＋）。指鼻试验稳准，跟膝胫试验欠准，深浅感觉查体未见异常。双侧病理征（－），后拉试验（－）。

【诊疗经过】 入院后完善相关检查，血常规、肝肾功能、电解质、血糖、凝血、维生素 B_{12}、叶酸未见异常。艾滋病毒抗体、抗梅毒螺旋体抗体、梅毒螺旋体 RPR 均阴性，肿瘤标志物、甲状腺功能未见明显异常。APOE 基因型：$ε3/ε3$。认知评估检测 MMSE 20 分，MOCA 19 分，ACE-R 62/100 分，主要在视空间（5/16）、记忆（16/26）、注意力（计算力）和定向（12/18）、言语流利性（9/14）、语言（20/26）方面明显下降。予完善 PET-MR（18F-AV-45），显示双侧枕叶、后扣带回、顶叶、额叶皮层淀粉样蛋白沉积，双侧颞叶及海马明显萎缩（图 7-3）。PET-MR（F-FDG）显示双侧大脑实质代谢不均匀减低，双侧顶枕叶、双侧颞叶、后扣带回、右侧额叶减低明显。脑电图弥散性慢波活动。住院期间给予美金刚片，多奈哌齐片治疗。

---

① Balint 综合征：同时性失认、眼球运动性失用、视觉性共济失调。
② Gerstmann 综合征：失算、失写、手指失认和左右失认。

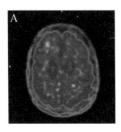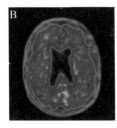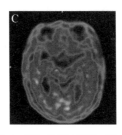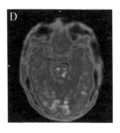

图 7 - 3　PET - MR(18F - AV - 45)显示双侧枕叶、后扣带回、顶叶、额叶皮层淀粉样蛋白沉积

A. 额叶、顶叶、枕叶;B. 额叶、楔叶、后扣带回;C. 颞叶、枕叶;D. 脑桥、枕叶

【诊断】根据 PET - MR(18F - AV - 45)结果及临床表现诊断后部皮质萎缩。

【鉴别诊断】2017 年后部皮质萎缩最新共识将 PCA 诊断分为三个层次,现结合该病例分析如下。

第一层次:①需具备核心的临床特点:隐袭起病、逐渐进展、早期表现为视觉障碍有或无其他后部认知功能损害。②至少具有 3 项认知损害,有或无生活能力受损。这些认知损害包括:空间感知觉损害,同时性失认①,物体感知觉受损,结构性失用,环境失认,眼球运动失用,穿衣失用,视觉性共济失调,失读,左右辨别不能,计算不能,肢体失用,面孔失认,失写,同向性视野缺损,手指失认。③顺行性记忆、语言能力、执行功能、行为及人格相对保留。④影像学检查:后部皮质枕顶叶或者枕颞叶萎缩、代谢减低或灌注减低。⑤排除脑肿瘤或其他占位病变、脑血管病、原发性眼病或其他可引起认知功能损害的疾病。

该患者隐袭起病,缓慢进展,主要表现为视空间障碍、失写、计算不能,记忆、语言能力、执行功能、行为及人格相对保留,影像学存在后部皮质枕顶颞叶萎缩,双侧顶叶、颞叶、后扣带回代谢减低。符合第一层次诊断标准。以视空间运动损伤为主的背侧型主要表现为视空间障碍、失写、综合性失认、视觉性共济失调及眼动障碍等,反映顶枕叶损害。该患者主要表现为视空间障碍和失写,因此进一步分类属于顶叶(背侧)型。

第二层次:根据患者是否具备其他神经变性病的核心临床特点而分为 PCA - pure 或 PCA - plus(如合并路易体痴呆、皮质基底节变性、朊蛋白病等)。该患者属于 PCA - pure。

第三层次:基于病理生理学生物标志物证据确定 PCA 的潜在病因,进而诊

---

① 同时性失认(simultaneous agnosia),视觉失认症的一种。患者可以辨识一幅画面或场景中的个别物体或人物,但却不能正确认识整幅画面或场景。

断为 PCA - AD、PCA - DLB、PCA - CBD 或 PCA - Prion。该患者 PET - MR (18F - AV - 45)显示双侧枕叶、后扣带回、顶叶、额叶皮层淀粉样蛋白沉积,因此最终诊断为 PCA - AD。

点评

作为 AD 的一种非典型形式,近年来 PCA 的诊断和鉴别诊断受到重视。本案例从患者的临床症状入手,也得益于生物标志物的进展,结合最新的共识,清晰展现后部皮质萎缩诊断的三个层次,有较高的参考价值。

（高超，王刚）

路 易 体 痴 呆

【题记】路易体痴呆(dementia with Lewy body, DLB)是常见的神经系统变性疾病,是仅次于阿尔茨海默病的导致老年期痴呆的主要原因。临床主要表现为波动性认知障碍、帕金森综合征和视幻觉。

【病史摘要】患者,男性,63 岁,初中学历。2 年前无明显诱因出现反应迟钝,记忆力下降,以近事记忆力减退为主,比如忘记关煤气等。但有时记忆清晰。患者日常生活基本可以自理。伴情绪改变、抑郁。伴有睡眠障碍,表现为入睡困难、易醒,家属诉患者睡眠时偶有大喊大叫、拳打脚踢。偶尔出现看到地上有血、洪水暴发等,听到耳边有水滴声。1 年前出现行动迟缓、小碎步,走路时身体前倾,四肢抖动,右上肢为著。记忆力下降较前加重,影响日常活动。睡眠时喊叫、拳打脚踢较前明显增多,于当地医院就诊,服用多巴丝肼、舍曲林、喹硫平、多奈哌齐、胞磷胆碱钠胶囊,服药后情绪明显好转,记忆力稍好转,仍有行动迟缓和幻觉。3 天前,患者独自行走 20 分钟后出现头晕,当时测血压为 80/45 mmHg,平卧休息后复测正常。遂就诊于我院神经内科,海马 MR 显示双侧海马萎缩(MTA 2 级),为进一步诊治,门诊拟"路易体痴呆"收入院。患者病来便秘,约每周 1 次。

【既往史】高血压病史 40 余年,血压最高达 150/90 mmHg,规律服用氨氯地平片,血压控制尚可。个人史:吸烟 40 余年,约 20 支/日,现未戒烟;饮酒 40 余年,每日约饮黄酒 100 ml,现未戒酒。家族史:无殊。

【入院后神经系统检查】神清,精神可,言语流利,反应迟钝,对答切题。时间、地点、人物定向力正常,计算力下降,100连续减7不会计算,近记忆力下降,三个词组即刻及短时记忆困难,远记忆力尚可。颅神经(一),眉心征(+),面部表情少,四肢肌力Ⅴ级,四肢肌张力铅管样增高,左侧显著。双侧腱反射对称存在。双侧深浅感觉未及异常,皮质觉无异常。指鼻试验、跟膝胫试验未见明显异常。坐位、站立时双上肢可见细微静止性震颤。对指试验、轮替试验左侧笨拙,闭目难立征(一),后拉试验(一)。直线行走尚可。双侧病理征(一),脑膜刺激征(一)。

【诊治经过】入院后完善相关检查,叶酸、维生素 B_{12}、HIV 抗体、抗梅毒螺旋体抗体、梅毒螺旋体 RPR、甲状腺功能、肿瘤标志物等未见明显异常。完善认知评估检测,MMSE 20分,MoCA 13分(主要表现为注意力、执行功能和视空间缺损)。APOE 基因分型 ε3/ε4(+)。卧立位血压监测存在体位性低血压。脑灌注显像:18F-FDG PET/CT 提示双侧大脑皮质代谢不均,整体降低,以双侧枕叶、顶叶明显。入院后予美多芭改善锥体外系症状,美金刚、艾斯能改善认知,喹硫平改善视幻觉、阿普唑仑改善睡眠,米多君及弹力袜改善体位性低血压。治疗后幻觉和体位性低血压较前改善。

【诊断】根据最新诊断标准(2017年第4版),该患者诊断为"很可能的DLB"。首先,该患者具有渐进性认知功能下降,认知功能评估主要表现为注意力、执行功能和视空间缺损,影响日常活动,符合"痴呆"诊断。其次,该患者具有波动性认知功能障碍、生动的视幻觉、(自发的)帕金森综合征及快速眼动期睡眠行为异常(REM sleep behavior disorder, RBD)的核心特征。在第4版诊断标准中,将 RBD 列入核心症状。另外,在支持性临床特征中,该患者具有自主神经功能障碍(体位性低血压,便秘)、其他形式的幻觉(听幻觉)和抑郁。支持性生物标志物中,患者 PET 灌注成像提示普遍摄取减低,枕叶代谢下降明显。而 AD 患者和正常人的枕叶代谢基本正常。帕金森病痴呆则多为帕金森病发病后隐匿出现的缓慢进展的认知功能障碍,一般为 PD 病程1年后出现认知损害,符合"一年期原则(one-year rule)"。

【鉴别诊断】阿尔茨海默病,临床上 DLB 和 AD 发病年龄类似,认知功能缺损表现也有交叉,结构影像学也无有鉴别诊断价值的特征性表现,因此部分不典型 DLB 常会诊断为 AD。部分 DLB 患者具有 AD 或其他混合病理改变,导致临床表现不典型,增加鉴别难度。目前 11C-PIB、AV-45 PET 检查有助于鉴别。

点评

　　DLB 的临床诊断是个难点，典型 DLB 病例具有认知功能波动、生动的视幻觉、自发的帕金森综合征以及 RBD 等临床要点，要与 AD 以及 PDD 鉴别。临床确诊的 DLB 病例占认知障碍患者中的比例较低，低于病理学分类中约 20% 的比例。DLB 精神行为症状治疗也是难点，患者对抗精神病药不良反应敏感，更易出现 EPS 和体位性低血压，这常与患者的症状叠加导致无法耐受。药物的抗胆碱能不良反应也易导致患者便秘、意识模糊，认知受损更为严重，临床用药应注意药物的选择，监测安全性和疗效。

（高超，王刚）

右侧型语义性痴呆患者

【题记】我们在遇到惊吓时，经常会说一句话："我当时被吓傻了。"受到惊吓真的会把人给吓傻吗？本案例将带你了解一桩"吓傻"案例。

【病史摘要】故事要从 2014 年说起，当时 54 岁的 W 女士刚刚退休，岁月静好，现世安稳。一件"小事"却打破了 W 女士的宁静。因儿子酒驾与他人发生剐蹭，对方提高索价，双方打算私了却谈不拢，于是想到了一招儿，请一位擅长游说的朋友出面调解。但事情的发展却超出了双方的控制，这位朋友在调解过程中，居然被对方打死了！真实版的《死神来了》。好心帮忙成了凶案现场，古道热肠竟沦为魂归天堂，死者的家人无论如何也不能接受这样的结果，于是十几位家属冲到 W 女士家讨要说法。W 女士怎会料到儿子酒驾犯错不算，现在还惹上了人命关天的大事，混乱中连话都说不周全，在死者家属的乱拳之中，W 女士被打伤致肋骨骨折、头皮外伤，估计受到了不止一万点的惊吓。

随后整件事开始走法律途径，几周后，这出悲剧逐渐恢复了平静。可是 W 女士却再也没有回到从前的状态。这次惊吓后，W 女士开始出现记忆力不好，看上去"魂不守舍"；终日闷闷不乐，听音乐也会哭泣；兴趣下降，以前热衷的体育锻炼基本全停了，不出门，也不与家人朋友说话；自我感觉差，总觉得自己拖累家人，无法照料孙女，也无法做家务；以前吃得香睡得着，现在不仅胃口变差了，而且出现了睡眠的问题,晚上睡不着、早上醒得早。总之 W 女士的精气神大不如从前,不仅如此,家人觉得她的性格也变了不少,敏感猜疑,常因小事怀疑媳妇是故意针对她、怀疑丈夫有外遇。家人觉得不太对劲儿,肯定是被吓坏了,于是在2015 年初带着 W 女士来到医院就诊。

【首次精神检查】意识清晰,表情愁苦,接触交谈被动,语速慢,反应慢。否认存在幻听,存在针对家人的猜疑被害,情绪低落,精力和兴趣下降,意志要求减退,智能检查不配合,简单问题会答错,自知力无。

【诊治经过】就目前所了解的信息来看,最有可能的诊断似乎是抑郁症。理由:病前有严重心理应激事件,其后出现情绪低落以及抑郁症的生物学症状,即便存在一些记忆力下降,似乎也可以用抑郁症的认知症状加以解释。加之起病年龄 54 岁,也不是认知障碍的高发年龄,此时诊断抑郁症似乎并无不妥。

于是 W 女士在门诊接受了抗抑郁药物的治疗。2 年的门诊随访中,换了多种治疗方案,疗效却都不理想,虽然看上去情绪好些了,但是兴趣、精力、社会功能大不如前,因为不能很好地照顾自己,丈夫上班时只能将她带在身边。

"抑郁症"的疗效为什么那么差? 会不会另有玄机呢? W 女士在 2015 年 7月后突然停止了随访。2018 年 2 月再次来到诊室的她真是判若两人,家人觉得W 女士不是被吓坏了,而是被吓傻了。最近 2 年她认知功能下降得很快,经常答非所问,不认识家人,像个小孩一样容易发脾气,内衣外穿,不知饥饱。

因故未能拿到他的脑影像,但病史资料中有清晰记录。MRI 平扫结果为:双侧基底节区及额顶叶、左侧颞叶多发腔梗灶及腔隙灶,轻度脑萎缩,右侧海马明显萎缩。外院考虑额颞叶变性(语义性痴呆,semantic dementia, SD),经过讨论,结合她的临床表现,这个诊断还是比较可靠的。至此,疾病的真正面目原形毕露。参见图 7 - 4 和图 7 - 5。

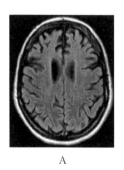 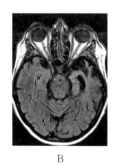 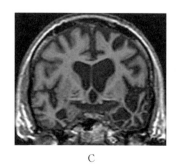

A B C

图 7 - 4 bvFTD、PNFA 和 SD 患者的 MRI 特征性表现(引自 J Neurol Neurosurg Psychiatry, 2005)

A. 额颞叶痴呆;B. 进行性非流利性失语;C. 语义性痴呆

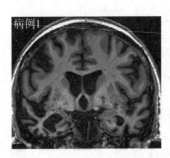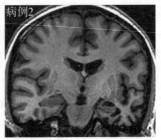

图 7-5　2例 SD 患者的脑 MRI 图像(引自 Neurocase, 2016)

【诊断】W 女士起病虽有明显诱因,早期出现记忆力损害,尤其在情绪症状好转后,认知功能缺损进行性加重,这不符合抑郁症的特点。且其起病年龄早,以情绪、人格改变及行为异常表现更为突出,执行功能下降明显,呈进行性病程,社会生活功能明显受损,需要考虑到额颞叶变性(FTLD)。头颅 MRI 检查额颞叶偏侧性或局限性萎缩的影像学表现,结合其临床表现,诊断方向就比较明确。总体来看,那次受惊事件和 W 女士的痴呆并无关联,也非诱因,只是巧合。虽然 ICD-10 精神障碍诊断标准中仅有匹克氏病性痴呆的诊断标准,可参照上述标准结合目前常用的临床标准,结合影像学表现,诊断为右侧型 SD。

【鉴别诊断】

1. 抑郁症

W 女士起病前虽有明显社会心理诱因,除情绪症状之外,也同时出现了记忆力损害,经过治疗其情绪症状有所好转,但认知功能缺损进行性加重,可见其临床表现并不能完全以"抑郁症"来解释。反观 W 女士起病年龄早,以情绪、人格改变及行为异常表现更为突出,执行功能下降明显,呈进行性病程,社会生活功能明显受损,应考虑早发的认知障碍。

2. 阿尔茨海默病

患者以记忆减退为首发症状,要考虑早发 AD 可能。AD 患者可能存在长达 10～20 年的症状前期,脑内的异常蛋白沉积已经发生,突触结构正在被破坏,但此时并无认知症状表现。如果此时调节情绪的单胺类递质系统受到破坏,在应激状态下容易出现抑郁症状,也更容易被精神科医生捕捉到。AD 患者的脑影像学一般表现为全面性的皮层萎缩,除不典型的额叶型 AD 以外患者的情感和行为改变不那么突出;相比 AD,FTLD 进展速度更快,目前还不明确有多长的(认知障碍)症状前期。上述临床特点可资鉴别,当然如果这位患者采用更灵敏的 AD 生物标志物检测,鉴别诊断将更为清晰。

3. 左侧(型)颞叶受损的 SD

典型的左侧颞叶受损的 SD 和右侧损害为主的类型其临床表现不同,左侧型患者以左侧颞极受累为主,表现出进行性加重的命名不能、词语理解、物品再认和语义认知丧失,但自发言语流利,其他认知功能如情景记忆相对保留。而右侧型以情景记忆、面容失认、导航能力受损更常见,脱抑制、刻板强迫等行为异常发生率高。右侧性语言缺陷较少见,不过随着病情进展可逐渐突出。

2020 年国内学者郭起浩等发表在《自然通信》(*Nature Communications*)文献指出,以前将 SD 分为双侧内侧颞叶萎缩,以及左右萎缩为主的亚型。但该研究认为 SD 在语义、语言、社交行为和人脸识别等症状可以重新定位到一个连续的额颞叶认知空间,并没有明显的边界。虽然存在不同的认知症状及神经影像表现,所有的 SD 都属于同一种疾病的不同阶段,而非相互排斥的亚型。

点评

　　部分患者在认知障碍出现之前可以表现出明显的抑郁或焦虑症状,据此会诊断为抑郁、焦虑障碍。本例患者,如果以"二元论"来解释,那么初期的抑郁症状主要由社会心理事件导致,随后主要是认知障碍的临床相。依据抑郁症状和认知症状起病时间较近,外因(应激)和内因共同作用下起病,把抑郁症状当作认知障碍的前期病变更为合适。

(金金,李冠军)

早发性额颞叶痴呆

【题记】额颞叶痴呆(frontotemporal dementia, FTD)是一组临床表现为行为改变和认知障碍、额叶和(或)内颞叶存在萎缩的神经变性疾病。主要包括三种亚型:行为变异性 FTD(behavioral variant FTD, bvFTD)、进行性非流利性失语(progressive nonfluent aphasia, PNFA)和语义性痴呆(semantic dementia, SD)。在三种亚型中,最常见的是 bvFTD,主要表现为性格改变、行为异常、语言和记忆障碍。

【病史摘要】患者,男性,29 岁,右利手,大学学历。2 年前渐出现生活懒散,不出去找工作，不料理个人卫生，行动较前缓慢，表情呆板，整日坐在电脑前上网吃零食，最开始能打游戏，渐渐也不会打了，写字能力下降。家人感其异常，1年前带患者到当地医院就诊，诊断"精神分裂症单纯型"，服用药物不详，住院1个月余，患者较前更为懒散呆滞。之后家属带患者四处就诊，铜蓝蛋白、梅毒、脑脊液、甲状腺功能、肿瘤标志物、脑电图等检测均无明显异常。因行动迟缓，医生考虑要排除帕金森病，予拍摄头部PET，显示"双侧尾状核、壳核前部及后部多巴胺转运体正常，双侧额叶萎缩"（图7-6），排除帕金森病，考虑诊断"额颞叶痴呆（可能）"，予脑复康（酰胺吡酮）、神经节苷脂治疗，病情略有改善，患者前期吃饭一直低头，言语少，治疗后吃饭时可以抬头，言语略有增多，出院后一直服用脑复康2片tid、胞磷胆碱钠0.2g tid、甲氯芬酯1片tid、多奈哌齐1片qd，服用3个月，疗效欠佳，病情有加重，吃饭时先单独吃完米饭再单独吃菜；一直低头，不和人讲话，有时对着家人傻笑；和姐姐去商场，姐姐被倒下的门压住，患者看着姐姐傻笑，不知道去帮忙；在家中不会拖地、洗衣服，洗澡也需帮忙，洗澡后不知道擦干净身上的水，穿脱裤子费力，不会适当地弯腿配合。半年前患者一人走路跌倒后撞破头，流血后，患者只是用手捂住头上伤口，不知道去医院或找人帮忙处理，后姐姐帮其消毒。为求进一步诊治来我院门诊。

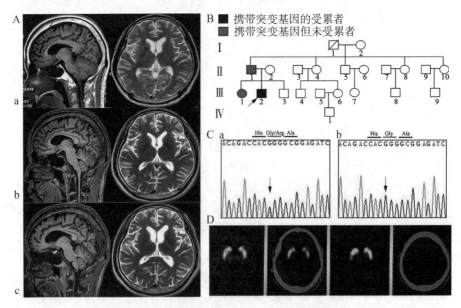

图7-6 患者的影像数据、家系图和基因测序

A.患者发病后8个月(a)、发病后1年(b)和发病后2年(c)的脑影像，显示额颞逐渐出现萎缩；B.箭头所示(Ⅲ-2)为先证者，携带同样突变的父亲(Ⅱ-1)和姐姐(Ⅲ-1)，年龄分别为50岁和31岁；C.来自患者(a)和对照组(b)的MAPT基因389位密码子的DNA序列。箭头分别显示突变位点和正常位点；D.患者的多巴胺转运体PET显示无明显异常

【既往史】无殊。个人史：性格内向，自幼生长发育无殊，大专毕业，毕业后在外单独居住，2005年交往女朋友，交往约3年因患者不求上进分手。否认烟酒等不良嗜好。家族史：无殊。

门诊神经系统检查：颅神经（一），颈软，四肢肌力正常，双侧腱反射对称存在，双上肢存在姿势性细震颤，未及静止性震颤及其他不自主运动，双侧掌颏试验（＋），左侧 Babinski（＋），右侧 babinski 可疑，指鼻试验需反复示范，患者动作显笨拙，指鼻准，快复轮替显笨拙，不能按要求完成，闭目难立征（一），双侧深浅感觉未及异常，皮质觉无异常。

门诊精神检查：觉醒状态，仪态欠佳，个人卫生差，接触被动，反应迟缓，对答简单，未引出幻觉及妄想等精神病性症状，思维贫乏，情感反应显不协调，患者姐姐讲述患者诸多能力欠缺时，患者却傻笑，情感有时易激惹，不能回答的问题若重复提问，患者会不耐烦，双手紧握拳头称"不知道"，意志要求减退，"100－7"只会算到93，之后算不出，三个词组即刻及短时记忆可，视空间功能障碍，画钟实验不能，交叉五边形差，多种生活能力下降，以精细运动功能障碍为主，自知力无。

【诊疗经过】患者在门诊接受认知评估检测，MMSE 17分，主要在定向（4/10），注意和计算（1/5），视空间功能（0/1）方面明显下降。头部 MRI 显示额颞叶存在萎缩。因患者无明显难以控制的精神行为症状，建议门诊随访，之后半年患者病情进一步加重，表现动作僵硬，右下肢拖步态，上楼费力，经常在外行走时摔倒，言语较前明显减少，MMSE 分数为11分，主要在定向（4/10）、注意和计算（0/5）、回忆（4/6）、语言（3/8）和视空间功能（0/1）方面明显受损（表7－1）。神经系统检查发现双下肢肌力下降（Ⅳ级）、肌强直、腱反射亢进，Babinski 阳性。头部 MRI 显示额颞叶进一步萎缩（图7－6A）。予患者和家人行基因检测，发现患者、父亲和姐姐（图7－6B）均存在微管相关蛋白（microtubule associated protein tau，MAPT）基因在389位密码子处存在突变（c.1165G＞A）（图7－6C），该突变既往有相似病例报道。患者起病后第3年，患者的认知功能和行为迅速恶化，有严重的语言功能障碍，包括自发语言减少和理解困难，不能与人沟通，MMSE 得分为0分，双下肢肌力进一步下降（Ⅲ级），有锥体外系症状，包括震颤、僵直和运动不能。

表7－1　患者简明精神状态量表(MMSE)评分变化情况

项目	起病后1年	起病后2年	起病后3年
定向	4	4	0
注意力和计算	1	0	0

项目	起病后1年	起病后2年	起病后3年
词汇记忆及回忆	6	4	0
语言	6	3	0
视空间技能	0	0	0
总分	17	11	0

【诊断】 额颞叶痴呆。患者早在27岁即出现了明显的行为和人格改变,头部MRI也具有典型的额颞叶萎缩。患者的疾病进展十分迅速,在发病后3年已经演变为重度痴呆。患者的临床特征较为典型,符合FTD诊断,但超早期发病和快速进展是该病例的特征之处。基因检测提示患者存在MAPT基因389位点的致病性突变,该位点既往报道于1例17岁女性患者,提示了MAPT G389R突变可导致的FTD具有超早发性和快速进展性。自此诊断明确。

【鉴别诊断】

1. 精神分裂症

男性,27岁起病,就诊时病程2年,呈慢性病程,主要表现为生活懒散,不找工作,不料理卫生,行动较前缓慢,表情呆板,整日坐在电脑前上网吃零食。随着疾病的进展,游戏也渐渐也不会打了,写字能力下降。家人感其异常,1年前带患者到当地医院就诊,诊断"精神分裂症单纯型"。就其临床表现来看,病程2年以上,慢性退缩状态,生活疏懒、缺乏意志要求的确像阴性症状为主的精神分裂症,只是患者逐渐出现认知症状,尽管精神分裂患者也可存在明显的认知缺损症状。此次患者出现神经科表现,如动作僵硬,右下肢拖拽步态,上楼费力,经常在外行走时摔倒,这引起了医生警惕,进行进一步检查排除精神分裂症的诊断。

2. MAPT基因突变与FTD

到目前为止,MAPT基因已发现有40多个突变,占到40%的常染色体显性遗传性FTD。FTD通常发生于55岁以下患者,在一些病例中,发病年龄会低于40岁,可见于MAPT基因的P301S、S305N、L351R或G335V突变。而G389R突变则见于30岁以下患者,并且会在2～3年内迅速下降。2008年报道了1例21岁发病的痴呆患者,2013年报道于1例17岁发病的痴呆患者,提示MAPT基因G389R突变具有早发性和快速进展性的特点。

有两个临床上正常的突变携带者,即她的父亲和姐姐,提示了该疾病是具有不完全外显的显性遗传疾病。既往报道的 17 岁 FTD 病例,她的家系中也同样存在不完全外显的特征,具体的机制不明,或许与 DNA 甲基化有关。

点评

　　该病例是一例早发的、快速进展性额颞叶痴呆患者,患者早在 27 岁即出现了明显的行为和人格改变,MRI 显示典型的额颞叶萎缩。患者超早期发病和快速进展。基因检测显示,患者存在 MAPT 基因 389 位点的致病性突变,可导致的 FTD 具有超早发性和快速进展性。因此,对于早发、快速进展的认知障碍患者应进行基因检测以帮助诊断。

（孙琳,李霞）

行为变异型 FTD 拟表型

【题记】部分患者具有明确的人格和行为改变,症状符合 bvFTD 的临床诊断标准,但经随访,病情没有进行性发展,属于"良性"病程。对这组患者 MRI 进行评估后发现,大部分患者并无额、颞叶萎缩。发病机制不明,一般认为这组患者并无 FTD 相关病理改变,称为行为变异型额颞叶痴呆拟表型综合征。这个综合征与非进展性（non-progressive）、非典型、缓慢进展的 bvFTD（bvFTD slowly progressive, bvFTD – SP）概念并不相同。这个病例经过数次讨论,依据其疾病特征考虑拟表型诊断更为合适。

【病史摘要】W 女士,女性,57 岁,上海籍,中专,已婚,退休。患者在 2010 年 8 月因做饭时外出忘带钥匙,导致高压锅烧焦、屋内充满烟气的事故后,突然出现少语少动,神情呆滞,表现木讷,家人和其说话却没有反应,逐渐出现日常生活能力下降,做饭时不洗菜就放进锅里,插上电饭锅却不按开关键,经常做一件事时却跑开去做另外一件事,生活懒散,情绪淡漠,家人觉异常带其就诊于外院,外院予石杉碱甲、河车大造丸（成分为胎盘）、补肾益脑胶囊等治疗,病情无明显变化,两月后逐渐出现话多、啰嗦、反复言语,重复说"饭烧好吃饭",一天重复数十次上百次;近记忆力下降,刚刚说过的话就忘记了;不能管钱,家务事无法做,出现两次外出迷路;乱做事,做事没有计划,家属一直在外院随诊,服用哈伯因和中药治疗。至 2011 年年初，又逐渐出现异常举动，食欲旺盛，不停地吃东西，狼吞虎咽，不知饥饱，随便拿别人的东西吃，在路上捡东西吃，体重增加明显，把自己的内衣挂在丈夫的办公室，上完厕所不穿好裤子就走出来，在路上边走边穿裤子，不能离开丈夫，丈夫走到哪里跟到哪里。至 2011 年 5 月，家属为求进一步诊治就诊于我院，门诊辅助检查：WMS 85，处于正常范围中等水平；WAIS 67，智力处于轻度缺损。建议 MRI 检查，结果显示：双侧额叶小缺血灶，脑室系统扩大，予利培酮 1 mg qd、丙戊酸钠缓释片 0.5 g bid、以及石杉碱甲治疗，症状无明显变化，经常外跑，需要人看管，贪食明显，家人难以管理而于 2011 年 10 月 17 日至 2012 年 1 月 18 日首次住我院，诊断"额颞叶痴呆"，予西酞普兰、甲磺酸二氢麦角碱缓释胶囊等治疗，贪食、外跑等行为障碍症状缓解，末次出院后患者休息在家，坚持服药，病情稳定，吃饭、穿衣可自行完成，外出散步、洗澡、换洗衣服等大部分日常生活由其丈夫照顾下料理，夜眠可，进食量中等，爱吃零食，但无狼吞虎咽等异常贪食行为，情绪平稳，仍有重复简单词语，近日因丈夫需要工作，无法照料其日常生活而再次要求入院。

患者起病以来饮食增多，睡眠可，二便正常，体重较末次出院无明显增加，无外跑，无消极自伤行为。

【既往史】右腕腱鞘炎 30 年。否认其余慢性疾病史及药物食物过敏史。个人史：母孕期无异常，足月顺产，过程顺利，母乳喂养。幼年生长发育正常，适龄入学。初中毕业，毕业后任食品商店财务工作，自学成人会计中专毕业。病前工作能力好，人际关系尚可。1981 年结婚，育有一子，家庭关系和睦。否认吸烟饮酒史。无不洁性生活史。病前性格：温和、开朗。家族史：否认二系三代有类似精神疾病史。

【体格检查】血压 124/98 mmHg，心率 80 次/分，心律齐，肺未及明显干湿啰音。腹平软。神经系统体检无明显定位体征。

【精神检查】患者在病房表现安静，吃东西狼吞虎咽情况略有改善，睡眠可，无明显冲动行为，意识清，定向可，对答切题，对答较简单，注意力欠集中，未查及幻觉，思维连贯，逻辑可，思维内容贫乏，幻觉、妄想未引出，情绪尚平稳，认知功能检查语言命名及计算能力好，近事记忆减退，不记得昨天的事情，远事记忆可，计算力粗测可，重复刻板言语，情感显得淡漠，幼稚，自知力无。

【目前诊断】额颞叶痴呆可能性大。

【既往用药】石杉碱甲片，多奈哌齐最高 10 mg，丙戊酸钠缓释片 0.5 g qd，利培酮 1 mg qd，以及西酞普兰、拉莫三嗪等药物。

【辅助检查结果】血常规、肝肾功能、血黏度、尿常规、性激素、粪常规、血糖、血沉、甲状腺功能未见明显异常；糖化血红蛋白 6.17 mmol/L，稍增高。胸片：两肺未见活动性病变；ECG 未见明显异常；B 超：肝胆胰脾未见明显异常。2011 年 6 月华山医院头颅 MRI：双侧额叶小缺血灶，脑室系统扩大。2011 年 10 月 24 日华山医院 18F-FDG 行 PET/CT 显像：大脑各部显像清晰，大脑皮质弥漫性放射性摄取减低，双侧基底节放射性摄取相对增高，双侧额叶、顶叶、颞叶、枕、丘脑、双侧小脑放射性分布对称。CT 平扫显示颅内各层未见异常密度灶，脑室系统大小、形态如常，脑沟、脑裂增宽，脑中线结构居中。骨窗示颅骨骨质未见异常。2011 年 10 月脑电图：不正常脑电图，θ 频域功率增高，α 频域功率尚正常；2011 年 10 月 28 日 WAIS：81；MMSE：28 分。

【诊断】行为变异型 FTD 拟表型综合征。患者出现认知功能下降、生活能力受损、重复言语及明确的人格和刻板行为，临床表现符合 bvFTD 的临床诊断标准，经随访属于"良性"病程。对这组患者 MRI 进行评估后发现大部分患者并无额、颞叶萎缩，也无局灶性代谢降低，其发病机制不明，一般认为这组患者并无 FTD 相关病理改变，故称为行为变异型额颞叶痴呆拟表型综合征。虽文献还有非进展性（non-progressive）、非典型、缓慢进展的 bvFTD（bvFTD slowly progressive，bvFTD-SP）等类似称谓，但含义有所不同。

【鉴别诊断】

1. 抑郁症

本患者起病前有明显的社会心理事件，做饭时外出忘带钥匙，导致锅烧焦受到惊吓，其后出现情绪、行为问题和生活能力下降，要考虑抑郁症的诊断。当然后续疾病表现特征及病情进展规律，能排除抑郁症的诊断。比较有意思的是，如果是一位有经验的主妇，一般不会犯不带钥匙就出门的错误。那么当时可能已经存在某些认知问题吧？如记忆、做事缺乏条理，如果能明确，那么这个所谓的心理诱因其实可能就是精神疾病的结果了。

2. FTD 能否成立

这个患者经过数次的病例讨论，意见并不一致。有支持 FTD 诊断的，理由主要是患者出现认知功能下降、生活能力受损及重复言语等刻板行为，临床表现类似 FTD。也有不同意见，认为这个患者的病程发展规律不像脑变性病，经过数年的病程，曾有明显的平台期甚至好转，这在 FTD 中并不多见。另外，患者的语言功能、语量仍保持较好状态，这也不像 FTD 的特征，关键患者的 FDG-PET 检查并未提示额颞叶局灶性代谢降低。

点评

虽然这个患者的诊断没有获得病理/基因检测证实,这个拟表型的诊断也未必完全可靠,但整个临床讨论分析还是很中肯的,也拓展了临床思路。通过这类病例分析,也有助于医生不过于依赖辅助检查,锻炼临床思维。

(岳玲,李冠军)

诊断思考 ❓

导读

- 神经退行性疾病所致认知障碍的共同特征是:隐袭起病,逐渐进展。
- 认知障碍病因复杂,病史、体检、辅助检查缺一不可。AD 的临床诊断是鉴别排除诊断的过程。
- SCD 是认知障碍的高危人群,除了 AD,也与抑郁、焦虑或其他神经退行性疾病相关。
- FTD 发病年龄更早,精神行为症状多见,认知损害可以不突出,需引起临床关注。

本章节我们讨论的认知障碍主要指痴呆综合征,但实际上认知障碍的范畴更大,包括主观认知下降(subjective cognitive decline, SCD)、轻度认知障碍(mild cognitive impairment, MCI)以及痴呆这一连续的认知障碍谱系,其临床表现、病理意义和干预的原则均有差异,更别说认知障碍背后复杂的病因了,对此,临床医生常有困惑。

毕竟有 50%~70%的痴呆的病因是阿尔茨海默病,所以门诊碰到认知障碍的患者,不去多想,粗粗地下一个 AD 的诊断也有一定的准确率,但这样很可能将非 AD 型认知障碍如 DLB、FTD 误诊为 AD,也可能漏诊了其他一些可以积极干预的痴呆类型,如梅毒感染引起的麻痹性痴呆、自身免疫性脑炎相关认知障碍或正常压力脑积水认知障碍等。故 AD 的临床诊断须小心谨慎,逐步排除,勿轻易下结论。痴呆诊断要考虑 AD,也需要与其他类型的痴呆充分鉴别。对于典型的认知障碍,诊断和鉴别诊断有时并不难,但对非典型病理,确诊就不那么容易了。临床工作中也发现部分医生对本领域的一些基本概念、临床症状把握和诊断思路仍有欠缺,下面将着重从比较困惑和关注的几个问题展开探讨。

一、AD 的临床诊断须"多闻阙疑,慎言其余"

上述病例都有一个共同的特点,就是患者均为隐袭起病,逐渐进展,这恰恰是神经退行性疾病所致认知障碍的一个重要临床特点。一般而言,对于这类疾病,几乎没有哪个家属可以明确告知这个患者认知下降的准确时间,多数仅能提供一个模糊的时间段。病情缓慢进展,不易引起患者和家属的重视,就诊时往往症状已经比较严重了。家人带一个患者就诊,反映患者"不知从哪一天"起,慢慢出现记忆下降,现在子女也不认识,出门迷路,日常生活不能自理,"痴呆"的诊断似乎不难,甚至直接给扣上一个"阿尔茨海默病"的诊断,或许也八九不离十。

精准的临床诊断离不开仔细的病史询问、全面的体检、完善的辅助检查及神经心理评估。本章案例介绍的都是非典型 AD 或非 AD 认知障碍,各具临床特点,部分病例的临床表现很像 AD,但最终通过医生细致敏锐的观察和完善的检查才被明确诊断为其他非 AD 认知障碍类型。因此对于认知障碍的诊断需要循序渐进,逐个排除,我们才能找到认知下降的"真凶"。

二、情景记忆和语义记忆

记忆障碍可能是认知障碍患者最主要的症状之一。谈及记忆,心理学教材上分类复杂。按时间可分为即刻记忆、短时记忆和长时记忆;按记忆再现的模式,又可分为外显记忆和内隐记忆;按临床意义不同可分为情景记忆和语义记忆。仔细翻书就能看到,不同的教科书将多少时间的记忆归为短时记忆也有不同,这是一个相对不够精确的概念,在此不多纠结。

因情景记忆是 AD 诊断时经常提及的概念,多写几句。为了方便理解,我们用一个俗套的笑话来解释吧。说某个孩子家长被老师约见,老师说:"您这个孩子啊,我们上课问他圆明园是谁烧的,他说:'不是他烧的。'"家长听闻,信誓旦旦地指出孩子是有些调皮,但这事儿不能错怪他,印象中孩子肯定没烧过圆明园。

这里就有个问题,圆明园毁于八国联军之手是历史常识,读过近代史就大概知道这个事情。那么写在书里的类似常识、概念、定理和公理就属于语义记忆,知识一般都是以语义记忆的形式体现出来。这些知识性的语义记忆内容和我们个人的生活经历没直接关系,我们既不是这些历史事件的参与者,也没有在某个时间点、什么地方发明或提出了这些定理。显然,老师问学生的是知识点。而家长回答的是他不记得孩子曾闯下烧圆明园的大祸,显然是另一种记忆模式。

情景记忆又称情节记忆,就是一般和个人生活经历密切相关(可以是亲身经历,也可以是那个时代集体记忆中的一部分),具有时间、地点和情节的记忆。比如一位老人看着年轻时的照片,那是"小鲜肉"一枚。多年后同学聚会,娓娓道来,回忆大学生活的酸甜苦辣和各种趣事。即便有的同学一时想不起,经过其他同学提醒也能回忆一些。典型 AD 患者早期具有突出的情景记忆受损,而且线索提示和多选清单也无助于症状改善,考虑到 AD 的发病机制,病情初期情景记忆的损害也以近事记忆为主,随病情进展逐渐向前擦除。

三、主观认知下降和轻度认知损害

"我记性不好了,是不是得了老年痴呆?"这是医生经常遇到老年人甚至年轻人的"来自灵魂的拷问"。我们知道大多数说这些话的人往往"没有毛病",尤其年轻人,他们对记忆下降的抱怨往往与近期睡眠减少,工作压力大或者抑郁、焦虑情绪有关,当然长期失眠和抑郁情绪可能是痴呆的一个重要危险因素,睡眠和情绪问题也需要进行临床评估和适当干预。而到了老年阶段,这些有"记忆下降"的老年人才成为真正高危人群,但是多数也不是病理性的。因为随着正常老化的过程,自然也会出现所谓"良性老年遗忘"。同时我们也要理解,到了老年阶段,或多或少都存在担心自己以后会不会得老年痴呆的忧虑心理。

但是我们需要正视的一个问题,那就是 SCD 已经被越来越多的专家所关注,并认为 SCD 人群可能是 AD 的最早阶段。SCD 即患者有记忆损害的主诉,但客观记忆评估正常,同时日常社会功能保留且对记忆下降有不同程度的担心。1986 年 Reisberg 提出 SCD 先于 MCI 出现,并且推测在出现 SCD 15 年左右就可进展至 MCI 阶段。那时,这个领域并非研究热点。直到 2005 年后,又出现了众多相似的术语,如主观认知主诉(subjective cognitive complaints, SCC)、主观记忆主诉(subjective memory complaints, SMC)、主观记忆损害(subjective memory impairment, SMI)、主观认知损害(subjective cognitive impairment, SCI)、轻度认知障碍前期(pre-mild cognitive impairment, Pre‑MCI)等。2014 年,国际权威工作组——主观认知下降协作组(subjective cognitive Decline Initiative, SCD‑I)正式提出 SCD 这一术语并制定了 SCD 研究框架。由于引发 SCD 的因素众多,如精神障碍、除 AD 外的神经科或其他系统疾病、药物不良作用以及物质滥用等。由此可看出 SCD 这个概念不但和脑变性疾病相关,也可能是焦虑、抑郁等其他精神障碍的一组症状,后者也应该是精神科医生重点关注的,将在后续老年抑郁症与认知障碍的诊断思考中另行讨论。

临床上也常用另一个概念——主观认知损害(subjective cognitive impairment, SCI),如果不深究,可以认为 SCD 与 SCI 基本等价。SCI 应符合以下几点:自诉持续的记忆下降并寻求帮助,与早先的记忆相比有明显下降,认知工具的评估结果并不明显差于同龄以及同等文化水平者,没有任何躯体以及精神疾病可以记忆力下降加以解释,生活功能正常,不符合 MCI 或痴呆的诊断。

SCI 虽有记忆力问题等主诉,但一般并不被他人察觉。目前在老年人能明确诊断抑郁症的前提下一般不单独考虑 SCI。当然如果患者仅为轻抑郁而记忆下降明显,仍可考虑 SCI。设定此条的初衷是如果判断患者的主观记忆下降是躯体病或精神疾病的一部分,不论有无客观印证,病理性均不能轻易排除,这也符合不轻易将记忆等认知症状判断为正常,导致漏诊或延误诊断这个原则。

有关 SCI 转归的研究,Visser 等人对 SCI、MCI 和正常对照组的脑脊液 AD 病理标志物每年进行一次、连续 3 年检测,发现 52%(31/60)的 SCI 人群中脑脊液中淀粉样蛋白(Aβ)和 tau 具有 AD 患者的特点,故提出 SCI 的主要病因是 AD,SCI 可能是 AD 的更早期病变的观点。另一项对 200 例 SCI 人群平均随访 7 年的研究发现,在完成随访的 166 例中有 54.2% 出现认知功能下降,而对照组仅为 14.9%。SCI 组中有 71 例符合 MCI,19 例达到痴呆的诊断,因而提出 SCI 也是认知障碍的先兆,可能早于 MCI 阶段。

然而,SCD 这组人群仍存在很多挑战和争议。首先,记忆下降本身就是正常老年人非常常见的主诉,它不一定存在病理意义。如一项为期 6 年的随访研究发现,86% 的 SCD 保持认知稳定,只有 9% 发展为 MCI;因此,认知下降的主诉很可能只是一种"良性"的症状而已,仅存在 SCD 表现的老人转为 AD 的风险并不高。其次,即使 SCD 是超早期预测认知下降的阶段,在病因上 SCD 存在异质性,并不仅仅是提示 AD 或 MCI 的发生,SCD 也可能与抑郁、焦虑、人格障碍或其他类型认知障碍如血管性痴呆、额颞叶痴呆有关。因此 SCD 的确切预测价值需要结合有效的生物标志物,并通过长程随访才能明确每一个 SCD 老人的真正预后。

总之,既往研究已经证实了 SCD 对 AD 具有重要的预测及诊断价值,其临床意义在于:SCD 作为 AD 最早期可以被发现的群体,使 AD 患者在发生不可逆性损伤前接受干预治疗成为可能。未来对 SCD 更有说服力的研究,需要结合长期的临床随访与有效的生物标志物信息。

轻度认知损害(mild cognitive impairment, MCI)可以没有记忆下降主诉，更强调客观记忆减退，如知情者反映、医生检查或认知工具评估的证据。不论根据病因以及认知损害的特点如何对其进行分类，MCI 的病理性意义更强，尤其是记忆型 MCI(amnestic mild cognitive impairment, aMCI)平均每年约 15% 转化为痴呆，aMCI 是 AD 的痴呆前期并无争议。部分 SCI 和大部分 MCI 尤其是 aMCI 可能是 AD 前期病变，最近的 AD 科研用诊断标准也已明确这一点。如果抑郁症状缓解后仍持续存在认知损害，或抑郁迁延，治疗过程中认知症状逐渐恶化，均应引起重视。对符合诊断的 SCI 或 MCI 者的预后估计应慎重，更应仔细寻找导致认知损害的潜在病因，如常见的变性疾病如 AD 或脑血管病的可能。相关研究较多，不再赘述。

为了更好地理解 SCD、MCI 和 AD 的关系，我们引用并翻译了"认知下降与 AD 病理进程模式图"，以便读者更好地理解三者的关系(图 7-7)。

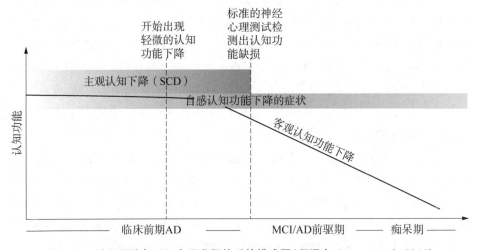

图 7-7 认知下降与 AD 病理进程关系的模式图(翻译自 Jessen et al, 2014)

四、额颞叶变性诊断思考

1. 概念演变

额颞叶变性(frontotemporal lobar degeneration, FTLD)是一组异质性的综合征，以情感淡漠、人格和社会行为改变、语言功能障碍为主要临床特征。1892 年，Arnold Pick 最先报告一例 71 岁的患者，表现为进行性失语和痴呆，病理学研究发现明显的额颞叶皮层萎缩,尤其左侧半球萎缩明显。1911 年,Alois Alzheimer 医师对其开展病理学研究发现不同于 AD 的表现,如神经元空泡变性,出现特异性球形嗜银包涵体即 Pick 包涵体。1922 年,Gans 提议使用 Pick 病(Pick's disease)来命名这一类多于老年前期(<65 岁)起病,以额叶以及颞叶萎缩明显的患者。后来研究发现,临床上有相似行为异常表现的患者,同样表现为额叶和颞叶萎缩,组织病理学却未发现特征性的 Pick 包涵体,甚至大部分有类似临床表现的患者都没有 Pick 体的病理改变,至此,再使用 Pick 病描述这组疾病已不合适。Gustafson 于 1987 年提出额颞叶痴呆(Frontotemporal dementia, FTD)的概念,所描述的是一组以行为和人格改变、失语为特征性表现的进行性疾病,具有隐袭起病的特点临床综合征,主要包括行为变异型额颞叶痴呆(Behavioural variant frontotemporal dementia, bvFTD)、语义性痴呆(Semantic dementia, SD)和进行性非流利性失语(progressive non-fluent aphasia, PNFA)共 3 种临床综合征。

Neary 等根据这组患者的病理特点于 1998 年提出 FTLD 这个概念。FTLD 描述的是一组有相似病理特点的综合征,其特征是额叶和颞叶皮层选择性(局限性)萎缩,神经元脱失,胶质化,具有神经包涵体及白质脱髓鞘等病理改变。目前也有分为以下 4 个临床亚型:bvFTD 和其他 3 个进行性失语(Primary progressive aphasia, PPA)亚型,包括语义变异型(svPPA,也就是既往所称的 SD),非流利性/文法错误变异型(或称作 nfv‐PPA,这个亚型既往称 PNFA)和 logopenic 变异型(lv‐PPA,以词汇的提取和句子重复障碍为主要表现)。

FTLD 病理亚型主要包括具有 tau 蛋白阳性包涵体的 FTLD‐tau、具有 TAR DNA‐结合蛋白 43(transactive response DNA binding protein 43 kDa, TDP‐43)阳性包涵体的 FTLD‐TDP,这两种病理亚型约占 FTLD 患者中各一半的比例,其他就是相对罕见的具有肉瘤融合蛋白(Fused in sarcoma protein, FUS)阳性包涵体的 FTLD‐FUS 等病理亚型。

2. 患病率及高发病年龄

目前国内外尚无明确的 FTLD 患病率数据。在美国低于 65 岁的人口中 FTLD 的患病率约为 20/10 万。在英国和意大利进行的 3 项研究得出相似的患病率,在 45~64 岁的人群中患病率为 15~22/10 万,这大致相当于这个年龄段人群 AD 患病率的 1/2。FTLD 通常于 40~65 岁发病,约占在老年前期痴呆的 12%~22%,在这个年龄段是仅次于 AD 的最为常见的变性病之一。30%~40%的 FTLD 患者的具有阳性家族史,其一级亲属的患病风险高于普通人群

3.5 倍。

bvFTD 是最常见的老年前期起病的痴呆类型之一,发病年龄范围跨度较大,平均发病年龄在 50～60 岁。文献报道最小发病年龄为 22 岁;最大为 89 岁,其中约 10% 的患者在 70 岁后起病。高龄起病、以记忆障碍为主要首发症状的患者,易误诊为 AD。低龄发病的病例值得关注,尤其是在缺少明确的阳性家族史,行为刻板,表现为强迫、仪式性以及固执行为等奇异症状表现。

3. bvFTD 临床表现及其诊断难点

bvFTD 患者为进展性病程,临床表现为丧失自知力、情感迟钝、人际交往能力受损、社交能力下降和隐袭起病共 5 组核心症状。bvFTD 高发年龄为退休前,因行为问题突出,有较多的机会在精神科就诊,但确诊较少。主要原因可能在于:①对本病认识不足。尤其是在疾病早期,患者的认知功能损害可以不突出,由于发病经常在 50 岁前后,这并非传统意义上的痴呆发病年龄,不能准确识别。②临床表型复杂。有真正的 bvFTD,也有按现行的诊断标准可诊断,但疾病无进行性发展,影像学或认知评估也不符合 bvFTD 的特征,考虑为拟表型;③诊断标准的敏感性和特异性均有欠缺,和病理的符合率不高。总体看来,近年的诊断标准更新并未完全解决上述问题。

(岳玲　李冠军)

参考文献

[1] Taylor KI, Probst A, Miserez AR, et al. Clinical course of neuropathologically confirmed frontal-variant Alzheimer's disease [J]. Nat Clin Pract Neurol, 2008,4(4):226 - 232.

[2] Berman K, Brodaty H, Withall A, et al. Pharmacologic treatment of apathy in dementia [J]. Am J Geriatr Psychiatry, 2012,20(2):104 - 122.

[3] Gaugler JE, Ascher-Svanum H, Roth DL, et al. Characteristics of patients misdiagnosed with Alzheimer's disease and their medication use: an analysis of the NACC-UDS database [J]. BMC Geriatr, 2013,13:137.

[4] 车向前,谢心怡,王刚,等. 阿尔茨海默病及相关认知障碍基因检测的临床策略. 重庆医科大学学报,2021,7(46):804 - 808.

[5] Crutch SJ, Schott JM, Rabinovici GD, et al. Consensus classification of posterior cortical atrophy [J]. Alzheimers Dement, 2017,13:870 - 884.

[6] McKeith IG, Boeve BF, Dickson DW, et al. Diagnosis and management of dementia with Lewy bodies: Fourth consensus report of the DLB Consortium [J]. Neurology, 2017,89,88 - 100.

[7] 孟洁,崔诗爽,孟云霞,等. 2005 年路易体痴呆诊断标准与 2017 年新版诊断标准的临床

比较分析[J].诊断学理论与实践,2018,17(4):414-418.

[8] Flier W, Scheltens P. Use of laboratory and imaging investigations in dementia [J]. J Neurol Neurosurg Psychiatry, 2005,76(Suppl):45-52.

[9] Thompson AE, CLank, CN, Hardy CJ, et al. Two cases of food aversion with semantic dementia [J]. Neurocase, 2016,22(3):312-316.

[10] Ding J, Chen K, Liu H, et al. A unified neurocognitive model of semantics language social behaviour and face recognition in semantic dementia [J]. Nat Commun, 2020,11(1):2595-2607.

[11] Bermingham N, Cowie TF, Paine M, et al. Frontotemporal dementia and Parkinsonism linked to chromosome 17 in a young Australian patient with the G389R Tau mutation [J]. Neuropathol Appl Neurobiol, 2008,34(3):366-370.

[12] Chaunu MP, Deramecourt V, Buee-Scherrer V, et al. Juvenile frontotemporal dementia with parkinsonism associated with tau mutation G389R [J]. J Alzheimers Dis, 2013,37(4):769-776.

[13] Nabilsi NH, Deleyrolle LP, Darst RP, et al. Multiplex mapping of chromatin accessibility and DNA methylation within targeted single molecules identifies epigenetic heterogeneity in neural stem cells and glioblastoma [J]. Genome Res, 2014,24(2):329-339.

[14] Jia L, Du Y, Chu L, et al. Prevalence, risk factors, and management of dementia and mild cognitive impairment in adults aged 60 years or older in China: a cross-sectional study [J]. The Lancet Public Health, 2020,5(12):e661-e671.

[15] Chan KY, Wang W, Wu JJ, et al. Epidemiology of Alzheimer's disease and other forms of dementia in China, 1990-2010: a systematic review and analysis [J]. Lancet, 2013, 381:2016-2023.

[16] Reisberg B, Ferris SH, de Leon MJ, et al. The Global Deterioration Scale for assessment of primary degenerative dementia [J]. Am J Psychiatry, 1982,139(9):1136-1139.

[17] Jessen F, Amariglio RE, van Boxtel M, et al. A conceptual framework for research on subjective cognitive decline inpreclinical Alzheimer's disease [J]. Alzheimers Dement, 2014,10(6):844-852.

[18] 贾建平.中国痴呆与认知障碍诊治指南[J].北京:人民卫生出版社,2010.

[19] O'Brien JT, Thomas A. Non-Alzheimer's dementia 3 Vascular dementia [J]. Lancet, 2015,386:1698-1706.

[20] Seelaar H, Rohrer JD, Pijnenburg YA, et al. Clinical, genetic and pathological heterogeneity of frontotemporal dementia: a review [J]. Journal of Neurology, Neurosurgery & Psychiatry, 2011,82:476-486.

[21] Gustafson L. Frontal lobe degeneration of non-Alzheimer type. II. Clinical picture and differential diagnosis [J]. Archives of Gerontology and Geriatrics, 1987,6:209-223.

[22] Neary D, Snowden JS, Gustafson L, et al. Frontotemporal lobar degeneration A consensus on clinical diagnostic criteria [J]. Neurology, 1998,51:1546-1554.

[23] Neary D, Snowden J, Mann D. Frontotemporal dementia [J]. The Lancet Neurology, 2005,4:771-780.

[24] Knopman DS, Roberts RO. Estimating the number of persons with frontotemporal lobar degeneration in the US population [J]. Journal of Molecular Neuroscience, 2011, 45:330 - 335.

[25] Ratnavalli E, Brayne C, Dawson K, et al. The prevalence of frontotemporal dementia [J]. Neurology, 2002,58:1615 - 1621.

[26] Harvey R, Skelton-Robinson M, Rossor M. The prevalence and causes of dementia in people under the age of 65 years [J]. Journal of Neurology, Neurosurgery & Psychiatry, 2003,74:1206 - 1209.

[27] Borroni B, Alberici A, Grassi M, et al. Is frontotemporal lobar degeneration a rare disorder? Evidence from a preliminary study in Brescia county, Italy [J]. Journal of Alzheimer's Disease, 2010,19:111 - 116.

[28] Piguet O, Hornberger M, Mioshi E, et al. Behavioural-variant frontotemporal dementia: diagnosis, clinical staging, and management [J]. The Lancet Neurology, 2011,10:162 - 172.

第八章

其他认知障碍病例

脑淀粉样血管病

【题记】脑淀粉样血管病（cerebral amyloid angiopathy，CAA）是一种以 β 淀粉样蛋白沉积于颅内微血管（软脑膜动脉、皮质小动脉、毛细血管）为特点的神经系统变性疾病。急性脑血管意外，尤其是脑出血是 CAA 最常见的临床表现，但也有很多 CAA 的核心症状是认知障碍及其伴发的精神行为问题，容易被误认为 AD 的表现。本例中的老年人生活非常自律，注重养生，勤于锻炼，把血糖、血压、血脂都控制很好，最后还是出现痴呆，通过全面检查发现，这个患者属于 CAA 导致的血管性认知障碍。

【病史摘要】患者，陆某某，女，71 岁，已婚。陆阿姨是个退休教师，平时严于律己，特别注重养生，每天饮食按照"专家推荐"进食，不挑食，不暴饮暴食，更是注重锻炼身体，每天坚持散步半小时以上，还参加打拳活动，希望自己能健康长寿。但是家人发现患者近年来身体越来越虚弱，记性更是减退明显。2016 年开始出现明显记忆力下降，家里东西找不到，外出迷路，喜欢乱买东西。2017 年起性格改变，做事没耐心、急躁，在医院就诊无故要插队，当时外院神经内科医院诊断为痴呆，予美金刚 10 mg qn、多奈哌齐 5 mg qn、西洛他唑 50 mg bid。2018 年开始无法做家务，2019 年记忆力下降加重，不认识家人、叫不出家人名字，性格变化明显，患者病前温柔，现变得容易发脾气、打人，有时自言自语，说话口齿不清。2020 年的半年来完全丧失生活自理能力，大小便失禁，走失 2 次，在路上跟不认识的人打招呼。因患者有拒药、发脾气、打人，家属难以管理，来诊。

【既往史】10 年前行鼻窦炎手术，2011 年患者以头晕不适就诊，CT 检查发现左基底节区脑出血、脑萎缩，经诊治好转，无后遗症。个人史：无殊。家族史：

外婆诊断为痴呆。

【体格检查】欠合作,生命体征平稳,粗查未见明显异常。

【辅助检查】头颅 MRI:双侧放射冠及半卵圆中心腔梗灶,重度脑白质疏松,脑萎缩,双侧海马周围间隙增宽,双侧顶叶及小脑出血灶或铁沉积可能。海马 MRI:海马萎缩(双侧均为Ⅲ级)。

【精神检查】觉醒度可,因失语无法配合精神检查,表情呆滞,显得警惕,有冲动伸手欲冲撞他人的行为,给予轻声沟通,轻抚背部后,患者情绪逐渐平稳,能接受医生的善意喂水等行为,记忆、认知全面减退,无法回答自己的姓名,语言沟通欠畅,但部分肢体沟通尚能完成,情感反应平淡。患者目前已进入痴呆后期,生活完全需他人照料,意志要求缺乏,自知力无。

【诊治经过】患者入院后予促认知药物美金刚延缓认知功能衰退,合并小剂量抗精神病药物喹硫平控制情绪及行为症状。入院第一周病情控制欠佳,患者态度敌对,有时突发冲动,扔桌上的东西,甚至打人。一周后患者突然出现体温增高伴一侧膝关节明显肿胀,经骨科医生会诊,考虑关节炎急性发作,给予补液、抗炎及对症治疗后,患者关节肿胀改善,同时精神症状逐渐稳定。在病房治疗期间,患者失语明显,沟通困难,于是相关护理人员指导其进行非语言的交流,如轻抚背部,轻声细语地说话,保持微笑。一个月后患者病情稳定出院。患者出院后至某家养老院进行进一步护理,欲以阿司匹林改善脑缺血症状,患者出院后一个月因脑出血死亡。

【诊断】脑淀粉样血管病(cerebral amyloid angiopathy, CAA)。CAA 是老年人一种独立的脑血管病,临床特征以痴呆、精神症状、反复或多发性脑叶出血为主要表现。其脑出血为非外伤性,非高血压性脑出血。与本例患者多年前的脑出血表现一致。CAA 多起病在 60 岁后,平均发病年龄为 69.5 岁,发病率常随年龄的增高而增高。并常伴有 AD,文献报道 CAA 患者中 89% 有老年斑(SP)和神经纤维缠结(NFT)等 AD 病理变化,有时与 AD 难以区别。由于脑血管弥散性淀粉样变性,很多患者会出现不同程度的精神障碍和行为异常,表现为记忆力、定向力、计算力、综合分析能力障碍或有幻觉妄想,有的出现精神运动性兴奋状态或偏执状态。神经系统症状表现为言语困难、共济失调、肌痉挛等。这些表现与受损部位和脑血管病对不同脑区的影响有关。重要的鉴别手段还是看头颅磁共振的变化,尤其是磁敏感序列(susceptibility weighted imaging, SWI)中脑微出血的表现。

CAA 多呈散发性,少数为常染色体显性遗传,目前研究报道如 21 号染色体淀粉样前体蛋白基因的点突变引起的 CAA。本例患者有一定的痴呆家族遗传可能，但无法追溯。但是我们可以从患者如此自律的生活方式，却在相对年轻的时候(60 岁左右)出现脑出血，70 岁脑白质疏松达到重度，推测可能受遗传影响。

　　CAA 患者禁用抗血小板聚集药、抗凝药及溶栓药。CAA 也可引起缺血性卒中，有研究报道 23 例 CAA 患者，其中脑梗死 13 例，脑出血 9 例，痴呆 1 例。病理证实，脑血管的淀粉样浸润可导致血管腔狭窄，小动脉透明样变，狭窄性血管内膜增生，纤维蛋白样变性及纤维性阻塞。这些病变均可致使大脑皮层区局灶性缺血、梗死和软化。因此 CAA 患者有明显的脑小血管病，多发缺血灶，但是需禁用抗血小板聚集药等易引发出血的药物，以防严重脑出血，避免该患者的悲剧。同时 CAA 的脑外科治疗也应持慎重，因淀粉样物替代了血管的中层结构，影响了血管的收缩和止血过程，而易引起大出血。

　　【鉴别诊断】AD 痴呆，患者老年起病，认知功能下降进展缓慢，MRI 提示海马萎缩Ⅲ级，需排除该诊断。但是本例患者首先以脑出血为起病，之后渐出现记忆下降，尤其 MRI 提示"双侧顶叶及小脑出血灶或铁沉积可能"等明确的淀粉样脑血管病特征改变，且患者的 MRI 提示重度脑白质疏松，这也不是典型 AD 的特点，当然也不排除同时具有 AD 的相关病理改变。

点评

　　CAA 临床并不少见，老年人无高血压病史，内囊或丘脑部位以外的脑叶出血需要考虑此病，行 MRI－SWI 序列扫描观察到特征性微出血表现可以诊断此病。即便出现缺血性脑血管病的表现，CAA 患者也应禁用抗血小板聚集药、抗凝药及溶栓药，这些药物会导致严重的、难以控制的脑出血。

（岳玲，李霞）

伴有皮层下梗死和白质脑病的常染色体显性遗传性脑动脉病

　　【题记】伴有皮层下梗死和白质脑病的常染色体显性遗传性脑动脉病(cerebral autosomal dominant arteriopathy with subcortical infarcts and leukoencephalopathy, CADASIL)是位于 19 号染色体上的 Notch3 基因突变所致

的遗传性脑小血管疾病,属于常染色体显性遗传性疾病。表现为皮质下缺血事件,伴有皮质下梗死和白质脑病脑血管病,并导致进行性痴呆伴假性球麻痹。

【病史摘要】 郑某,女,1953年1月6日出生,大专文化,退休。家属诉:"10年前突发脑卒中,一边不好,后来两边不好,神志不清,反复脑梗有五六次,脑子糊涂,在脑梗后,这几年从来没有好过,2010年开始卧床,完全不能走动了,要抱她才坐起来。2010年就不说话了,那时候知道我是女儿,我喂她吃饭如果她不想吃会摇头。这10年中会摇头、点头,大小便不知道,复杂的都不知道,连1+1也不会算。后来在某医院做基因检测,做出来是CADASIL病。今年春节后再次脑梗死,这次就什么都不知道了,医生说她虽睁着眼但没有意识。"

郑某2009年9月就诊某医院神经内科就诊,病史显示脑梗死史2年,近1个月来左上肢活动受限,肩部疼痛,曾做头颅CT示"双侧基底节腔梗"。2011年11月就诊某医院,脑梗死、脑萎缩病史,近期烦躁,行动迟缓,懒动,食欲不振。诊断:脑梗后遗症,血管性痴呆。2013年1月5日反应迟钝、行动缓慢进一步加重,记忆力减退进展明显。2020年4月住院,出院诊断:癫痫,(急性)脑梗死,脑梗死后遗症,肺部感染。出院时仍反应迟钝,无法应答。

2020年5月因"多次脑梗后出现意识障碍近3个月"在某医院住院。入院查体:昏迷,恶病质,呼之不应。双眼向右凝视。出院诊断:脑梗死后遗症,血管性痴呆,症状性癫痫(继发性癫痫),意识丧失,肺部感染,气胸,重度贫血。

【既往史】 无高血压病史,十年前脑卒中史。个人史:再婚,育有一女。家族史:无脑血管病及痴呆家族史。

【辅助检查】 2020年6月28日颅脑磁共振平扫+血管成像(MRA):①左侧大脑半球大片脑梗死灶,部分软化,周围部分亚急性缺血灶改变,伴少许渗血不除外;②脑内多发陈旧性腔隙灶;③脑白质变性,老年性脑改变;④MRA示颅内动脉硬化,多发狭窄;左侧大脑中动脉未见显示,考虑闭塞。

基因检测证实Notch3基因突变。

【精神检查】 郑某平卧于床,鼻饲、吸氧中,睁眼,呼之不应,对任何刺激均无反应,已丧失言语理解、表达能力,无法交流,其认知功能严重缺损。

【诊断】 血管性痴呆(vascular dementia, VaD);伴有皮层下梗死和白质脑病的常染色体显性遗传性脑动脉病(CADASIL)。患者2009年被诊断为脑梗死,此后反复发作,并出现认知功能下降,表现为反应迟钝、记忆力减退等症状,病情逐渐加重,生活无法自理。2011年被诊断血管性痴呆,目前已丧失言语交流能力,长期卧床近10年。2020年6月出院诊断:脑梗死后遗症,血管性痴呆,继发性癫痫,意识丧失等。MRI 示左侧大脑半球大片脑梗死灶,部分软化,周围部分亚急性缺血灶改变,伴少许渗血不除外;脑内多发陈旧性腔隙灶;脑白质变性,老年性脑改变。本次精神检查,患者呼之不应,已丧失言语理解、表达能力,无法交流,认知功能严重缺损。其反复脑梗死,认知功能缺损生活不能自理约 10 年,影像学检查发现大血管及小血管病变,直至患病多年后行基因检测才得以确诊。

【鉴别诊断】此案例临床表现较典型,且已经获得脑影像和基因检测的支持,故不再多做鉴别。血管性痴呆的分型鉴别不易,临床比较多见的是大血管病变导致的脑梗死或者脑出血引起的痴呆,这类病例一般具有明确的高血压、糖尿病、肥胖或吸烟等高危因素,起病急,脑影像学检查发现与临床表现相对应,一般诊断不难。脑小血管病变引起的认知损害也比较常见,这些患者一般并无急性起病、阶梯样恶化的疾病特点,可以表现为类似 AD 缓慢起病的认知缺损,部分患者可有思维迟缓、情绪不稳等表现,可不伴有明显的神经科症状和体征,需借助脑影像学检查来鉴别,如前文的 CAA 病例的鉴别还需要特殊的脑影像扫描序列。

如果仅仅根据临床表现和脑影像学表现,这例患者笼统诊断为血管性痴呆也可。但需注意到这例患者无高血压、糖尿病等脑血管性高危因素,却反复脑梗死,虽干预也无明显疗效,直至严重痴呆,这个疾病的进展特点值得引起关注,需明确有无遗传性脑血管病的可能。本例患者多次脑梗最初也没有准确的病因解释,后来医生建议做基因检测,才得以确诊。

我们本来是去看这位老人的,等待并陪同我们进病房的是她的女儿,40 来岁,一身干练的职业装,知性优雅,思维敏捷。本来不知她也查过基因,她自己却说也是阳性。后来交流得知,她外语学院小语种毕业,事业有成,平时常在中亚那边忙项目。她也知道,CADASIL 目前没什么好办法,到了一定的年龄,或许 10 年左右她也会起病。希望医学能有些突破,否则她也恐怕难逃脱宿命。她不怨天尤人,只想尽量照顾好母亲,事业上也要打拼。很佩服她的心态。

点评

患者多次脑梗死,进展性认知障碍,目前已经是痴呆终末期,最终靠基因检测确诊。检测的一个副产品就是确定患者的女儿也存在 Notch3 基因突变。这是否会有伦理学争议,值得探讨。

(金金,李冠军)

散发性克雅氏病

【题记】克雅氏病（Creutzfeldt-Jakob disease，CJD）的病因是异常朊病毒（prion）在脑内大量沉积，造成脑弥漫性损害。临床上表现为快速进展性痴呆伴肌阵挛以及皮质性盲，患者的脑电图和 MRI 检查常有特征性发现，发病后一般 1 年内死亡。

【病史简介】患者，男性，62 岁，退休。明显糊涂，能力下降数月。患者为行政机关退休干部，本工作能力强。刚退休约 2 年。近几个月家人发现其能力明显下降，做简单事情也没有头绪。人整天糊里糊涂，像做梦一样。曾去上海某医院神经内科就诊，考虑痴呆、CJD 可能。进行脑电图、MRI 等检查（结果见辅助检查）。传染科专家门诊也考虑此诊断。家属为确诊来我院。

【既往史】体健。个人史：高中文化，性格较为内向。否认家族史。

【诊疗经过】第一次就诊记录（0 周）：患者由家属陪同步行进入诊室，行走较自如，双手有轻微不自主动作。仪表整洁，接触较为被动，言语少，注意力显得不够集中，有时需反复提问才能作答，但能简单交流，知道自己年龄，以及何时、在哪个单位退休。认知缺损比较明显。情绪平静，淡漠，对家属急切的情绪无明显反应。

第二次门诊（2 周）：行走已较为迟缓，需家人搀扶。整体感觉明显比首次就诊时明显恶化。注意力涣散，眼神游离。认知功能下降比较明显，时间、地点定向均较差，计算、执行功能检查不合作（无法完成），情感较为淡漠。

电话随访（5 周）：病情持续恶化，已经入住公共卫生中心传染科。患者不能行走，卧床，有时肢体抽动。吞咽也较为困难，医生建议鼻饲保证营养摄入。

【末次电话随访】患者住传染科约 2 个月后死亡。

【辅助检查】EEG：双侧见弥漫性高幅 θ 波、δ 波、尖波、尖慢波、三相波发放。MRI：见图 8-1。

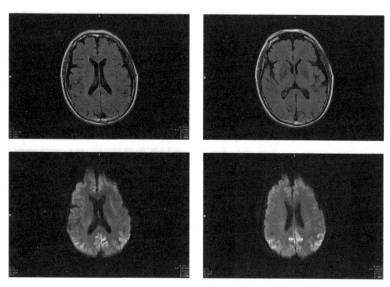

图 8-1 MRI 提示枕叶皮层高信号，呈飘带征

【诊断】患者老年前期发病，表现为进展很迅速的痴呆，本患者自起病到表现严重的痴呆状态仅仅数月，进展非常迅速。病程中早期出现行走迟缓、抽搐和吞咽困难，提示患者伴有肌阵挛表现。病程中未能观察到皮质盲相应表现。本患者临床表现、转归，其 EEG 发现三相波发放，MRI 枕叶皮层高信号呈飘带征均支持 CJD 诊断，尽管这例患者缺少基因检测以及脑病理检测结果，临床诊断还是很明确的。无家族史、无外源性以及医源性感染因素，考虑散发性 CJD 病例，较为罕见。

【鉴别诊断】

1. CJD 是什么病？

CJD 属于罕见病，有数个亚型。在英国流行可怕"疯牛病"的时代，人们才对这组疾病有更多的了解。CJD 来精神科就诊者更少，但病房里却连续碰到好几个病例，其中还有经基因诊断确诊过罕见的致死性家族失眠病（fatal familial insomnia，FFI①）患者。CJD 病因是基因突变、感染性或医源性原因导致异常 prion 在脑内大量沉积，造成脑弥漫性损害。Prion 能耐受一般的高温消毒，所以沾染 prion 的器械都要特殊处理，也有医源性感染的病例报道。虽然和 CJD 患者进行一般的接触并不会传染，但这种病完全无治疗，就像上述这个病例迅速进

---

① 致死性家族失眠病是 prion 导致的严重且罕见的家族性疾病。其表现包括失眠、睡眠相关的呼吸困难以及与睡眠相关的不自主运动；快速进展性痴呆（RPD），伴或不伴有共济失调、锥体束征或锥体外系症状/体征以及精神症状；高血压、出汗、心动过速、呼吸不规律以及构音障碍等。

展的结局,依据研究,快速进展性痴呆中有较大比例属于 CJD。

那时,病房曾收到一位老年女性,表现身体消瘦,状态恶化,快速痴呆,入院后表现明显的意识问题,双手摸索动作,肌张力增高,当时也做了脑电图,未看到明显的三相波,临床考虑 CJD 可能。对疑似患者,脑脊液 14-3-3 蛋白检测有辅助诊断意义。医生腰穿还是会很小心,记得那时也联系好了某单位可以送检脑脊液。这个患者因肌张力高,体位不能很好配合,当然,腰穿技巧也不够娴熟,没能做出来。后来,我们想请神经内科会诊医生协助腰穿,他果断拒绝。

这个患者眼看病情日益恶化,医院也拿不出有效的办法。后来就决定出院回到当地,回去后再等上海某知名神经内科教授去当地查房时把关,后来这位教授也同意我们的诊断。数月后,患者病逝。

那之后,可能比较注意这样的案例。有外地过来的患者,其临床表现挺像 CJD,限于门诊的条件,建议她到神经内科就诊。其后未随访到这个患者。记得陪诊的子女说,她们家是养奶牛的,而且说村里养牛的人家有好几个生这种病。无法获得准确的情况,挺可惜的。当时国内并未见有养牛户聚集性 CJD 的报道,这个病又如此罕见,或许只是像吧。

2. CJD 典型影像学表现

MRI-DWI 序列 2/3 的患者有皮层和深部灰质(纹状体、丘脑或两者)信号异常,1/4 的病例仅有皮层异常。国内研究 15 例 CJD 的 MRI 表现:在常规 T_1WI 和 T_2WI 序列上均未见明确特异性改变。在 DWI 序列上双侧豆状核高信号 3 例,一侧豆状核或尾状核头部高信号 7 例,一侧或两侧顶叶和(或)枕叶皮层高信号 15 例,伴有一侧额叶皮层高信号 6 例。3 例 5~8 月后复查 MRI 扫描:DWI 序列上基底节及大脑皮层高信号基本消失,但两侧脑室及皮层脑沟显著扩大,呈现脑萎缩改变。

点评

CJD 属于罕见病,快速进展性痴呆伴震颤、肌阵挛和 MRI 飘带征,要高度怀疑 CJD。本患者起病后快速进展,甚至时隔 2 周其行走能力就有明显下降,发病至死亡也仅半年多的时间。其症状、脑电图和 MRI 表现均支持 CJD 的诊断。

(李伟,李冠军)

家族致死性失眠症

【题记】家族性致死性失眠症(familial fatal insomnia，FFI)是一种常染色体显性遗传疾病，主要表现为局限于丘脑核团的神经元变性，以及进行性失眠症和自主神经功能障碍。FFI 是由朊蛋白(Prion，PRNP)基因 D178N 突变引起的，根据 2006 年的监测数据，约占我国遗传性朊蛋白病的一半。

【病史摘要】患者，男性，51 岁，右利手，小学学历，因记忆障碍就诊于我院老年科。入院前 9 个月，家人开始混着出现记忆力减退和性格改变(安静和冷漠)，入院前 7 个月，患者的认知功能迅速恶化，手、颈、肩有阵发性抽搐，出现幻视、失眠和暴食。当地医生予卡马西平、奥氮平和多奈哌齐控制症状，由于出现皮疹，改用丙戊酸钠，患者的发作性抽搐、幻觉、失眠等症状得到部分缓解，但认知功能障碍、人格改变仍然存在。在当地医院住院时，体检发现轻度的运动迟缓和笨拙。简易精神状态检查(MMSE)发现在定向(3/10)、注意力和计算(1/5)、记忆和回忆(3/6)方面有严重损伤，而在语言方面没有明显损伤(9/9)，总分为 13 分。常规血液学和肝肾功能、甲状腺功能、肿瘤标志物均无异常。外周静脉血自身免疫指标均正常，胸片和腹部 CT 均在正常范围内。脑脊液检查(蛋白质、葡萄糖和细胞计数)正常。脑电图呈间歇性弥漫性慢波(图 8-2)，头部磁共振成像(T_1 和 T_2)，没有明显异常，但弥散加权成像显示右额叶皮质有轻微的高信号强度(图 8-3)。因不能排除自身免疫性脑炎，大剂量皮质类固醇治疗无效。在当地医院住院 27 天后出院，症状持续加重，出院 4 天后因记忆力差、行动迟缓、言语困难、步态不稳和失眠加重收入我科。

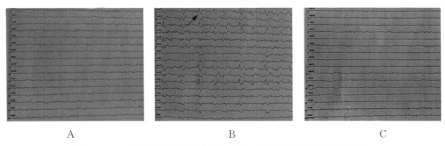

A	B	C

图 8-2　本病例、典型病例和正常对照脑电图(从左至右)

A. 本病例在症状出现后 7 个月，不典型脑电图表现为间歇性 $50\mu V$ θ 波和 $40\mu V$ δ 波；B. FFI 患者典型的脑电图表现为多个由 $20\sim40\mu V$ θ 波和 $100\mu V$ δ 波组成的三相波，如箭头所示，在前颞区占主导地位；C. 正常脑电图显示 $10\mu V$ α 波为主要背景

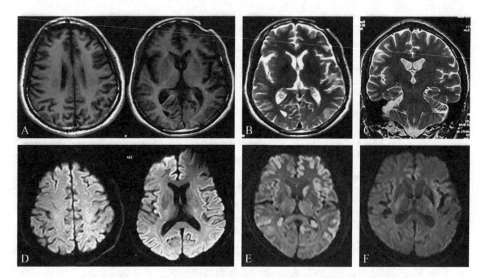

图8-3 本病例、典型病例和正常对照 MRI(从左至右)

说明:本例 T$_1$ 加权水平轴(A)、T$_2$ 加权水平轴(B)、T2 加权冠状轴(C)脑 MRI 未见明显异常,但弥散加权水平轴(D)MRI 显示额叶皮质轻度高信号,以右额叶受累为主,如箭头所示。FFI 患者(E)典型的弥散加权 MRI 表现为沿大脑皮质呈明显的高信号,以"丝带征"为主,位于额颞叶,如箭头所示。正常弥散加权水平轴位(F)MRI 未见明显异常

【既往史】发病前 2 个月腰椎手术史。个人史:小学毕业,商人,工作能力好;已婚,家庭关系可。病前性格:暴躁。

【家族史】父亲、叔叔:均在 51 岁时发病,症状与患者相似,1 年内死亡,未确诊。堂姐(患病叔叔所生):40 岁左右表现精神异常,数年后死亡,具体不详。堂兄(患病叔叔所生):在 22 岁左右发病,表现精神异常、痴呆,1 年内死亡,具体不详(图 8-4)。

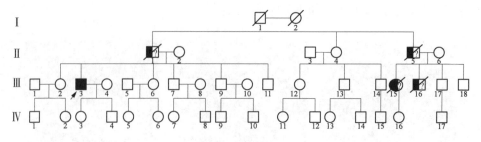

图8-4 遗传家系图

说明:先证者用箭头表示(Ⅲ-3),三名男性患者(Ⅱ-1、Ⅱ-5、Ⅲ-16)曾表现出与先证者相似的临床表现,并在一年内死于快速进展性痴呆。一名女性患者(Ⅲ-15)患有精神病和情绪症状,几年内死亡。其他亲属均无临床症状

【入院神经系统检查】病史中存在阵发性双手及颈肩部抽动,双上肢协同肌张力增高,姿势性震颤。双侧膝反射亢进,右下肢 Babinski 征不持续。四肢共济运动差,直线行走不能。双上肢摸索动作,饮食明显增多。

【入院精神检查】觉醒状态,接触差,简单对答。病史中存在幻视、言语性幻听;思维迟缓,内容贫乏,情感反应平淡,意志要求下降,认知功能明显下降。MMSE 8 分,定向 0 分,记忆 3 分,计算 1 分,回忆 0 分,语言 4 分。

【辅助检查】常规实验室检查未发现明显异常。患者的 MMSE 总分为 8 分,在定向(0/10)、注意力和计算(1/5)、记忆和回忆(3/6)和语言(4/9)方面表现出严重的障碍。在蒙特利尔认知评估测试(MoCA)中,患者总分 5 分,在视觉结构(0/4)、交替线(0/1)、回忆(0/5)、注意力和计算(2/6)、语言(3/6)、抽象(0/2)和定向(0/6)方面有明显异常。由于患者不合作,未完成头颅 MRI 成像和多导睡眠图检查。

从外周血白细胞中提取基因组 DNA,一代测序显示 PRNP 基因 178 密码子处发生错义突变,导致天门冬氨酸(Asp)被天门冬酰胺(Asn)取代,并且 PRNP 基因的密码子 129 处存在蛋氨酸(Met)的多态性(图 8-5)。

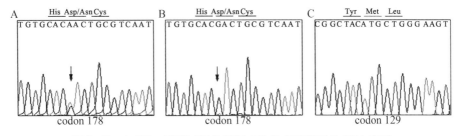

图 8-5　患者和对照组 PRNP 基因 178 位点密码子的 DNA 序列

说明:患者(A)和对照组(B)PRNP 基因 178 位点密码子的 DNA 序列。患者(C)PRNP 基因 129 位点 DNA 序列。红色箭头表示点突变,导致 GAC(Asp)在 178 位点被 AAC(Asn)取代。对照组的 GAC(Asp)在 178 位点处为纯合序列。本病例 PRNP 基因的 129 位点处显示为 Met

【诊断】快速进展性痴呆;家族致死性失眠症(FFI)。因患者家族史非常显著,几位亲属均出现过相似的认知和行为问题。他父亲和叔叔均于 50 岁发病,1 年后死亡,故我们考虑给患者行基因检测,基因检测的结果确定了家族致死性失眠症(FFI)的诊断。

【鉴别诊断】

1. 基因突变位点

家族致死性失眠症(FFI)和家族遗传性克雅氏病(CJD)这两种在临床和病

理上有所区别的疾病,但都与 PRNP 基因 D178N 位点突变有关。D178N 突变导致 FFI 或 CJD,取决于密码子 129 处氨基酸的多态性。PRNP 突变 D178N/Met129,结合快速进展性痴呆,即在疾病早期出现严重的失眠,可最终诊断为 FFI。

2. FFI 的临床特征

病程早期即出现的严重失眠,丘脑和下橄榄有明显损害。但多个遗传家系报告,可表现为其他神经系统症状,而无明显失眠。从临床角度来看,我们的患者在疾病早期表现为可治愈的失眠,中期失眠加重,晚期才出现不可治疗的失眠。故 FFI 需要综合患者的临床症状和辅助检查进行诊断。

3. FFI 和 CJD 的关联

两者可能是一个疾病谱系的两个极端,并不是两个离散和独立的实体。遗传性朊蛋白病可能不容易诊断,并可能在临床上被错误地归类为其他疾病,故 PRNP 基因筛查对于快速进展性痴呆是必要的。

点评

患者从认知功能正常迅速恶化为重度痴呆,提示了快速进展性痴呆的可能。患者无论临床症状(顽固性失眠最后期才出现),还是辅助检查(脑影像及脑电图等),都缺少特征性的指示作用。从疾病的占比角度来看,快速进展性痴呆中,有 62% 的患者属于 prion 病,38% 的非 prion 病患者中,神经退行性疾病占 39%,自身免疫性疾病占 22%,不明原因占 12%。尽管朊蛋白的占比更高,我们仍需要多考虑可治性疾病,例如本例中予大剂量激素诊断性治疗。患者最终的精准诊断,主要是由于丰富的家族史,最终只检测 PRNP 基因,即完成了确诊。

（孙琳，李霞）

抗 NMDA 受体脑炎

【题记】抗 N-甲基-D-天冬氨酸(N-methyl-D-aspartate, NMDA)受体脑炎是自身免疫性脑炎中最常见的一种类型,为 NMDA 受体抗体介导的一种自身免疫性疾病。2007 年 Dalmau 等首次在脑炎患者体内发现海马和前额叶神经细胞膜的抗 NMDA 受体抗体,将该类脑炎命名为抗 NMDA 受体脑炎。NMDA 受体广泛分布在海马、皮层、基底节、丘脑等部位,可调节神经元的存活,调节神经元树突、轴突结构发育及参与突触可塑性的形成,在神经元回路的形成中也起着关键作用,是学习与记忆过程中重要的受体。其功能异常可引起认知障碍和精神异常等临床表现。

【病史摘要】患者,女性,43 岁。右利手,小学学历。因"记忆力减退伴失读 1 周"于 2020 年 11 月 15 日入院。患者于 2020 年 11 月初无明显诱因下出现高热,最高体温 38.5℃,伴有头痛。无胸闷、胸痛,无恶心、呕吐,曾自行服用退烧药(具体用药名称剂量不详),后体温恢复正常。1 周后出现记忆力减退,部分字不认识,计算力下降,2020 年 11 月 8 日 14 时 33 分到至当地医院急诊就诊,查头颅 MRI/MRA:左侧颞叶急性脑梗死,双侧大脑中动脉节段性轻-中度狭窄。诊断脑梗死,抗血小板、他汀、脑保护等治疗,病情无明显好转,转至我院。以"中枢神经系统感染"收入病房。

【既往史】有高血压病史 1 年余,平素服用厄贝沙坦氢氯噻嗪 1 粒 qd,血压平时最高血压 150/90 mmHg。个人史、婚育史、家族史无殊。

入院神经系统检查:神志清,颅神经未见异常,四肢肌力肌张力正常。双侧膝腱反射对称,双侧巴宾斯基征未引出。浅深感觉正常,共济运动正常,自主神经功能正常,脑膜刺激征阴性。

【入院精神检查】觉醒状态,接触差,简单对答。思维迟缓,内容贫乏。情感反应平淡,意志要求下降。认知功能明显下降,MMSE 16 分,定向力 8 分,记忆力 2 分,计算力 2 分,回忆力 0 分,语言 4 分。

【诊疗经过】2020 年 11 月 16 日病人在我科再次接受常规的实验室检查。血常规:WBC 6.4×10^9/L,RBC 3.30×10^{12}/L↓,Hb 83 g/L↓,PLT 347×10^9/L,N% 67.8%。生化检验:肝功能(-)、肾功能(-)。血糖:FBG 7.61 mmol/L↑,HbA1c 6.90%↑。肿瘤指标女性:CA125 156.20 U/mL↑,CA199 45.45 U/mL↑,NSE 17.55 μg/L↑,CA50 27.20 IU/ML↑。免疫检验报告:血清 κ 轻链 3.89 g/L↑,血清 LAMBDA 轻链 2.69 g/L↑,尿 κ 轻链 35.00 mg/L↑,尿 λ 轻链 8.56 mg/L↑。脑脊液常规:脑脊液无色,性状微混,无凝固物,潘氏实验阴性,脑脊液白细胞 1×10^6/L,脑脊液红细胞 1290×10^6/L,新鲜红细胞 97%,皱缩红细胞 3%。脑脊液生化:脑脊液氯(干式)123 mmol/L,脑脊液糖(干式)5.00 mmol/L↑,脑脊液蛋白(干式)0.41 g/L。人类免疫缺陷病

毒抗体检测（胶体金法）、丙型肝炎病毒抗体（胶体金法）、梅毒螺旋体抗体检测（胶体金法）未见异常。

【辅助检查】 颈动脉彩超（20150647）：双侧颈动脉硬化伴右侧斑块形成。颈动脉 CTA：颅颈部动脉轻度粥样硬化改变，左侧胚胎型大脑后动脉。心脏超声、产科超声、上腹部 CT、心脏 Holter、ABPM 未见明显异常。

脑 MRI 报告：左侧颞叶海马区片状异常信号，T1WI 低信号，T2WI、FLair、DWI 高信号，增强扫描未见明显强化。双侧额顶叶斑点状 T2WI、FLAIR 高信号影，各脑池及脑室无扩大。脑沟回清晰、无明显增宽，中线结构无移位（图 8-6）。脑电图为非特异性异常脑电图（图 8-7）。

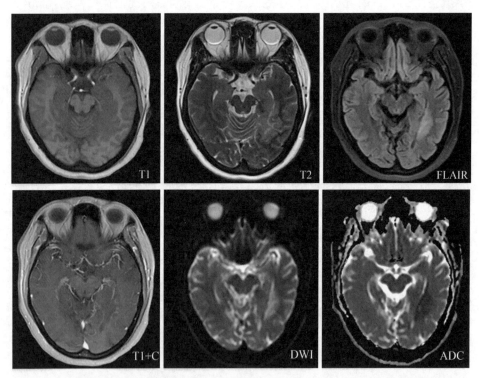

图 8-6　左侧颞叶海马区片状异常信号，T1WI 低信号，T2WI、FLair、DWI 高信号，增强扫描未见明显强化。双侧额顶叶斑点状 T2WI、FLAIR 高信号影，各脑池及脑室无扩大。脑沟回清晰、无明显增宽，中线结构无移位

外送自身免疫性脑炎抗体检测：脑脊液 NMDA 受体抗体 IgG（＋＋），血清：NMDA 受体抗体 IgG（＋）。

【诊断】 因患者有前驱感染史，后出现记忆和部分失读等认知问题。脑电图

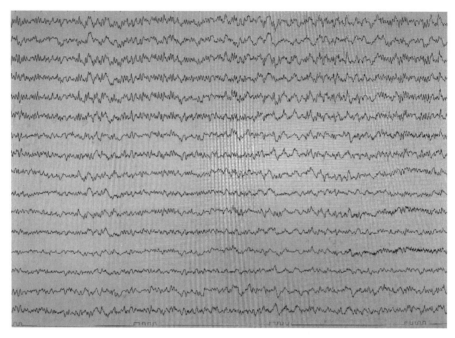

图8-7 脑电图上基本电活动为低-中电位6~7次/秒的θ活动,条幅不规则,视反应存在。两半球见低-中电位θ活动、δ活动,尖波、尖慢复合波散在或呈段发放,过度换气时呈增多趋势,左右侧脑电活动大致对称

弥漫性慢波改变,脑 MRI 左侧颞叶海马区病变,脑脊液和血清自身免疫性脑炎抗体检测 NMDA 受体抗体 IgG 阳性。因此确定抗 NMDA 受体脑炎的诊断。

【鉴别诊断】

1. 抗 NMDA 受体脑炎发病机制

抗 NMDA 受体脑炎由自身免疫机制引起,主要累及边缘系统。80% 的患者为女性,其中 52% 女性患者伴有肿瘤,多为畸胎瘤,故需进行超声、CT 等影像学检查,以确定是否存在肿瘤。本例患者超声、CT 检查等均未发现异常。除了伴发肿瘤外,也可与病毒感染、自身免疫性疾病等有关。

2. 抗 NMDA 受体脑炎的临床特征

NMDA 受体脑炎病程可分为 3 个阶段:首先是病毒感染样症状的前驱期,如头痛、低热、恶心等非特异性症状。在病毒感染后,体内通过分子模拟机制诱发抗 NMDA 受体的自身抗体的形成,继而通过自身免疫反应损伤脑皮层海马等部位。后出现精神症状,如攻击性、睡眠和行为改变;最后是神经系统症状,包括抽搐、失语、口唇运动障碍、自主神经不稳定和意识水平紊乱等。

抗 NMDA 受体脑炎的诊断需结合病史、临床表现、脑电图及脑脊液检查等,检测血清和脑脊液的抗 NMDA 受体抗体是较为有效的手段,症状更严重且伴有恶性肿瘤患者的抗体滴度更高,女性患者的抗体滴度更高。脑脊液常规检查一般无特异性,可有炎性改变,多为淋巴细胞增多,部分蛋白增高,糖及氯化物正常,偶可见寡克隆区带。脑电图可以正常,也可在弥漫性高波幅 δ 慢波活动基础上叠加节律性 β 活动。影像学检查无特异性,半数患者可有 FLAIR 或 T_2WI 皮层(大脑、小脑)、皮层下(海马、基底节、白质、脑干、极少数脊髓)高信号。

3. 抗 NMDA 受体脑炎治疗要点

患者在发现肿瘤后尽早切除肿瘤,免疫治疗包括皮质类固醇、血浆置换、IVIg 等。一线治疗包括静脉滴注甲泼尼龙、免疫球蛋白或血浆置换,二线治疗包括利妥昔单抗和环磷酰胺。75% 的患者神经功能恢复至基线水平,脑脊液及血清的抗体滴度可用来评估恢复程度,10%～29% 的患者出现复发,85% 的患者记忆力、注意力及执行力缺陷会持续多年。该病的平均病死率为 7%,主要的死因是自主神经功能紊乱、长期住院导致的并发症等。

该例患者确诊为抗 NMDA 受体脑炎后,给予糖皮质激素冲击治疗(甲泼尼龙 1000 mg/d,静脉注射连续 3 天后减量为 500 mg/d,连续静注 3 天后改为口服泼尼松并逐渐减量)。静注人免疫球蛋白(0.4 g/d),连续 5 天。治疗半月后病情明显好转,MMSE 提高至 24 分。

点评

在临床医生对自身免疫性脑炎认识不足,或不具备检测相关抗体条件下,诊断抗 NMDA 受体脑炎是个难题。随着对该疾病认识的逐步提高及抗体检测水平的进步,临床检出率逐渐增高。但其首发症状多变,给临床诊断带来挑战。本例患者初始即误诊为脑梗死,延误了治疗。部分患者病程进展快,病死率高,故早期诊断治疗尤为重要。临床医生应熟悉和掌握抗 NMDA 受体脑炎的各种早期表现,动态监测脑电图及血、脑脊液自身抗体检测,早期启动免疫治疗,以改善患者预后。

(刘雨,付剑亮)

有机溶剂中毒性脑病

【题记】装修是我们日常生活中熟悉的一个场景,无论是新房还是二手房,在入住之前,总是要装修下。其中油漆是很常见的装修材料,家具、墙面等很多地方都用到油漆,如果油漆质量不好,刺鼻难闻的气味总会让我们避之不及。油漆对身体健康有什么危害? 会把人变傻吗? 下面给大家呈现一桩油漆让人变傻、走路不稳的病例。

【病史摘要】熊先生,58 岁,务农。无烟酒不良嗜好。平素体健,因为基本没有农田可耕,就在朋友的装修队干活。2020 年 6 月开始主要是给家具刷油漆。防护意识较差,在工作时基本没有做任何专业防护,仅仅戴着一个薄薄的口罩。起初油漆的刺鼻气味,让熊师傅胃口变差,但因为收入还不错,就坚持做下去了。随着时间的推移,刺鼻的气味也逐渐习惯了。

时间到了 2021 年 1 月份,家人发现熊先生的反应较前变慢了,走路也不稳,但未引起足够重视。时间过得很快,当年 5 月开始,熊先生有时候胡言乱语,答非所问。家人才带他到附近医院就诊,但医生不知道是什么病。5 月中旬,熊先生走路过程中竟然跌倒了,X 线片显示右侧第 7、8 前肋骨骨折,在当地医院住院治疗,未做手术。出院后,熊先生的反应变得更加迟钝,语言能力也变差,不能很流畅地表达自己的意思。走路像老了 10 岁一样,慢吞吞还不稳,到此才引起家人的重视。2021 年 5 月下旬来我院就诊。5 月 25 日脑 MRI 显示脑干、双侧大脑半球及脑室周边大片状异常信号灶(图 8-8),考虑脑白质病变,住进了病房。

【既往史】平时体健,几乎不进医院。个人史:初中文化,务农为主,病前从事装修和油漆工作。已婚,育有一子。家族史无殊。

【入院体格检查】生命体征正常。发育正常,营养良好,正常面容,神志清,对答欠切题,查体欠合作。语速慢,构音不清,反应慢。智能检查:MMSE 13 分,MOCA 10 分。精神淡漠,情绪低落。双侧鼻唇沟对称,伸舌居中。四肢肌张力正常,肌力检查不合作。无病理征,无脑膜刺激征等。

入院后完善辅助检查。颈部血管多普勒超声提示双侧颈动脉斑块形成,斑块为混合回声,未引起管腔狭窄。颈动脉 CTA 提示颅颈部动脉轻度粥样硬化,无大血管狭窄。心脏超声提示主动脉瓣老年性钙化二尖瓣反流(轻微-轻度)三尖瓣反流(轻度)。脑电图以弥漫性慢波为主。腰椎穿刺脑脊液压力正常,白细

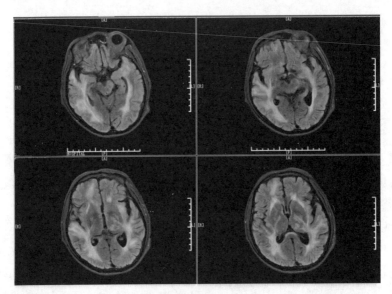

图8-8 MRI显示脑干、双侧大脑半球及脑室周边大片状异常信号灶

胞正常,蛋白高于正常(0.99 g/L)。副肿瘤抗体等检测阴性。6月1日做了脑MRI强化扫描(图8-9),没有发现占位效应。

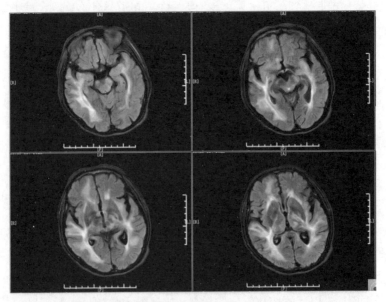

图8-9 脑干、双侧大脑半球及脑室周边大片状异常信号灶,考虑脑
　　　白质病变、炎性脱髓鞘性病变可能

【诊断】就上述临床资料来看,患者反应迟钝、走路不稳和脑白质广泛性病变有关。但病因是什么呢? 就该患者白质病变的原因进行疑难讨论。基于辅助检查结果,有两种意见,一是认为可能是有机溶剂中毒性脑病,因为患者毕竟有油漆密切接触史,且没有其他病因。另一意见则认为患者密切接触油漆时间不长,不足以引起中毒,需要考虑到脑淋巴瘤、血管炎等可能。

为了明确病因,我们动员患者做了脑活检。从左侧顶枕部脑组织取材,病理诊断:电镜下见神经纤维在部分区域内密度减低,或缺失呈空泡,伴少量薄髓鞘形成,可见个别神经元固缩变性,少数轴索内中间丝排列紊乱、轴索皱缩或线粒体肿胀。未见典型异常溶酶体蓄积以及平滑肌细胞周围 GOM 颗粒沉积,也未见显著轴索球样变或异型细胞浸润(图 8 - 10)。个别血管周围炎细胞浸润,不符合血管炎改变。没有发现脑淋巴瘤样病理改变,除外脑淋巴瘤。通过上述相关检查,脑白质病变确定为有机溶剂中毒性脑病。

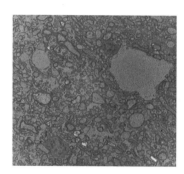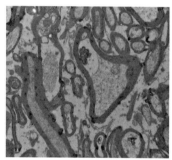

图 8 - 10 左侧顶枕部脑组织活检电镜图片

【鉴别诊断】

1. 原发性中枢神经系统淋巴瘤

这是一种仅存在于中枢神经系统的淋巴瘤,是一种 B 细胞非霍奇金淋巴瘤。本病高发于 45~80 岁,病情进展迅速,一般半年死亡,其临床表现以迅速进展性痴呆为主,表现为注意力减退、记忆差、性格改变,认知损害日益加剧,可伴有焦虑、幻觉妄想等精神行为异常及局灶性症状和颅内压增高。MRI 示大片广泛无占位效应的脑室旁白质、深部白质损害,甚至累及小脑和脑干。本病确诊依赖脑活检以及病理,上述患者排除此诊断。

2. 有机溶剂中毒

有机溶剂在现代工业生产中应用广泛,在日常生活中也容易接触到。油漆含有甲苯、二甲苯及二氯乙烷等有毒物质,因其高亲脂性和易挥发性既容易通过皮肤黏膜、呼吸道吸收进入人体,又极易通过血脑屏障沉积在丰富脂质的脑组织中。在中枢神经组织中,髓鞘的含脂量达70%以上,高亲脂性的有机溶剂容易破坏神经髓鞘组织。工作场所通风条件差,生产环境中有机溶剂浓度高,工人防护意识淡薄及防护设备不到位等,都是诱发有机溶剂中毒性脑病的原因。

有机溶剂中毒性脑病的临床表现:本病表现多样,缺乏特异性。部分患者呈急性或亚急性起病,首发症状以头痛、头晕、恶心、呕吐、乏力等非特异性症状为主,部分患者表现为反应迟钝、认知功能减退、肢体无力及步态不稳等。

诊断主要依靠明确的有机溶剂接触史,有神经系统损坏症状和体征,影像学上存在脑白质损害表现,并排除其他可引起类似的临床或影像学表现的疾病。常规生化、脑电图、脑脊液检查不具特异性。影像学检查在诊断和鉴别诊断上有一定价值。头颅MRI主要表现为脑室旁、半卵圆中心受累为主的多灶性白质损害或弥漫对称受累的幕上白质病。慢性中毒者可见皮层及小脑萎缩。

急性有机溶剂中毒性脑病患者以对症支持治疗为主,对于重症患者予以早期、大剂量、足量及足疗程糖皮质激素。同时可给予甘露醇降低颅内压、自由基清除剂、营养神经细胞等控制症状、防止病情恶化,病情稳定后可高压氧及康复治疗。慢性中毒性脑病患者治疗效果较差,本例患者虽经脱水剂、激素等治疗,临床症状无明显改善。

点评

　　本例患者诊断并不容易,对接触史的分析结合脑影像学以及神经活检的资料,才得以确诊。因为有机溶剂中毒多来自防护条件较差的小工厂或装修队,因此加强认识,对需要使用油漆、涂料、黏合剂、染料、皮革等材质的场所重点监管。重视作业环境的防护、提高劳动者的防护意识,减少有机溶剂中毒性脑病发生。早期发现、早期停止毒物接触是本病防治的关键。

（刘雨,付剑亮）

酒精戒断综合征及相关痴呆

【题记】酒精使用除成瘾、急性醉酒和病理性醉酒等常见问题之外,和精神科密切相关的还包括其他酒精相关精神障碍,如幻觉症、精神分裂症样障碍。长期大量饮酒,也会导致明显的认知缺损,正如这个病例。

【病史摘要】患者闵某,男性,49岁,初中文化,已婚。因长期饮酒后记忆减退6个月,言行紊乱半个月,于2013年7月5日第2次入院。

患者20余年前开始大量饮酒,每晚一瓶黄酒,当时能正常从事电工工作,个人生活自理。去年起患者在盐城做工,开始饮白酒,每天500g。2013年1月份,患者开始出现记忆减退,经常丢三落四,在家乱翻东西,找到了又说"不可能,怎么会"。打电话时拿起电话却说不出来,并有双手不自主抖动。2013年5月曾至太仓市第一人民医院行头颅CT检查未见明显异常,遵医嘱逐渐减少酒量,改为1~2瓶啤酒。两周前患者症状加重,尚能独自去盐城工作,但1周后其领导让其先回家看病,从盐城回到太仓,但电话中讲不清楚要家人到何处接他,较急躁;同时有眠差,不肯进食,言语行为衰退,不能正常交流,个人生活需人协助料理。大约1周后某晚自己烧了菜,喝了一瓶啤酒次日晨一直"昏睡",叫不大醒,这种情况一直持续到第3日,但醒后讲话吞吞吐吐,只说片段的普通话,家人难以听懂。于2013年6月28日首次入我院,诊断为"酒精所致精神障碍",予以奥沙西泮,再普乐及营养神经药物口服治疗,予以地西泮静滴维持,能量及保肝药物静滴治疗。治疗3天后家属要求自动出院,症状无明显好转,仍有语言零乱、傻笑,及行为紊乱。近1周来患者出现无故外跑、被关在屋里时不顾危险想跳窗、砸坏家里大门、整晚不睡觉等。家属觉难以管理送入我院。病程中无发热昏迷抽搐史,半年前患者出现性格改变,脾气变得暴躁。

【既往史】2011年诊断为肾结石至上海行体外冲击波碎石术。半年来性格改变明显,没有治游史及肝昏迷史。个人史:嗜酒,每天500g白酒,2周前已停止饮酒。家族史:无特殊。

【查体】神清,BP 106/74 mmHg,HR 84次/分,皮肤黏膜无黄染,浅表淋巴结未及肿大,瞳孔等大圆,对光反射敏。伸舌居中。心肺听诊无异常,腹平软,无压痛、反跳痛。四肢活动自如,肌力、肌张力正常,病理征未引出,闭目难立征阴性,指鼻实验不合作。

【精神检查】意识清,貌整,接触差,注意力不集中,东张西望。情感反应不协调,阵发性傻笑,语言零乱,无法有效交流,问边上妻子是他什么人,回答"边上的",物品、手指命名困难,言语复述流利。存有刻板言语,不断重复"好的,好的",并一改说方言的习惯,讲零碎破裂的普通话,对言语障碍并无痛苦或焦急体验自知力不存。

【辅助检查】 血常规、血生化无明显异常。叶酸 2.34 μmol/L(参考值 3.10~17.5),铁蛋白 533.7 μg/L(参考值 34~490),FT$_3$、FT$_4$、TSH 正常,神经元烯醇化酶正常,心电图、脑电图、胸片正常。B超:肝损害,右肾囊肿,右肾小结晶。头颅 CT(一),头颅 MRI:左侧顶枕叶异常信号,两侧放射冠区少许缺血灶。

【治疗经过】维生素 B$_1$ 10 mg tid,复合维生素 B 两片 tid,维生素 B$_{12}$ 0.5 mg qd,胞磷胆碱胶囊 0.2 g tid,奥氮平 15 mg qn,多奈哌齐 5 mg qd。

【诊断】震颤谵妄及戒断综合征,酒精性痴呆。该患者既存在急性脑器质性症状群、谵妄状态(震颤谵妄和戒断综合征)、发作性不计后果的冲动行为和睡醒节律障碍(谵妄特征),也存在慢性脑器质性症状群,记忆、智能障碍和人格改变及社会功能及生活能力衰退或丧失;其病程属于慢性基础上的急性加重(谵妄)。结合其精神检查:接触差、注意力不集中、词语单调刻板重复,语言凌乱,不能有效交流,除非是痴呆后期否则难以解释,病程仅 1 年余,仅以痴呆解释存疑。结合其病史特征,如停止饮酒 2 周,近 1 周明显恶化及精神检查描述,具有震颤谵妄及戒断综合征的临床特征;而近期明显恶化,可能是在慢性基础上的急性加重(其特点为智能呈现波动变化,清醒后记忆及智能障碍较发作前更差)。

MRI 示左顶枕叶异常信号,双放射冠区少量缺血灶,尚未形成梗死灶(酒精性痴呆通常表现为皮层萎缩特别是颞叶的萎缩)而仅说明脑存在器质性损害的基础,这种器质性变化可能是急性脑器质性症状的易发基础,而非直接致病因素,谵妄病程迁延有可能与此有关。至于痴呆问题应作动态评估(真性或假性的),在谵妄发作期间原有的记忆障碍严重恶化类似痴呆,可能是严重程度上的差异,属于慢性基础上的急性恶化,清醒后也可出现谵妄和认知障碍的叠加。

【鉴别诊断】

1. 慢性酒精中毒性痴呆

患者目前精神检查与入院时有明显差异,仅存慢性脑器质性症状群(严重的人格改变、记忆减退及智能障碍,丧失了社会功能及生活能力)。科萨科夫综合征：目前的症状及神经科体征均不支持。综上，目前的诊断能解释整个病程的变化和多变的精神症状。如果再补充依赖等相关病史特征则更充分。

2. 酒精依赖

病史中缺乏对酒依赖的特征描写，如患者对酒无法控制的渴求、固定饮酒模式；饮酒已经成为患者头等重要的事，弃家庭工作而不顾；特别对酒的耐受性逐渐增强，为了取得饮酒的最初效应或减少戒断而不断增加酒量（病史对酒量的变化缺失）患者为了避免或缓解戒断症状出现，往往不顾场合地饮酒。病史中缺乏对戒断特征的描述（通常反复出现）。以上这两点在酒精依赖患者中几乎均是存在的，但病史中相关资料不全。

患者有 20 余年饮酒史，每日 500 g 黄酒，工作、生活正常；近 1 年每天 500 g 白酒，近半年出现记忆障碍、精神行为障碍、工作不能胜任，伴双手震颤体征；停止饮酒 2 周，近 1 周出现明显言语错乱、不计后果的冲动行为、达旦不眠及精神状态前后的评估变化等；症状和体征有助于鉴别诊断。

点评

酒依赖患者往往导致多脏器损害，特别是消化道出血及慢性肝损害，是谵妄的易感人群。躯体疾病、药物使用（如镇痛药、麻醉药或具有抗胆碱能活性的药物）以及环境改变等多因素均能导致谵妄。谵妄改善、患者清醒后认知障碍进一步加重，应注意预防。注意有无肝性脑病或亚临床肝性脑病的依据，应注意血氨水平和脑电图变化。同时，应避免药物性肝损害，避免使用强镇静作用的苯二氮䓬类及抗精神病药，以免加剧意识障碍。酒依赖患者容易意外跌倒，据文献报告，跌倒后出现慢性硬膜下血肿的机会也不少见，也会出现明显的认知缺损、意识障碍等表现（参照相关短案例）。对于这个年龄的患者，具有酒依赖病史，其症状多变，还应注意梅毒性脑病、麻痹性痴呆的可能，其精神症状越来越不典型了，这和早期不正规干预有关，实验室检查即可排除梅毒。

（洪波，李冠军）

诊断思考 ❓

导读

- 病史特征对认知障碍的诊断和鉴别诊断至关重要。
- 快速进展性痴呆病因分析可参照 VITAMINS 原则进行。
- 对于临床表现不典型、病程进展较快的认知障碍患者应完善影像学检查，包括 MRI、AV45 - PET、DAT - PET 等，以及脑脊液标志物检测，对于诊断和鉴别诊断具有重要帮助。

中国是人口大国，是老龄化最为迅速的国家之一。2021 年发布的第七次人口普查资料显示，中国 65 岁以上的老年人口数约为 1.9 亿。另据调查，中国 60 岁以上人群中痴呆的患病率为 6.04%，约为 1 507 万；MCI 患病率高达 15.54%，人数达到 3 877 万。目前痴呆属于常见病种，典型病例一般不难诊断，但痴呆综合征常与脑血管病、非 AD 其他脑变性疾病以及自身免疫性脑病相关。对于疑难和罕见病例，仅仅依靠临床或结构影像学，也不易确诊，往往需要借助功能脑影像学、生物标志物分子显像以及其他生物标志物。

一、认知障碍的临床诊断要点

1. 重视病史询问

痴呆诊断依赖病史，首先向配偶、子女和照料者等人询问病史。对于鉴定案例，了解病史的常又是利益相关人，应注意个人倾向性表述，需要询问利益相关双方。如果病史信息相矛盾，应综合分析病史、精神检查、体检、认知评估和影像检查等临床资料，使诊断可靠。痴呆患者常隐袭起病，一般民众对这类疾病了解有限，就诊率偏低，缺乏可靠病史。痴呆的病因复杂，即便有客观的辅助检查，诊断仍具挑战。不典型病例或临界与轻度痴呆更难。

询问时应重点关注起病形式、进展速度、症状表现及其演变、社会生活功能、有无精神症状表现，还包括脑血病及其相关危险因素、躯体疾病、脑外伤史等既往史，酒精及其他物质使用史，冶游史，以及文化程度、既往职业和家族史。详细的病史对诊断和鉴别诊断意义重大。如隐袭起病、逐渐进展多是 AD 的特点；而急性起病、阶梯样恶化是部分血管性痴呆（vascular dementia，VaD）的特征；具有家族遗传史，老年前期起病，早期突出的人格改变、脱抑制行为及淡漠表现提示 bvFTD；伴有明显视幻觉或帕金森综合征提示 DLB；急性起病，起病前有明显的社会心理刺激，表现迟缓、呆滞，简单的认知检查也无法配合，此时应考虑抑郁性假性痴呆的可能。

2. 精神检查要点

除病史外，精神检查是诊断和鉴别诊断的重要依据，包括意识、感知觉、思维、情感、认知等多个维度。认知功能作为重点，关注记忆、语言及执行功能（包括抽象思维、判断、决策以及计划调整能力）等多个认知维度。不能忽视精神症状。对痴呆严重程度的评估主要依赖认知症状、精神行为症状、生活功能和整体评估 4 个部分，其中痴呆的精神行为症状也是影响其社会生活功能的重要因素之一，如常见的精神病性症状、抑郁症状或谵妄的改善后，患者的认知功能或生活功能也大幅度改善。因此，如果存在精神症状或谵妄，缓解后再判断痴呆的严重程度为宜。

3. 合理解读脑影像学检查结果

影像学检查是痴呆诊断和鉴别诊断的重要手段，如常用的计算机断层扫描（CT）和磁共振（MRI），可以显示脑萎缩或脑血管病变。如果影像表现和检查所见相符，影像成为对鉴定结论的有力支持。但也常碰到影像学检查有阳性发现，可并无痴呆表现；或者痴呆明显，而影像学检查却无明显发现。

如何界定影像学发现属于"正常老化"还是病理过程是一个难点，除结合病史外还应注意：①应亲自阅片，不能仅依赖报告；②最好能与既往的影像对比，如有脑萎缩程度的明显加剧，也是对脑变性疾病的支持。如有新发血管性病灶，对病情恶化也是一个佐证；③应注意判别影像学表现有无临床意义。老年人中 MRI 检查至少 30％发现静息性梗死，90％表现为不同程度的白质损害。如影像学报告中常见的"双侧基底节多发腔梗，老年脑改变"等表述，是阳性发现，但这未必有临床意义。经常可见有上述影像表现的老人并无痴呆。对于某些特殊疾病类型，还会出现"小病灶、大临床（症状）"的特征，例如关键部位梗死性痴呆（strategic infarct dementia，SID），如丘脑的梗死，病灶小但痴呆可以很明显。因此如果影像学表现和临床明显不符，可求助影像科医生阅片。

4. 选择神经心理测验并正确解读

常用的筛查工具如 MMSE、MoCA 以及 AD－8 等，其中 MMSE 最为常用，但也存在"天花板"效应，对轻度认知受损的患者不敏感。同时，MMSE 对各认知域的侧重点不同，尤其是执行功能相关的测验条目较少。相对而言，MoCA 较为优越，国内也有原著者授权版本可供使用。症状评估工具患者的认知功能水平、精神行为症状表现、生活功能和总体功能的量化,如常用的 ADAS-Cog、SIB、NPI、ADL、CGI、CIBIC-P 等,因相关认知评估工具较多,各有侧重,选择何种量表值得进一步探讨。量表测试受到受试者合作程度、视听力水平、精神状态以及躯体健康状态等因素影响,部分工具反复检测也有一定学习效应。判断老人的认知功能水平时也要注意文化程度的影响,如文化程度很高,即使对一般的认知功能检查能顺利完成,也可能存在痴呆。除上述工具外,简单的检查如画钟测验也可试用。

5. 生物标志物的应用

目前新的研究用标准规定确诊 AD 必须有生物标志物证据,如脑脊液生物标志物、Aβ 和(或)tau 的分子影像以及 AD 致病基因检测等。近年脑脊液、外周血生物标志物也常用于痴呆的诊断,如脑脊液 Aβ 和 tau 的检测,一般 AD 患者的 $A\beta_{1-42}$ 明显降低,而总 tau(T-tau)和磷酸化 tau(P-tau)的水平明显增高,也有将脑脊液 $A\beta_{1-42}$ 和 P-tau 的比值作为诊断 AD 的依据,具有更好的敏感度。脑脊液属于有创检测,患者接受度不高,多用于研究和疑难病例鉴别。近期文献提示 AD 患者外周血神经源性外泌体表达的 $A\beta_{1-42}$、$P-T_{181}-tau$ 和 $P-S_{396}-tau$ 浓度较非 AD 的认知障碍患者明显升高。神经源性外泌体表达的 $A\beta_{1-42}$、$P-T_{181}-tau$ 和 $P-S_{396}-tau$ 对 AD 诊断的特异性和敏感性均较高,有望成为 AD 早期诊断的生物标志物。外周血作为 AD 诊断标志物,创伤小,易取样,能广泛开展,但敏感性较脑脊液检测低。

目前有成熟的 Aβ-PET 显像技术,tau 的分子影像进展迅猛。上述影像技术敏感度高。如 Aβ-PET 显像阴性,一般能排除 AD 的诊断。也需注意,分子影像技术价格昂贵,更适用于症状不典型的年轻患者的鉴别诊断,对于高龄患者,其临床症状符合典型 AD 的特征不推荐此项检查。

AD 致病基因检测,目前可以肯定的 AD 致病基因包括 APP、早老素-1(presenilin-1, PS-1)和 PS-2 基因。携带上述基因者一般在老年前期发病,具有家族聚集性发病的特征,因此如果发病前基因检测提示阳性者称 AD 前期或无症状期,但家族遗传性的 AD 不到全部 AD 患者的 1%。除上述基因位点之外,还有数十个基因位点与 AD 的发病相关,但多为危险基因,其风险程度甚至低于载脂蛋白 E(ApoE)基因,多用于研究。近年也有数个 AD 保护基因的报道。一般来说,具有两系三代的痴呆家族史、年轻发病的痴呆病例,基因检测阳性发现的意义较大。

二、认知障碍的诊断思路

痴呆病因复杂,尽管 AD 占据较大比例,但也有一些明确病因且可被干预或治疗的疾病值得引起重视,如梅毒引起的麻痹性痴呆,酒精引起的代谢性脑病,正常压力脑积水引起的认知下降等。更重要的是还有很多临床表现像痴呆,但却不是痴呆的病例如抑郁、谵妄,穿着"认知下降"的外衣,来干扰诊断思路。因此面对一个认知下降主诉的患者,我们首先要考虑患者是不是有痴呆,这个认知下降是"假象",其真相是不是情绪问题、应激相关或躯体疾病导致的谵妄?因此,需要对不同的认知障碍的特点有所把握。我们编写了"痴呆临床诊断流程图"(图 8-11)列出在临床中对认知障碍患者进行系统诊断的过程,可以给临床工作予以借鉴。

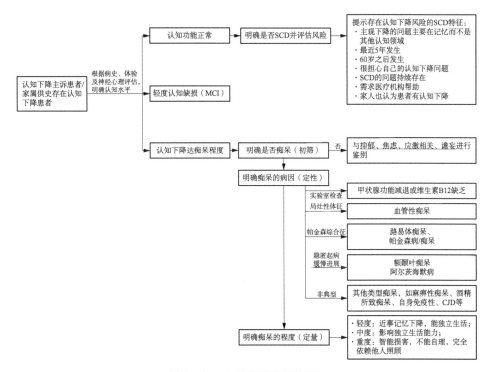

图 8-11　痴呆临床诊断流程图

同时,痴呆与其他神经科疾病类似,不同脑区损害与认知功能受损的领域有定位联系。例如典型 AD 有广泛皮层受损,认知受损的领域也较为广泛,包括记忆、语言、失用、失认以及执行功能损害等。VaD 就有局灶性认知损害的特点,如因脑出血影响语言区,则表现出明显的语言障碍。而一些特殊的痴呆类型,如FTD患者执行功能(executive function)受损更为明显。尤其是若诊断涉及某些少见的痴呆类型,或者执行功能严重受损的痴呆类型,应注意综合分析病史、精神检查、辅助检查,特别是影像学检查结果。做到诊断可靠,严重程度评估准确。

需要知道由于这是脑部疾病,在每个具体患者身上,其临床表现差异也较大。多数痴呆都表现为进展性病程,当然依据年龄、痴呆类型、是否正规治疗、有无急性加重的因素(如叠加急性血管性病变或并发抑郁与谵妄等),痴呆个体具有不同的发展特点。就AD来说,病情进展多有规律可循,预后判断比较可靠。而VaD的临床表现差异较大,可以有急性起病、阶梯样恶化及缓慢进展等多种临床表现形式,部分患者治疗后可有明显的平台期甚至轻微改善。

对于一些病程进展较快的痴呆,有专家总结为快速进展性痴呆(rapidly progressive dementia, RPD),快速虽然没有很明确的时间限度,但通常认为痴呆多于数周至数月,一般不超过2年达到严重程度的患者考虑RPD。其病因分析可参考VITAMINS原则,包括血管性(vascular)、感染(inflammatory)、中毒-代谢(toxic-metabolic conditions)、自身免疫性(autoimmune ncephalopathies)、肿瘤(malignancies)、医源性(iatrogenic/idiopathic)、神经系统变性病(neurodegenerative)和系统性(systemic)等,取首字母合在一起即"VITAMINS"原则(图8-11)。

(岳玲　李冠军)

参考文献

[1] O'Brien JT, Thomas A. Non-Alzheimer's dementia 3 Vascular dementia [J]. Lancet, 2015,386:1698-1706.

[2] Donato ID, Bianchi S, Stefano ND, et al. Cerebral Autosomal Dominant Arteriopathy with Subcortical Infarcts and Leukoencephalopathy (CADASIL) as a model of small vessel disease: update on clinical, diagnostic, and management aspects [J]. BMC Medicine, 2017,15(1):41-52.

[3] Kales HC, Gitlin LN, Lyketsos CG, et al. Management of neuropsychiatric symptoms of dementia in clinical settings: recommendations from a multidisciplinary expert panel [J]. J Am Geriatr Soc, 2014,62(4):762-769.

[4] 中华医学会精神医学分会老年精神医学组. 神经认知障碍精神行为症状群临床诊疗专家共识[J]. 中华精神科杂志,2017,50(5):335-338.

[5] 黄思泓,黄楚欣,唐菲,等.淀粉样脑血管病的影像诊断与鉴别诊断[J].中华放射学杂志,2020,54(5):501-504.

[6] 韩彤.淀粉样脑血管病[J].中国现代神经疾病杂志,2014(1):15.

[7] Rgwf A, Jwi A, Mz A, et al. A new variant of Creutzfeldt-Jakob disease in the UK [J]. Lancet, 1996,347(6):921 - 925.

[8] Goldfarb L, Petersen R, Tabaton M, et al. Fatal familial insomnia and familial Creutzfeldt-Jakob disease: disease phenotype determined by a DNA polymorphism [J]. Science, 1992,258:806 - 808.

[9] Sato A. Creutzfeldt-Jakob Disease [J]. Neurological Surgery, 2021,49(2):407 - 412.

[10] Guerreiro RJ, Vaskov T, Crews C, et al. A case of dementia with PRNP D178Ncis - 129M and no insomnia [J]. Alzheimer Dis Assoc Disord, 2009,23(4):415 - 417.

[11] Gao C, Shi Q, Tian C, et al. The epidemiological, clinical, and laboratory features of sporadic Creutzfeldt-Jakob disease patients in China: surveillance data from 2006 to 2010 [J]. PLoS One, 2011,6(8):e24231.

[12] Geschwind MD, Shu H, Haman A, et al. Rapidly progressive dementia [J]. Ann Neurol, 2008,64(1):97 - 108.

[13] Dalmau J, Tüzün E, Wu HY, et al. Paraneoplastic anti-N-methyl-D-aspartate receptor encephalitis associated with ovarian teratoma [J]. Ann Neurol, 2007,61(1):25 - 36.

[14] Subeh GK, Lajber M, Patel T, et al. Anti-N-Methyl-D-aspartate receptor encephalitis: a detailed review of the different psychiatric presentations and red flags to look for in suspected cases [J]. Cureus, 2021,13(5):e15188.

[15] Hau L, Csábi G, Tényi T, et al. Anti-N-methyl-D aspartate receptor encephalitis-guideline to the challenges of diagnosis and therapy [J]. Psychiatr Hung, 2015,30(4): 402 - 408.

[16] Lynch DR, Rattelle A, Dong YN, et al. Anti-NMDA Receptor Encephalitis: Clinical Features and Basic Mechanisms [J]. Adv Pharmacol, 2018,82:235 - 260.

[17] 蒋雨平,王坚,蒋雯巍.新编神经疾病学[M].上海:上海科学普及出版社,2014.

[18] 黄彪.有机溶剂中毒性脑病[J].国际神经病学神经外科学杂志,2013(3):4.

[19] 杨雪,盛利霞,郝伟,等.酒精戒断综合征:机制、评估及药物治疗进展[J].中国药物滥用防治杂志,2014(3):6 - 9.

[20] Jia L, Du Y, Chu L, et al. Prevalence, risk factors, and management of dementia and mild cognitive impairment in adults aged 60 years or older in China: a cross-sectional study [J]. The Lancet Public Health, 2020,5(12):e661 - e671.

[21] Chan KY, Wang W, Wu JJ, et al. Epidemiology of Alzheimer's disease and other forms of dementia in China, 1990 - 2010: a systematic review and analysis [J]. Lancet, 2013, 381:2016 - 2023.

[22] 贾建平.中国痴呆与认知障碍诊治指南[J].北京,人民卫生出版社,2010.

[23] O'Brien JT, Thomas A. Non-Alzheimer's dementia 3 Vascular dementia [J]. Lancet, 2015,386:1698 - 1706.

第九章

抑郁与认知障碍相关病例

抑郁性假性痴呆

【题记】顾名思义,假性痴呆并非真痴呆,特指病情严重的老年抑郁症患者出现明显的认知缺损和生活能力下降,也称抑郁性假性痴呆。因临床表现酷似痴呆,易误诊。典型假性痴呆案例虽不多见,但真假痴呆的治疗方法、疗效和预后迥异,准确鉴别有重要的临床意义。诊断存疑时随访最有说服力,那么我们先看看这个随访10年的案例吧。

【病史摘要】这是2009年接诊的一位老人。女性,初中文化,退休。2007年起病,当时72岁,由老伴陪同来诊。我们先简要介绍一下病情的前两个阶段。

第一阶段(2007年1月):情绪不稳、烦躁、睡眠差1个月;曾有高血压、糖尿病及"脑梗"病史;考虑"器质性精神障碍"。2008年12月:患者主诉记忆力差,开始服用茴拉西坦。2009年7月:情绪不佳,加用舍曲林25 mg qd。

第二阶段(2009年12月):2009年7月出现明显记忆力下降,尤其是近事记忆差,前说后忘,出门忘记了自己门牌号。生活能力差,不料理家务,严重时甚至不会穿衣服。10月底出现哭泣、胡思乱想,相信有人让她去自杀,担心自己出事。精神检查:面无表情、沉默少语,知道自己名字,承认病史中的内容,但不作解释,检查不合作。(2009年12月)CT:左侧基底节腔梗。(2009年12月28日)韦氏智力(WAIS):60;韦氏记忆(WMS):42。诊断:血管性痴呆,BPSD。治疗:舍曲林25 mg qd,多奈哌齐5 mg qd,茴拉西坦,奥氮平5 mg qn。

第三阶段(2010年12月):记忆力下降,躯体不适,乏力,懒动,喜卧床,家务能力虽差,可简单洗碗。胃口也不好,消瘦。但家人反映脑子比以前清楚些。逐渐减少奥氮平剂量直至停用,停茴拉西坦,增加舍曲林至50 mg qd。2011年4

月 25 日:自我感觉较好,能参加社区老年人活动,主动料理家务,在家人陪伴下外出锻炼。2011 年 5 月底:较正常生活,参加文体活动。2011 年 9 月底:外出旅游活动积极,可独自就诊,自认为能独自去银行取钱。2011 年 12 月 19 日:停多奈哌齐,保留舍曲林,加用尼莫地平;2012 年 5 月 7 日:能主动做家务,自认为基本恢复正常,自我感觉好,老伴称她为"管家婆",但自觉看电视时理解能力稍差。

第四阶段(2017 年 9 月):老人平时在普通门诊随访,较为稳定。一个月余以来胃口较差,担心,约 2 周以来睡眠欠佳,乏力等不适。精神检查:表情愁苦,焦虑,情绪低落。增加舍曲林剂量至 75 mg qd,当然也安慰了一下两位老人。10 月 18 日:有轻微改善,睡眠以及活动能力有所恢复,担心,怕老伴买菜出意外。精检:焦虑体验,情绪低落不明显。11 月 8 日:病情有改善,不稳定,遇事急躁,睡眠较前好转。检查:焦虑,易担心。2018 年 12 月 27 日:情绪改善,愿意外出走走,也能关心家事,但行走迟缓,感乏力。2019 年 3 月 7 日:病情稳定,人较为主动,行走无碍,晚间睡眠较好。精检:情绪平稳,无焦虑体验。2019 年 3 月 27 日:在家多数家务都能做,如洗衣等,也较为主动。

【诊断】抑郁性假性痴呆。患者老年人,以情绪不稳、眠差起病。2 年后出现记忆力、认知损害明显,严重时甚至生活不能自理,脑 CT 检查提示基底节腔梗,初期诊断为血管性痴呆。其后治疗过程中注意到其情绪障碍表现,调整治疗方向强化抗抑郁药物结合适当的血管活性药物治疗,获得明显改善,根据其转归,排除血管性痴呆的诊断,这也经过 10 年的随访的验证。所以这个患者诊断修正为抑郁性假性痴呆。老年抑郁症患者中伴有明显认知损害者并不少见,但到如此程度也不多见。我国 2000—2012 年老年期抑郁障碍的患病率高达 17.2%。老年抑郁症患者症状表现不典型,焦虑、躯体化症状突出,受认知损害等症状的干扰,诊断工具不充分均会制约临床识别和诊断。

【鉴别诊断】

1. 血管性痴呆

从病史上看她以情绪不稳、眠差起病。2 年后出现记忆力、生活能力下降等症状,这有点像痴呆病程,而且部分痴呆患者在认知症状前也会出现情绪问题。她还有心脑血管病高危因素且 CT 提示腔梗,严重时 WMS 仅 42,这提示明显的记忆减退。那么如果她真痴呆了,哭泣、相信有人让她去自杀这些情绪相关症状又如何解释呢? 这属于痴呆的精神行为症状还是另有可能? 当时考虑血管性痴呆,用胆碱酯酶抑制剂后出现胃口差、消瘦,治疗也受牵绊。

2. 注重情绪症状的识别和随访

当时精神检查发现有抑郁情绪,果断调整治疗方向,患者从不会穿衣、记不住门牌号变成了"管家婆"。WMS 也逐渐恢复,2010 年 11 月评估为 86。这是痴呆治好了吗?复习病史结合治疗转归,考虑她还是老年期抑郁障碍的诊断,当时的"痴呆"是假性的。当时逐渐撤掉奥氮平和多奈哌齐,舍曲林加量,联合尼莫地平治疗还是合适的。当然只是 3 年余的随访,是否还有其他变化呢。

没想到时隔 5 年余,2017 年 9 月这一对耄耋伉俪又来到我的特需门诊,也就是疾病的第四个阶段。复习病史判断还是抑郁反复,安慰两位老人,比较肯定地告诉他们不必过于担心痴呆,抗抑郁药增量,两位放心回家了。

随访了十多年,虽有过一次病情波动,仍很好印证了之前的临床判断。这么些年,他们一直没有子女陪同前来。了解到他们家离医院不远,平时也能顺利走到医院门诊配药,有次也聊到他们不想过多麻烦孩子,总体生活功能还是不错的。这不,又过了 3 年他们没再来特需,不来说明他们状态都很好。愿他们安康!

对老年患者的情绪、认知症状、自杀风险和其他评估(意识状态、焦虑症状、睡眠障碍以及精神病性症状的评估)都不可或缺。主动询问老人的情绪,细致精神检查、准确判断、谨慎施治也应是精神科医生必备的技能。

点评

一般来说痴呆治好了,那很可能是诊断出了问题。如果临床证据更多提示抑郁或者说实在难以判断,那么首先应进行规范的抗抑郁治疗。临床决策的理由如下:首先,抗抑郁药的效能远高于促认知药物,新型抗抑郁药物的总体安全性和耐受性也较好,抑郁障碍早治早获益,降低自杀、功能损害和慢性化的风险,治疗过程中评估病情及时调整用药。反过来,如果真是痴呆,那么即便晚几个月用促认知药也无大碍。那为什么不推荐联合抗议抑郁药和促认知药呢?现有证据提示,两者合用对抑郁几乎没有协同疗效,部分促认知药具有胃肠道不良反应,导致患者消瘦或感到衰弱,适得其反。

当然,也有民众认为老年抑郁是正常衰老,就是心情不大好,其实从这个病例能充分看出抑郁症的危害。

(郭茜,李冠军)

老年期双相抑郁病例

【题记】受社会心理因素及脑部基础疾病的共同影响,老年阶段首发和复发的抑郁障碍患者很常见。而反复无明确原因的抑郁复发也要警惕双相抑郁的可能,本例患者就经历数次抑郁复发,才观察到轻躁狂发作的表现,修正诊断。

【病史摘要】患者,李某某,女,70岁。首次住我院病史(2010年11月29日—2010年12月30日):患者2003年8月无明显诱因下出现情绪不佳,有失眠、入睡困难、心烦、紧张不安,并跳湖自杀,家人送其到当地医院住院治疗,诊断为"抑郁症",予药物治疗(具体不详),出院时疗效尚可。后病情时有反复,在2004年、2005年、2009年、2010年分别出现情绪低落,悲观、消极自杀,曾采用割腕和过量服药等自杀方式,曾数次住院治疗,诊断均为"抑郁症",服用抗抑郁药后病情好转,缓解期如常人。但在无重大社会心理因素影响下反复发作,多方治疗疗效均不甚理想。

2010年1月患者病情反复,较前有所加重,主要表现为情绪不佳的时间延长,情绪差、心烦等程度较前加重,反复发作的频率增加,症状时好时坏。自责,兴趣下降,自我评价差,食欲下降,体重明显下降。当时在当地某医院多次住院,疗效欠佳。后于2010年11月29日入住我院治疗,诊断"抑郁症",给予艾司西酞普兰(最大剂量15 mg/d)、米氮平(最大剂量15 mg/d)、劳拉西泮(最大剂量0.75 mg/d)及改良电休克治疗6次,获"显进",于2010年12月30日出院。

第二次住我院病史摘要(2011年7月11日—2011年8月26日):患者出院后一直坚持我院门诊随访。出院之初,患者病情尚稳定。出院后1个月余,患者逐渐表现为话多,喜欢主动与别人打招呼攀谈;经常上街买东西,有时买些不必要的东西,买好后又大方地分给周围亲友,为人慷慨;喜做家务,甚至不顾自己年纪站到凳子上去擦窗户,家人劝说不听;食欲增加,总是想吃东西;认为自己的病全好了,没有必要看病吃药等。当时门诊考虑"双相情感障碍-轻躁狂发作",予合并丙戊酸钠缓释片(1.0 g/d),艾司西酞普兰减量至10 mg/d治疗,患者兴奋话多情况有所好转。2011年6月中下旬,患者自行中断服药约1周,同时患重感冒,感冒痊愈后仍觉周身乏力,并出现情绪低落,烦躁,胃口差,整日躺在床上什么也不想做,有消极言语,但未见消极行为。遂于2011年7月11日再次住我院,予艾司西酞普兰(最大剂量15 mg/d)、米氮平(最大剂量15 mg/d)、喹硫平

（最大剂量 25 mg/d）、丙戊酸钠缓释片（最大剂量 1.0 g/d）及改良电休克等治疗 1 个月余后获"进步"出院。

第三次住院病史摘要（2012 年 4 月 11 日）：末次出院后坚持门诊随访服药，病情尚平稳，可能因今年 3 月前后天气反常阴冷以及计划去台湾旅游等原因，出现病情反复，表现情绪低落，烦闷，全身乏力，整日躺在床上，称自己拖累儿女，兴趣活动减退，家属担心其病情进一步严重，故送入我院。

本次发病以来，患者夜眠一般，白天卧床，胃纳差，二便尚可，体重无明显下降，无消极言语及行为，无明显冲动、毁物等行为。目前诊断"双相障碍-抑郁发作"。

【既往史】 有高血压史、偶发早搏 10 余年，尼群地平（10 mg qd）控制血压平稳（130/70 mmHg 左右）；有糖尿病史 2 年余，口服格列吡嗪（5 mg qd），空腹血糖控制可（6.2 mmol/L 左右）；B 超发现胆囊结石 3 年余，无明显症状，未特殊治疗；有青霉素过敏、磺胺类药物过敏史；有肝炎史，多年前已愈；否认中毒、感染、高热、抽搐、癫痫、晕厥史；否认输血、输血制品史；预防接种史不详。

【个人史】 家中排行老大，有一个妹妹。母孕期无异常，足月顺产。幼年生长发育正常，适龄上学。小学文化，中药房从事抓药工作，人际关系良好。17 岁结婚，育有 5 个子女。丈夫 2008 年因食管癌去世。无烟酒不良嗜好，否认物质滥用史，否认不洁性生活史。月经史：已经绝经多年，否认痛经、出血史。病前性格：内向。

【家族史】 妹妹 63 岁，已婚，育有 2 女 1 子，30 岁左右起病，表现疑心重、胡言乱语，外院诊断精神分裂症，目前外院住院治疗中。大女儿 19 岁时因先天性心脏病去世。大儿子 48 岁，私营业主，病前性格开朗。2000 年因事业、婚姻不和等原因出现消极自杀行为，自服安眠药 100 片，在某医院曾诊断抑郁症。二女儿 44 岁，私营业主，病前性格开朗。2011 年因工作压力大出现乏力、睡眠差、自我感觉差等表现，无锡七院诊断为抑郁症、焦虑症。三女儿 42 岁，私营业主，读高中时曾因学业压力大出现整日哭泣，未就诊，未诊断；其儿子（患者外孙）目前就读高三，内向、自卑，家人对此比较担心。小儿子 40 岁，私营业主，病前性格开朗；2005 年因工作压力大出现自杀意念，无锡七院诊断抑郁症。

【诊断】 双相障碍-抑郁发作。患者老年期起病，初期表现情绪低落，失眠、心烦、紧张不安，消极自杀行为，其后多次复发，症状表现基本同前，诊断为抑郁症住院治疗。首次发病后直至其 71 岁时表现话多，喜欢主动与人攀谈；喜购物，买些不必要的东西，又慷慨分给亲友；喜做家务，行为较鲁莽，不顾年纪站到凳子上去擦窗,家人劝说不听;食欲增加;自我感觉好等轻躁狂表现后才修正为双相障碍的诊断。也应注意到本患者年轻时并无情绪不稳表现,老年期发病的抑郁障碍又相当常见,故多次住院诊断为抑郁症也不足为奇。只是事后看,患者有十分明确的家族遗传史,发病时的迟缓表现,疾病的脆性以至于多次复发,的确具有双相障碍的特征。

【鉴别诊断】

1. 抑郁症

本患者老年期起病,起初表现反复情绪低落、烦躁、悲观消极和兴趣下降等表现,反复发作,曾前后 6 次住院治疗,均诊断抑郁发作。联合抗抑郁药及物理治疗,疗效较好,疾病缓解期社会功能保持较好。这种治疗结局也很像抑郁症,直至明确捕捉到轻躁狂症状,在起病 8 年之后,诊断也修正为双相情感障碍-轻躁狂发作,其后联合情绪稳定剂治疗。

一般双相情感障碍患者的起病年龄较轻,该患者并未追问到年轻时曾有兴奋话多或情绪低落表现。直至多次住院,联合强效抗抑郁治疗后才表现出轻躁狂症状,当然依据目前的分类标准,药物诱发躁狂/轻躁狂表现也归为双相情感障碍。依据临床观察,老年抑郁症患者经过系统的药物治疗,尤其是联合文拉法辛、米氮平等多受体作用的药物时,出现轻躁狂的比例并不低,这些患者绝大多数并未追问出年轻时曾有情感高涨表现。

2. 双相抑郁的特征

最初住院时也忽略了几点:①患者反复无明确原因的抑郁复发,这样不稳定的疾病特征要考虑双相障碍的可能。有学者提出,短时反复发作三次以上的抑郁就要警惕双相可能。②这个患者如此明显的家族史,多位直系亲属有"精神分裂症"和"抑郁症"病史,更应考虑双相情感障碍的可能。③患者多次复发,确诊双相障碍时患者已 70 岁,同时有明显的高血压和糖尿病等心脑血管危险因素,那么情绪不稳定和脑部器质性疾病有无联系需要进一步分析。事后看,当时缺脑影像检查以及随访,对认知症状的评估也不够详细。有文献报道,双相抑郁障碍比单相患者在脑影像学上具有更明显的白质高信号的改变,提示老年期躁狂/轻躁狂发作具有一定的脑血管病基础,但这个患者在数年的随访中并未观察到明显的认知功能损害,器质性疾病的证据不足。

3. 老年双相患者转躁问题

即便患者没能观察到确切的躁狂/轻躁狂症状,前期强效的抗抑郁药联用可能诱发轻躁狂,实际临床操作时可优先考虑减少药物种类和剂量,多数患者轻躁狂可以恢复。躁狂症状明显可联合情绪稳定剂,有学者认为,考虑到情绪稳定剂对老年人的效能不足,目前循证证据有限,使用不必很积极,这点和年轻患者治疗原则不同。有建议使用一些改善脑代谢的药物,如尼莫地平、尼麦角林等或有益。部分双相障碍Ⅰ型患者到老年阶段更易复发,抑郁相或者躁狂相的治疗都很困难,强化情绪稳定剂疗效也不确定,属于治疗难点。

点评

　　本例患者经历多次住院,时隔8年之久才得到明确诊断,有其客观原因。首先,要强调发现确切的轻躁狂表现才能诊断双相障碍。另外,注意到这例患者明确的家族史,应更早想到双相障碍的可能,如果早期合并情绪稳定剂,是否能预防轻躁狂发作以及反复抑郁发作? 关注到患者的心脑血管危险因素,脑影像和认知功能的评估和随访也应及时跟上。

(洪波,李冠军)

症状性老年抑郁

　　【题记】老年抑郁症患者常伴躯体症状,本病例报告了一例反复住院治疗,伴躯体症状的老年抑郁症患者,虽然在首次住院治疗获得了临床痊愈,但一年后病情复发,经过随访以及神经内科诊治,发现这其实是一名多系统萎缩(multiple system atrophy, MSA)的患者。通过这个病例的诊治过程,提示对于一些反复治疗、疗效欠佳的老年抑郁症患者,尤其对于"躯体化症状"突出的病例,临床医生需要反复思考是否存在基础躯体疾病,仔细寻找器质性病因。而快速眼动睡眠行为障碍(RBD)作为一个特征性的脑器质性疾病标志值得精神科医生引起重视。

　　【病史摘要】患者,女性,66岁,离异多年。因反复躯体不适2年,以双下肢乏力为主,伴消极观念,第三次到老年科住院治疗。

　　患者2013年7月无明显诱因下出现乏力,以双下肢为主,症状日渐加重,无法胜任家务,患者曾至综合医院多个科室做多项检查,结果均未发现明确躯体疾病,但患者仍坚信自己得了重病,并出现多种躯体不适,表现为心慌、胃部难受、气促等,症状愈发严重,患者情绪低落明显,不愿外出活动,伴纳差、失眠,日渐消瘦,体重近半年减轻 5 kg。2014 年 1 月首次我院门诊,考虑"神经衰弱",给予舍曲林 50 mg qd,酒石酸唑吡坦 10 mg qn 治疗,效果欠佳。2014 年 2 月某日凌晨在自己房间用菜刀割腕自杀,经外科手术及输血治疗后,于 2014 年 4 月首次我院住院治疗,诊断"抑郁症",经舍曲林 75 mg qd、米氮平 30 mg qn、劳拉西泮 0.5 mg bid 合并改良电休克(MECT)治疗,1 个月后获"临床痊愈"出院,患者当时情绪良好,躯体不适均消失,自诉:"感觉回到以前,全身充满了力气。"

2014 年 8 月患者将米氮平减至 15 mg qn,不久双脚乏力现象日渐加重,2015 年 2 月起再次出现腰腹部不适,感觉像有石头压住,伴全身乏力,走路脚都抬不起来。门诊将米氮平加至 30 mg qn,仍未见明显效果,故 2015 年 2 月再次以"复发性抑郁症"入院,经度洛西汀 60 mg qd 合并米氮平 30 mg qn 及 MECT 治疗,症状渐缓解,约 2 个月后出院。

患者自诉第 2 次出院疗效远逊于首次,觉得双下肢乏力症状并未彻底缓解,且之后症状日渐加重,6 个月后患者再次出现情绪低落,缺乏自信心,不愿意与人交流,此时考虑到患者一直主诉下肢乏力,建议至华山医院神经内科就诊,门诊体检记录:双下肢肌张力增高,考虑"帕金森病?"处方多巴丝肼 0.5 片 tid 进行诊断性治疗,1 个月后因症状无缓解,故于 2015 年 11 月以"复发性抑郁症"再次收治入我院。

【既往史】该患者有高血压史 5 年,血压控制可,否认其他躯体疾病。个人史:病前个性开朗,虽离异,但与子女关系和睦,和前夫关系尚可。否认家族成员有精神异常及其他家族遗传病史。

【体格检查】该患者入院后体格检查发现步态迟缓,双下肢肌张力增高,四肢肌力正常,未及静止性震颤。

【精神检查】患者情绪低落,有诸多躯体不适主诉,乏力最为明显,称"两只脚非常重",腰腹部有一种束紧感,自我评价低,觉得什么事情都做不了了,存在消极观念,称"这样日子过下去,不如死了算了",但也表示如果自己有力气了,情绪会好很多。

【诊治经过】患者入院后相关辅助检查结果均在正常范围。头颅 MRI 示:双侧额顶叶及放射冠多发缺血灶;脑萎缩。入院后相关神经心理量表测试:MMSE,20 分;HAMD,46 分;HAMA,38 分。与第一次住院时比较:MMSE,18 分;HAMD - 17,40 分;HAMA,35 分。结合患者的临床症状和体征决定请神经内科会诊。会诊查体:左上肢肌力增高,双下肢肌张力增高,下肢反射亢进,巴宾斯基征(+)。立卧位血压有变化:卧位血压为 132/80 mmHg;立位血压 115/65 mmHg。问诊中,发现患者同时存在 RBD 及括约肌功能障碍。自述晚上睡觉一直做噩梦,都是紧张恐怖的内容,有时是被追杀,常常控制不住地大喊大叫,吵到睡在隔着两扇门的儿子都被惊醒,追问病史,这种情况已有数年,早在此次抑郁发作之前就有了。而括约肌功能障碍主要为便秘。另外,问诊中还发现一个问题,就是该患者服用多巴丝肼的时间均在饭后,降低药物的吸收可能影响疗效。结合各项检查,神经内科医生诊断为多系统萎缩(multiple system atrophy,MSA)可能大,脊髓病变不能除外。建议:①胸髓 MRI 平扫(以 T4 为中心);②多巴丝肼 0.5 片 tid(饭前服用);③睡眠呼吸检测;④监测血压;⑤神经内科复诊。根据会诊意见,给予调整多巴丝肼为饭前服用,并完善检查排除了脊髓疾病,3 天后患者主诉下肢乏力明显改善,情绪随之改善,1 周后出院。

【诊断】患者 2013 年以双下肢乏力起病,无法胜任家务,当时未发现明确躯体疾病。但患者仍疑病,伴心慌、胃部难受、气促等躯体症状,患者情绪低落明显,懒动,伴纳差、失眠、体重减轻。曾考虑"神经衰弱",2014 年 2 月某日凌晨割腕自杀,首次住院,诊断"抑郁症"。头颅 MRI 发现也并未直接指向某种脑器质性疾病,MMSE 20 分也可能属于抑郁症患者的认知缺损表现,因此上述诊断似乎也无明显漏洞,但却有其他可能,尤其是在患者第二次抑郁复发后的疗效不佳,及时请专科医师介入,经过随访,本例患者的临床诊断考虑 MSA。至于抑郁发作和其基础神经系统疾病的关系,鉴别诊断中会进一步加以阐述。

【鉴别诊断】

1. 抑郁症诊断是否成立

首先强调,抑郁症状和抑郁症是完全不同的,前者属于症状群,后者是疾病实体,诊断需要排除其他器质性因素,就是排除标准,在以症状描述为主的诊断体系下这一点常受忽视,有时也不易排除。这个案例是一个老年起病、初期表现以典型躯体症状为主的抑郁症病例,尤其是第一次住院期间,经过抗抑郁药物和MECT 治疗后,获得临床痊愈。可见对症治疗仍是有效的,以此反证抑郁症的诊断却存在缺陷。由纵向观察,这是一个多次复发的病例,从最终的临床诊断看来,却是一个以抑郁为首发症状,实质是一种神经退行性疾病——MSA 的病例。

2. MSA 临床特征

MSA 是成年期发病、50~60 岁发病多见(平均发病年龄为 54.2 岁),属散发性的神经系统变性疾病。国外流行病学调查显示 50 岁以上人群中 MSA 的年发病率约为 3/10 万,中国尚无完整的流行病学资料。MSA 临床表现为不同程度的自主神经功能障碍、对左旋多巴类药物反应不良的帕金森综合征、小脑性共济失调和锥体束征等症状。MSA 的睡眠障碍非常常见,其中 RBD 最为多见且经常表现为首发症状。目前认为 RBD 是 MSA 的"红旗征",其特征表现是快速眼动睡眠期出现生动、恐怖性的梦境伴有简单或复杂的动作行为增多。目前临床多采用多导睡眠检测(polysomnography, PSG)诊断 RBD,研究发现 RBD 在 MSA 的发生率可高达 90%～100%。Iranzo 对 67 例 MSA 患者的研究中发现,100% 的患者均存在 RBD 症状,而其中 52% 的患者的 RBD 症状比帕金森症状、小脑症状和自主神经系统症状出现早,平均提早 7.0 年。RBD 对 MSA 的早期诊断有重要意义,可以尽早采取神经保护治疗,改善病程。

RBD 梦境的出现的机制往往是脑干结构早期 α-突触核蛋白神经退行性变的第一个征象,能早期提示帕金森病、多系统萎缩及路易体痴呆的出现,而这些细微症状往往容易被忽略。Michael 等进行了一项研究显示,10 年之内约 50% 的自发 RBD 患者将进展为帕金森综合征。最终 81%～90% 的 RBD 患者进展为神经退行性疾病,因此早期发现 RBD 的临床意义重大。有研究显示约 88% 的 RBD 患者可以通过临床表现诊断,而患者自己对 RBD 的症状认知力低,常不会主动报告。需要精神科医师在面对一个"失眠"的患者时,对症状进行详细问诊和澄清,对提示 RBD 的可能症状具有敏锐的判断,开展 PSG 等检查对早期诊断 RBD,明确是否存在可能的神经退行性疾病具有重要的临床意义。此外对与患者同床者收集相关病史也非常重要,对 RBD 患者进行早期干预也可避免对患者自身包括睡伴的损害。

3. MSA 与抑郁之间的关系

为何这名最终诊断为 MSA 的患者起病表现为"典型"的抑郁症状。首先,国内外研究均有报道 MSA 合并抑郁者多见,国内研究发现 MSA 合并抑郁者达 65.6%;国外报告比例为 43%,且随着 MSA 病情加重,情感障碍发生率升高。其机制尚不明确,研究者认为可能与 MSA 的心因性反应有关,也可能与该神经变性疾病影响了情感相关神经递质合成和代谢有关。可见,抑郁可以贯穿 MSA 整个疾病过程中,其中既有心理因素,也有病理性改变导致的器质性心境障碍。回顾本病例的抑郁症状,尤其是首次住院前出现的自杀行为,当时究竟是 MSA 伴发的抑郁症状还是共病抑郁症是值得商榷。因为首次住院时患者的临床表现及体征不足以诊断为 MSA,因此其抑郁症状不能用 MSA 伴发抑郁症状来解释。但是从纵向分析来看,该患者首次"抑郁发作"为 MSA 明确诊断前 2 年,之后抑郁症状有 2 次反复,随着 MSA 症状的出现,抑郁情绪日渐加重,可见抑郁症状与 MSA 病情发展有时间相关性,因此我们推测,该患者第一次的抑郁发作可能为 MSA 的前驱期表现。就临床症状的演变而言,该患者的抑郁症状有其"特别"之处:躯体不适主诉始终"较固定"——表现为下肢乏力及腰腹部不适,日渐加重,且患者表示"如果我的腿有力气了,情绪会好很多"。可见,该患者的核心问题在于躯体不适,因此深入挖掘患者的躯体不适症状,才是解开疾病诊断的关键。对于本病例,除了上文提及的容易被忽视的 RBD 症状误诊为"失眠"外,"下肢乏力"症状更是容易被临床忽视的常见不适主诉,该患者虽然当时经过各项检查无法明确躯体疾病,但是"下肢乏力"症状却是逐渐加重的,最终出现相应的神经系统体征,表现为步态缓慢,下肢肌张力增高,其实质为 MSA 叠加的帕金森症状。这也提醒临床医生,面对这种如此主诉的患者,尤其是老年人,不应遗漏相关的神经系统检查,并且需要进行密切随访,以免漏诊。从治疗疗效来分析,该患者第一次抗抑郁治疗疗效显著,其可能的解释是 MSA 在疾病早期,经过抗抑郁药物调节相关神经递质后,患者的病情能得到暂时的缓解,而随着 MSA 疾病的进展,抗抑郁药疗效每况愈下,因此,该患者的治疗反应也部分验证了 MSA 神经递质紊乱导致抑郁的假说。总之,MSA 与抑郁症状关系密切,在 MSA 的疾病早期很难鉴别,但是通过全面而详细的病史询问,体格检查以及密切随访观察,还是有"蛛丝马迹"可寻。

另外值得一提的是,很多临床医生在处方多巴丝肼时,都容易忽视提醒患者及家属该药物的特殊使用方法——空腹服用。药代动力学研究发现,摄入食物可降低左旋多巴吸收的速度和程度。在进食标准餐后给予多巴丝肼,左旋多巴的血浆浓度峰值降低 30%,达峰时间有所延长,吸收程度降低 15%。因此只有空腹情况下,才能达到治疗的效果。

点评

在老年精神科,在诊疗一个以躯体症状为主要表现的抑郁症患者时,需要牢记 2010 年 APA 指南中提出"老年抑郁障碍患者应该彻底检查是否伴发躯体疾病"。本病例患者所表现的一些常见的"躯体化症状"——失眠、便秘、下肢乏力,其背后都存在更深层次的躯体疾病问题。因此,精神科医生在处理患者的每一次就诊时,都需要对患者的病史进行详细询问、对症状进行仔细甄别，更不能忽视对患者的神经系统及体格检查，以免漏诊器质性疾病。

（岳玲，李冠军）

诊断思考 ❓

导读

- 老年抑郁的认知缺损和痴呆表现不同，应全面地评估，并监测抑郁症状消退后认知功能是否有改善，再确定患者是否有潜在的神经认知障碍。
- 老年抑郁与认知功能下降的相互风险关系使诊断具有挑战性，抑郁治疗后对认知功能的随访很重要。
- 并非所有抑郁患者都会表达悲伤情绪，老年抑郁患者更有可能强调疼痛或躯体不适，而非悲伤。
- 老年人不仅倾向于较少的抑郁症状主诉，对于自杀意念也可能有所掩饰。在评估自杀时，应充分考虑老人是否有最近安排财产、立遗嘱等相关风险行为。

　　以往认为老年期抑郁障碍是 AD 危险因素，甚至中老年阶段导致住院的抑郁发作会增加老年期痴呆的风险。最近的研究也提示痴呆的危险因素中可干预的约占 40%，其中抑郁和社会孤立各占 4%，作者特地把抑郁和社会孤立放在一起，提示两者之间可能互为因果，同时都是 AD 的危险因素。目前还无法找到抑郁障碍和痴呆在生物学层面的可靠连接，认为临床症状交织的两组障碍可能存在共同的上游病因。而抑郁相伴的躯体疾病控制不力、医疗保健不足和社会孤立作为危险因素占有更大分量。

一、老年期抑郁障碍患者的认知症状特征

1. 起病快

一般来说，抑郁障碍的起病明显快于痴呆。比如有患者在数月或更短的时间内，就明显"痴呆"了，又没其他肯定的痴呆病因可以解释。这既不符合脑变性

疾病隐袭起病,也不符合脑血管性病那种急性起病伴相应神经体征或影像学改变的特点。尤其在明显的生活事件影响后突发的认知缺损,更应仔细评估情绪状态。

2. 主观感受更差

老年期抑郁障碍症状不典型,可伴认知损害、难治、高复发及慢性迁延等特点。认知损害有主观感受重于客观表现的特点,患者易夸大其严重性,这常与其客观的生活功能水平不符,也明显差于知情者的评价。在检查过程中常称"不会、不行",如果给予安慰和足够的时间,多数患者能够配合完成认知筛查量表如MMSE,当然得分可能也不高,此时需根据其情绪状态综合判断。

3. 认知加工速度、注意力和执行功能损害

精神检查能发现老年期抑郁障碍患者迟缓、注意力不集中以及超出平时性格特点的纠结,决策困难。比如门诊有位患者抑郁症状比较明显,建议她住院接受物理治疗、合并针灸或者换药。那天也巧,门诊中我正好有个重要会议要走开一会儿,特地与患者及其家属打招呼,希望等我回到诊室,他们能有一个决策。可是20分钟后,他们仍然没能做出决定,不大愿意住院,对其他选项却也不置可否。

4. 更多的躯体不适

很多老年抑郁障碍患者的抑郁情绪和悲伤的体验不明显,却更多强调身体疼痛或不适。临床上对这些躯体化担忧的评估存在挑战性,因为老年人也确实多合并躯体疾病,这些抱怨可能是躯体疾病所致。研究报告抑郁与躯体疾病之间的共病为6%~45%不等。老年抑郁症患者也更容易出现睡眠障碍、疲劳、乏力和无望感等感受。这部分老年抑郁患者往往不承认自己情绪出现问题,否认抑郁,而归结于失眠、身体疾病等,需要医生引起重视。另外,在药物治疗过程中,老年患者也有更多的药物不良反应报告,与其本身存在的躯体不适叠加,易导致治疗失败,应详细询问病史、澄清症状并讨论不良反应的可能。

上述老年首发抑郁障碍案例的典型特征,除症状特征以外晚发型抑郁在多个临床维度与早发型案例不同,详见表9-1。

表9-1 早发型抑郁症与晚发型抑郁症临床特征比较

临床特征	早发型抑郁	晚发型抑郁
家族史	更多抑郁症家族史	家族史较少
高危因素	较少	更多的脑结构变化、更多的心脑血管相关危险因素

（续表）

临床特征	早发型抑郁	晚发型抑郁
症状特点	更多的自杀观念,无价值感	更多的快感缺失,情感迟钝
	抑郁症状表达多	抑郁情绪表达较少,但躯体不适较多
自杀风险	有自杀风险	自杀风险更高
认知障碍	轻度认知障碍	更多认知障碍(和神经退行性疾病、脑血管病相关)
共病	更多物质滥用共病	更多躯体疾病共病

二、老年期抑郁障碍和 AD 的关联

在前文中我们谈及精神行为症状,抑郁症状也比较常见。如 AD 患者中抑郁的比例超过 20%,而帕金森病性痴呆、路易体痴呆人群共患抑郁的比例更高,且明显高于一般老年人群。部分老年期抑郁症其认知损害会加重,甚至不久"过渡"到痴呆。这样的临床现象提示老年期抑郁障碍与 AD 关联。两者的联系可能在于以下方面。

1. 抑郁障碍与 AD 是两组独立的综合征

抑郁和 AD 发生在同一个患者身上纯属巧合,这与临床发现不符,也不能解释痴呆患者中抑郁的发生率明显高于非痴呆老人的事实。如果换一种说法,存在"纯"的老年期抑郁障碍,又能否被接受呢? 临床上确有部分患者,抑郁治愈后,能在相当长的时间保持正常功能。即便有反复,也以抑郁症状为主,调整药物或其他治疗,抑郁症状缓解,恢复正常的生活能力。这样的病例也属常见,有相关病理研究证实"纯"老年期抑郁障碍的存在。

2. 抑郁是继发的综合征

抑郁是 AD 的脑病理改变或/和患痴呆后社会心理因素共同作用的结果。在痴呆早期,对记忆下降、能力减退的担心,对痴呆的恐惧都可能产生抑郁情绪。如果认知损害表现在前,抑郁症状随后出现。即便是符合抑郁症的诊断标准,只要足以诊断痴呆,那么将抑郁作为精神行为症状更为合适。如果患者在起病初期表现为明显的抑郁症状,认知功能损害尚不明显或未达痴呆的诊断标准,易被忽视。

3. 共同病因下的两组综合征

近年来有学者提出老年期抑郁障碍或其中的某些亚型可能是 AD 的"前期

病变",还提出老年期抑郁障碍、MCI 和痴呆是一个"连续谱"的概念。尽管 AD 的病理改变在认知症状出现之前已持续多年,部分患者早期表现为抑郁症状,但仍难以将中老年阶段发病的抑郁症均归为 AD 前期症状。高龄首发抑郁,明显认知损害或有其他充分支持性诊断依据的患者作为 AD 前期病变来看更为合理。一项随访 28 年的研究显示在痴呆患者认知症状出现之前约 11 年,其抑郁症状明显加重,这和 AD 异常蛋白沉积的时间规律重叠。

4. 抑郁是痴呆的危险因素

最近的研究也提示痴呆的危险因素中可干预的约占 40%,其中包括:儿童青少年——受教育程度 7%;中年阶段——听力受损 8%;老年阶段——吸烟 5%;抑郁和社会孤立各 4%。可见抑郁还是占有一定的比重,或许抑郁相伴的躯体疾病控制不力、医疗保健不足和社会隔离在这 4% 中也占有一定分量。至于先前研究认为老年期抑郁障碍是 AD 的独立危险因素,病理学研究未能在老年抑郁和 AD 间找到可靠的桥梁,也就是说无法完全证实抑郁能通过如异常蛋白沉积、脑血管病变导致痴呆。

三、老年期抑郁障碍的其他危险因素

1. 躯体疾病

文献报告老年期抑郁障碍与许多慢性疾病之间也存在关联,尤其与心脏病、关节炎、哮喘、背痛、慢性阻塞性肺疾病、高血压和偏头痛密切正相关,也与各类肿瘤、糖尿病等疾病相关。积极干预躯体疾病能改善患者的抑郁症状,也有助于改善抗抑郁治疗的疗效,同时对抑郁症状系统地治疗也有助于改善患者躯体疾病的预后,改善生活功能并提高生活质量。老年期抑郁障碍具有较高的自杀率,部分病例的自杀行为也与其躯体疾病相关。

2. 心脑血管疾病

神经影像学研究提供了越来越多的证据,证明晚发性抑郁症与心脑血管疾病有关。卒中后抑郁的发生率估计为 33%,抑郁也是影响卒中患者预后的独立危险因素。不仅有心血管疾病和心血管危险因素患者的抑郁症状风险更大,而且有证据表明,抑郁症本身会增加心血管疾病新诊断的概率。根据"血管性抑郁"假说,脑血管疾病在前额叶和边缘区域的轴突通路中引起白质病变,这些白质结构参与情绪调节和决策策略,从而导致老年期出现抑郁。

3. 社会心理因素

据文献报道,老年抑郁的危险因素包括女性、丧偶、睡眠障碍、残疾、既往抑郁病史。也有研究证实,超过 50% 的老年抑郁患者在抑郁发作前有重大生活事件,如比较常见的躯体疾病、丧亲、生活和经济困难、重大家庭矛盾和个人感情等因素,近年也常见到老年人因投资受损以及子女婚姻问题导致抑郁发作。

四、老年期抑郁障碍的自杀

约 15% 的抑郁症患者会死于自杀,其中 65 岁及以上年龄组的自杀率最高。因此,对于有抑郁症状的老年人群,彻底评估自杀危险因素以及是否存在自杀意念、计划和意图非常重要。相关自杀危险因素包括:男性、年龄>65 岁、既往自杀未遂史或家族自杀未遂史、生活应激、精神病症状(命令性幻听)、伴严重焦虑、物质依赖、共病人格障碍以及存在慢性躯体疾病等。国外数据显示,在美国,每10 万名≥65 岁者平均有 14.9 人自杀;在加拿大,平均每天有 1.3 名老年人死于自杀,其中上吊和使用枪支是老年男性自杀的主要方法,而老年女性则多以服药和上吊自杀。临床上,如果患者既往自杀病史,精神检查发现存在自杀意念,需要进一步询问患者的意图或计划。对于判断有自杀风险者,可建议住院治疗,对家属进行相关宣教,做好安全措施。

综上所述,老年期抑郁障碍是一组异质性的疾病,除"纯"的抑郁症以外,部分病例可能混杂或多或少的神经系统变性病、血管性疾病或躯体疾病等致病因素,如何界定这些因素在抑郁发病以及转归中的作用,需根据患者年龄、病程、抑郁症状特点以及其他临床证据综合判断。评估认知症状对治疗干预有重要价值,据文献报道,认知症状如执行功能下降明显的患者预示着抗抑郁药物疗效不佳。如果抑郁症状和认知症状同时存在,应首先选择新型抗抑郁药物治疗,并注意用药足量、足疗程结合个体化的用药原则。对认知损害明显的患者尽量不选用具有较强抗胆碱能和组胺的药物,以免加剧认知损害。治疗过程中应结合生物学标志物检测、影像学检查以及神经心理评定等措施准确鉴别并做好随访,不遗漏早期 AD、明显脑血管病变等病例。

(岳玲,李冠军)

📖 **参考文献**

[1] 中华医学会精神医学分会老年精神医学组. 老年期抑郁障碍诊疗专家共识[J]. 中华精神科杂志,2017,50(5):329-334.

[2] 聂晓璐,王红英,孙凤,等. 2000—2012 年中国社区人群老年期抑郁情绪检出率——系

统综述和更新的 Meta 分析[J]. 中国心理卫生杂志. 2013(11):805 - 814.

[3] Wenning GK, Colosimo C, Geser F, et al. Multiple system atrophy [J]. Lancet Neurol, 2004,3(3):93 - 103.

[4] Gilman S, Wenning GK, Low PA, et al. Second consensus statement on the diagnosis of multiple system atrophy [J]. Neurology, 2008,71:670 - 676.

[5] Colosimo C. Nonmotor presentations of multiple system atrophy [J]. Nature Reviews Neurology, 2011,7(5):295 - 298.

[6] Iranzo A, Santamaría J, Rye DB, et al. Characteristics of idiopathic REM sleep behavior disorder and that associated with MSA and PD [J]. Neurology, 2005,65(2): 247 - 252.

[7] Beeve BF. REM sleep behavior disorder: Updated review of the core features, the REM sleep behavior disorder-neurode-generative disease association, evolving concepts, controversies, and future directions [J]. Ann N Y Acad Sci, 2010,1184(11):15 - 54.

[8] Howell MJ, Schenck CH. Rapid eye movement sleep behavior disorder and neurodegenerative disease [J]. JAMA Neurol, 2015,72(6):707 - 712.

[9] De Cock VC, Debs R, Oudiette D, et al. The improvement of movement and speech during rapid eye movement sleep behaviour disorder in multiple system atrophy [J]. Brain, 2011,134(3):856 - 862.

[10] 宋东东,俞英欣,董秦雯,等. 多系统萎缩患者的认知、情感及日常生活能力评估[J]. 中华医学杂志,2013,93(25):1948 - 1951.

[11] Schrag A, Sheikh S, Quinn NP, et al. A comparison of depression, anxiety, and health status in patients with progressive supranuclear palsy and multiple system atrophy [J]. Movement Disorders, 2010,25(8):1077 - 1081.

[12] Yamada H, Kato EH, Morikawa M, et al. Decreased serum levels of macrophage migration inhibition factor in miscarriages with normal chromosome karyotype [J]. Human Reproduction, 2003,18(3):616 - 620.

[13] O'Brien J, Thomas A, Ballard C, et al. Cognitive impairment in depression is not associated with neuropathologic evidence of increased vascular or Alzheimer-type pathology [J]. Biological Psychiatry, 2001,49(2):130 - 136.

[14] Wilson RS, Capuano AW, Boyle PA, et al. Clinical-pathologic study of depressive symptoms and cognitive decline in old age [J]. Neurology, 2014,83(8):702 - 709.

[15] Singh-Manoux A, Dugravot A, Fournier A, et al. Trajectories of depressive symptoms before diagnosis of dementia: a 28-year follow-up study [J]. Jama Psychiatry, 2017,74 (7):712 - 718.

[16] Livingston G, Huntley J, Sommerlad A, et al. Dementia prevention, intervention, and care: 2020 report of the Lancet Commission [J]. The Lancet, 2020,396:413 - 446.

下篇 短案例及思考

时光荏苒，今年已经是在上海市精神卫生中心（简称"600号"）工作的第27个年头。记性不如前，观察力也不再那么敏锐。尤其是前两年，大家都戴着口罩，年轻医生在科室轮转很久了，也未必能叫出名字，讲述的病例也不知对他们有无帮助，但还是想挑一部分病例写出来。

1995年春天即将从上海医科大学毕业。那之后不久，上海医科大学也与复旦大学合并，更名为复旦大学上海医学院。记得毕业那时刚开始双向选择，学校不包分配，主要靠自己联系工作。男生总怀有外科梦，联系了几所区级医院，投出简历，自知并无优势，就业不易。我是从西藏高考来沪的边疆生，原则上要回去工作。很想留在上海，只是到4月份工作还是没有着落。当时在600号附近的原中医学院有招聘会，遇到前人事科长马老师，也巧，正好与她同名。她很热心，领着我去主管部门咨询分配政策。只需要生源地出具同意内分的证明，就能到600号工作。那天的招聘会，还遇到兄弟院校的同学，有家长陪同参加招聘的，略显羞涩。后来一起来到600号，在我专业方向很迷茫时，他们也提供了很多帮助。

起初住集体宿舍，一帮人踢踢球、打打牌，偶尔看看书。那时做科研的医生不多，但他们后来都成了"大咖"。工作初期人很懵，态度也不大认真，曾手写病史奇快，号称"小李飞刀"。但书写不规范，被查到扣钱；值班医嘱没用红笔，被叫去返工。应该还有其他很多糗事，串在病例里一并讲讲。

对一些生动案例记忆深刻，甚至和精神科不那么密切的知识点也更易记住。有些可惜，当时没系统整理，但仍可以凭笔记的线索和记忆基本复原，即便缺乏细节，有些也并非疑难，但觉得那些经历也并非都能碰到，还是值得记录。如实说，当时面对这些案例时并无多少体会，只是回顾过往认识也有所提高。这或许会对年轻医生有些帮助。如若不然，权当故事看看。

同时，下篇-短案例也得到了科室团队的支持。他们总结了临床医疗和护理工作中的感受和体会，很接地气。他们的爱心正像在雨夜撑起的一把小伞，温暖着患者，尤其是以女性特有的细腻笔触贡献的数篇优秀案例，很值得期待。

第十章

会 诊 实 录

狂犬病及狂犬病恐惧症

狂犬病是一种死亡率极高的感染性疾病,俗称恐水症,罕见。门诊曾碰到过恐惧狂犬病的病例,他们具有疑病、焦虑、强迫等症状表现,怕被感染,可能在很短的时间内反复注射疫苗和抗毒血清。会诊中也见过1例狂犬病患者,还替他擦拭过口水,好在手上并无伤口,也并未依据医院建议去打疫苗,看样子自己并不恐惧狂犬病。

大约10年前,半夜被叫起来到某大医院急会诊。赶到那家医院急诊,看到那个患者双手被保护,身体前倾,不停抖动,流涎,极度烦躁。试着和他交流,却完全无法接触,表现不大像精神障碍常见的那种兴奋。

简单问了病史,患者是松江本地人。病发前约3周曾被狗咬伤,事后也没注射疫苗和抗毒血清。数天前出现明显的"精神异常",当地就诊具体情况不详,就转院求治。当时就和急诊值班医生交流:这个人可能是狂犬病吗? 其实,自己从未见过狂犬病病例,脑子里唯一的印象就是大学实习阶段曾看过一段录像,上面记录了狂犬病的表现,时隔多年已非常模糊。但医生说感染科会诊排除了狂犬病,那家医院的感染科是业内公认的,想必这个判断很靠谱,当时也没细问靠什么排除的。那时没有查核酸、抗原,病毒分离就更不可能,估计更多是靠临床经验。还有说法,可以观察那只狗是否发病,表现出满嘴流涎、目光凶恶。只是那狗要么逃跑了,要么当场被打死了,所以大体上也无从观察。后来想,那位有把握排除的医生可能也没见过狂犬病病例,或者没见过这样的吧。他过于自信地做出判断,也未提醒接触这位患者的医护需要谨慎防护。

既然排除了狂犬病,看着他那种极度兴奋,虽难以配合,精神检查还是尝试一下,但也还是完全无法交流。最后只得用氟哌啶醇针剂对症处理一下,留下联系方式,以备患者病情波动时方便沟通。

当时试图使患者放松,还用餐巾纸帮他擦拭口水,问题就出在这里。3~4天后接到医务科电话,按兄弟医院要求接触这个病例的医生都要去打疫苗,说患者已经死亡,也确诊了。哎,这时候确诊了!最后我回忆了当晚的过程,仔细看看自己手上并无伤口,所以就放弃了打疫苗。前几年曾曝出了狂犬病疫苗的问题,身为吃瓜群众,不明就里,不过我还是庆幸当时没有去打这个疫苗,也确实没必要。只是想着可气,当时并非被狗咬,却差点被队友坑。

这次会诊也算补了一堂课。狂犬病很少见,也怪自己大学时没有仔细看教学录像,没记住带教老师的描述。这次对狂犬病有了更直观的认识。那以后查房提及这个案例,当时他那种极度烦躁、恐惧历历在目。我们无从得知这个患者当时的痛苦,只记得他双眼通红,直勾勾地盯着前方,喘着粗气;喉肌痉挛,无法吞咽,流涎不止……半夜去会诊,急诊室感觉也较为昏暗(可能是怕光线刺激吧),似乎感觉他在拼命挣扎,也没什么人能帮到他。其实如果狂犬病发病,真也无药可治。

狂犬病的急性期神经精神症状,可以表现为狂躁型,如幻觉、极度恐惧、行为古怪等,这种类型可能类似某些精神障碍。其症状还包括发热伴明显的神经系统体征,包括功能亢进、定向力障碍、痉挛发作、颈项强直等。其突出表现为恐水、怕风、发作性咽部肌肉痉挛、呼吸困难、排尿排便困难及多汗流涎等。

讲到这个病例,又想起一位年轻的门诊患者,他家中排行最后,父母和姐姐对他关爱有加,自幼性格细致。某天,他看到前面有位女士抱着一条小狗上公交车,感觉她拉了一下栏杆,随后患者也触碰了那个栏杆。回家之后就担心自己会感染狂犬病,明知宠物犬大都注射过疫苗,而且自己没被咬着,只是一般接触,反复检查手上也没有伤口,感染的机会非常小,但思来想去总还是不放心,只得去医院注射疫苗。其后就落下一个病根,出门在小区里就躲着狗和其他小动物。尤其怕流浪猫的利爪,比如晚间出门后,只要觉得有流浪猫从身边经过,就要反复检查身上有无被抓伤,其实他也知道如果被猫抓了总有抓痕,而且也会痛,不必如此谨小慎微,但总难以释怀,又要去打疫苗。医生说他根本不需要打针,虽疫苗总体安全,但还是有过敏的可能,建议他到心理科看看。

在门诊交流过程中才得知,这种恐惧狂犬病的病例其实并不少,还有交流群。真不知,他们在群里交流时,那种疑病、强迫以及恐惧的心理会否互相影响。在精神科医生看来,他属于特定的恐惧症,伴有明显的焦虑和强迫症状,病前也多少有些神经症性格基础,门诊开了一些药物,也建议他可以尝试心理治疗,用药初期症状有改善,其后病情不稳定,还影响工作。之后我在临床也碰到过类似的恐艾(艾滋病)病例,据说也有个群体。

如果他后来知道了曾出现过不合格的狂犬病疫苗,如不巧注射了也根本无力保护,他又会怎样?

(李冠军)

埋下神经梅毒的祸根

近几年,还是经常能碰到神经梅毒、麻痹性痴呆的病例。患者常因行为紊乱、夸大以及认知症状等表现就诊,以男性居多。记得有2例患者原本经商或从事绘画,为年轻时的不检点付出代价,会诊后经过驱梅治疗,认知症状会有些许好转。神经梅毒的诊断依赖病史、精神检查结合梅毒血清学检查,如快速血浆反应素环状卡片试验(rapid plasma reagin circle card test,RPR)、梅毒螺旋体明胶颗粒凝集试验(treponema pallidum particle agglutination,TPPA)等,确诊需脑脊液证据的支持。女性梅毒病例较少见,而且影像学表现疑似脑肿瘤的病例更罕见。这次也是患者答应给我会诊费最高的一次,毕竟,她有明显的夸大。

患者,女性,54岁,中专文化,财务工作,平时思路清晰。2015年2月16日突然开车不认识路,记忆力下降,有反复言语、话多、失眠等表现。3月初吵闹加剧,脑部CT检查无异常发现,MRI检查发现右侧额部占位,胶质瘤可能。她就到某知名医院神经外科住院,本准备接受进一步检查,必要时手术。但入院后出现话多,反复吵闹,甚至彻夜不眠。服用奥氮平15 mg qn改善仍不明显,患者兴奋、烦躁,无法接受进一步检查以及术前定位,故请会诊。

患者在病房中由多人陪伴,人较为消瘦。觉醒状态,注意力不集中,回答不切题。兴奋话多,双手动作增多,旁边家人反复劝慰也无济于事。有明显的夸大,内容荒谬,称:"病床边的抽屉里有5000万……让某某领导出面……"有些不可一世,还称要送给会诊医生6部手机。其言语内容较为凌乱,无法有效交流,认知功能无法检查。

初步诊断考虑器质性精神障碍,描述性诊断为兴奋躁动状态。脑影像学检查提示存在胶质瘤可能,那么右侧额部的这个病灶能否解释这么严重的精神症状?胶质瘤多缓慢生长,似乎难以解释这个急性起病的精神症状群,即便是由肿瘤压迫或者脑水肿导致的急性症状,也缺乏相应的体征。如果得知肿瘤的诊断后患者产生了急性应激症状,表现为兴奋、激越症状群,那与肿瘤本身并无太大的关系。

会诊首先考虑控制兴奋,使其能配合检查术前定位,故对症处理,缓解兴奋、激越症状,在抗精神病药基础上加服劳拉西泮 0.5 mg bid,患者兴奋有明显改善,完成 MRI 检查,计划接受手术。

会诊后的第 4 天,患者丈夫打来电话说医生根据最新的检查,判断是某种细菌感染,建议到公共卫生中心治疗。不必多说,肯定是 RPR 或 TPPA 阳性。当时还提醒这位先生也去检查一下,自己也先入为主,估计事情多半出在这个做生意的丈夫身上。事后看,会诊诊断和这个判断都主观了。丈夫的相关检查阴性,后来也问出来女方梅毒感染的可能来源,涉及对方隐私在此先不表。2015 年 3 月 28 日患者转至公共卫生中心,采用青霉素治疗。治疗初期仍有烦躁、情绪不稳、哭闹等行为,晚间更为明显,睡眠时间短,改用奥沙西泮口服仍无改善。

第 2 次会诊。患者的血清及脑脊液梅毒检测均为阳性,诊断为神经梅毒。患者接受常规驱梅治疗,治疗前 3 天,使用皮质激素,避免产生华康反应。会诊精神检查:患者卧床,显消瘦。接触比较主动,还记得在前一家医院遇到过会诊医生。话仍较多,难以打断,有明显的夸大,称:"家里有很多钱,丈夫能挣几千亿。"动作及行为夸张,情绪欣快,明显波动,想到家中老人的事情哭泣,但情感体验肤浅,缺乏感染力。注意力欠集中,认知功能检查欠合作,一般的言语理解以及表达较为正常。自知力无。建议服药利培酮 1 mg bid、丙戊酸钠 0.5 g bid、劳拉西泮 0.5 mg bid,奥氮平逐渐减量。经过驱梅治疗和数次门诊药物调整,患者情况稳定,基本恢复之前状态。其后家属未来复诊。

事后诸葛亮一下。首次会诊相信外院脑肿瘤的诊断,自己也看了 MRI 片子,但并不熟悉 MRI"胶质瘤"的具体表现,也没见过神经梅毒表现类似胶质瘤的影像。虽然患者表现出明显的夸大症状,值得怀疑,但如无明确的冶游史,依据患者年龄、工作性质很难仅仅根据夸大、兴奋这一组症状联想到神经梅毒。当然,器质性精神障碍具有病因非特异性特征,应多考虑一些可能性,只是涉及隐私,会诊过程中不方便询问,也有数次碰到住院患者即便 RPR 检查阳性,也不承认冶游及感染病史的。

【背景知识】

1. 梅毒树胶样肿

梅毒树胶样肿又称梅毒瘤。其发病率很低,可以分布在皮肤、软脑膜和脊髓表面的脊膜上,偶见于胼胝体、脑干和小脑,大小不一,病灶微小者仅显微镜下可见,病灶大者为具有占位效应的梅毒瘤。其起病隐匿,病情缓慢进展。脑树胶样肿,可以有数月的头痛,伴恶心、呕吐,少数有癫痫、偏侧无力和感觉障碍。MRI中可见大脑半球表面大小不等的散在颗粒样病灶,T_2 呈高信号。

2. 梅毒性迅速进展性痴呆

Timmermans 等于 2004 年报道梅毒患者出现迅速进展性痴呆。成人发病数周到数月呈现认知功能的进行性恶化。首先出现计算和记忆力下降,工作和学习能力下降。随后出现思维逻辑障碍,语言能力减退,答非所问。判断能力下降,严重时无法工作甚至生活不能自理,可以有幻觉。MRI 可以无异常,偶可见额颞叶小片 T_2 高信号。血清 PRP 及 TPPA 均阳性。

3. 麻痹性痴呆

由梅毒螺旋体侵犯大脑引起的一种神经梅毒的晚期表现,以神经麻痹、进行性痴呆及人格改变为特点。患者经常因精神症状求治。阳性的血清学试验和特征性的脑脊液改变有助于确诊。就精神行为症状来看,早期以神经衰弱综合征最多见,其次为性格改变、思维迟钝、智能障碍、抑郁及脱抑制症状等;进展期以日趋严重的认知功能及人格改变为主,常表现为注意、记忆、计算及执行功能衰退、夸大、不守信用、不负责任,行为轻浮、放荡不羁、自私、吝啬、挥霍、偷窃或其他悖德行为,幻觉妄想状态,易激惹或强制性哭笑;晚期痴呆日渐加重,出现情感淡漠、意向倒错、脱抑制及本能活动亢进。

(李冠军)

镇定的外表难掩狂热的心

如前述表现明显夸大的患者,经过梅毒血清学检测得以确诊。而在老年人中也能见到表现夸大,但梅毒检测却提示阴性的患者。仅根据症状本身,需要考虑精神分裂症、躁狂发作等精神障碍,鉴别诊断比较困难。

男性患者,76 岁,大学文化,计算机专业退休大学教师,在某院老年科住院。2014 年 10 月因上消化道出血,胃镜检查确诊胃癌,手术合并化疗,目前情况较为稳定,本次入院完善术后 3 个月的复查。家人发现近几年患者热衷收藏,特别是对自己看中的、认为有价值的古玉,花钱大方,为此耗尽积蓄。常流连在古玩市场,认为自己的部分藏品如有真货就能全赚回来,实际上也未能赚到钱,家人劝阻并不听。除此之外,还时常购买保险理财等产品,家人认为其中可能有虚假成分,患者却不以为然。他甚至不顾风险盲目帮朋友经济担保。

【精神检查】意识清,接触好,言语切题,谈吐动人,思维联想也未见异常,情绪较为平静,无明显情感高涨、易激惹等表现。记忆力佳,对何时患胃癌、如何治疗等过程也能清晰讲述。认知功能检查未见明显异常。此时并无特别发现。患者对自己收藏的眼光充满自信,检查过程中还接听一个电话,据称是与古玩商联系,自己几万元收的一件器物可能是明朝仿汉代的,开价数百万。但这个行业真这么容易捡漏吗? 他流露出自我感觉好、过于乐观,但似乎也并不荒谬。行将结束时,患者流露出来,除古玩收藏以外,还在做一件改变人类生活的大事。

重点总算来了。好奇地问他具体什么事情,患者称正和一朋友研究新型能源,称:"计划找到暗能量并加以利用,这样人类就能彻底摆脱能源短缺之苦。"而且这位潜心于此的朋友在江苏某个地方已经研究 6 年。讲述至此,老年人豪情毕现,称并不想发财,只是要做一件实在的、造福全人类的大事。

本至此脉络已经较为清晰,但接着他又继续讲出更为神秘的东西。患者稍带不情愿,又带着某些自豪地说出以下故事:自汉唐以来,朝代更迭,前一朝行将土崩瓦解,必定在某些深山藏匿财富,以图光复。因此,随着朝代更迭就积累下了大量隐秘财富,而目前他所在的组织就掌管其中一部分,数额特别巨大,也准备适当的时候将这些财富用之于民……工作多年,尚未见过如此城府的老先生。外表极其镇静,宠辱不惊,内心却是如此的狂热! 那么,他最可能的诊断是什么?

1. 精神分裂症

患者存在夸大妄想,内容非常荒谬,如暗能量、新能源或古代财富,明显脱离现实。仅从症状看,要考虑老年期精神分裂症。晚发精神分裂症的社会功能可以保持相对完好,这个患者已经有明显的脱离现实,情感体验也并不适切,讲述暗能量开发和巨额财富时表现得过于冷静,对家人的担忧、自己的实际处境又过于坦然。但如此年龄的晚发病例也是相当之少,毕竟已经 76 岁,需要排除其他病因。仔细想想,与他合作开发暗能量的那位"科学家"是否也是精神病患者或者是感应性精神病的一方呢,只是缺乏病史,无法确定。

2. 偏执性精神障碍

常见中年起病,表现为突出的系统性妄想,但社会生活功能保持相对完好,一般没有幻觉或仅有短暂幻觉体验。发病这么晚的偏执性精神障碍患者也比较少见,况且他的妄想也并不系统,内容荒谬,结构不严密。而且一般的偏执性精神障碍患者,初期也会有妄想逐渐系统化的过程,这个患者未能问出妄想的发展过程,较为可惜。

3. 躁狂发作

临床可见躁狂/轻躁狂发作患者,也会出现做事鲁莽、不计后果的状况,受情感症状影响,其判断能力会下降,因此也会盲目投资,但夸大到如此荒谬程度,却无明确的双相障碍病史,再加上76岁高龄,就难确定此诊断。关键的是,患者讲述这些内容时,情绪相当平静。令人费解!

4. 脑器质性疾病

①神经梅毒:如上述病例,可以有明显的夸大,内容较为荒谬,本例患者数月前接受外科手术,RPR检查应不会遗漏。如阴性,难以支持此诊断。②认知障碍:他买"古董"、保健品、帮人担保屡屡受骗,与其受教育程度明显不符。但据此并不能肯定认知障碍的存在,况且精神检查其记忆力、言语理解和表达均正常,无认知障碍的相应表现。③副肿瘤综合征:较罕见,也可出现明显的精神症状或认知症状。关键问题是其病程已数年,至会诊时仍无明显认知缺损和其他器质性证据。

会诊后,患者的妻子曾来院建卡,故又询问了他一些相关病史。他以前从事高校教学工作,退休前都好好的,只是近几年要购买古玩、保险理财,花掉不少的钱,家人认为他根本没有鉴赏能力。他盲目帮朋友经济担保,后来还被法院追究连带责任,目前每个月的退休工资大部分都被扣除,给家里的生活带来很大影响,她和孩子都不胜其烦,但患者却全然无所谓,还好他可以享受干部保健,否则真不知该怎么办。门诊建议可以尝试服用抗精神病药物,事后未再来随访。

(李冠军)

淡漠的老年型额颞叶痴呆患者

额颞叶痴呆(frontotemporal lobar dementia, FTD)常在老年前期发病,是仅次于早老性阿尔茨海默病性痴呆的常见痴呆类型,75岁后起病较为罕见。而本病例本是一位颇有建树的专家,患病数年,表现非常淡漠。

这次也是邀请神经内科和精神科联合会诊。那天会诊时,据说患者有些家庭矛盾,其家人并未出面,全程由他秘书陪同。尽管诊断较为明确,只是觉得有些诊断考虑、治疗方案以及难点要告知家属,还是希望能和他家人直接交流。

见到老人,他身材蛮高大,但生病后气度却完全不在。话也很少,只是非常表面的交流，人很淡漠，当时也不方便多查认知功能。可根据其淡漠、易激惹等行为症状的表现，结合以额叶、颞叶局限性萎缩为主的 MRI 表现，诊断为很可能的老年型行为变异型额颞叶痴呆（behavioral variant of frontotemporal dementia, bvFTD）。其实，这个患者前期诊断是比较明确的，会诊目的是讨论患者的治疗、预后以及照护方案。借助此病例我们梳理一下这方面的知识。

1. 老年型 bvFTD

老年型 bvFTD 并不常见，较少诊断。国外文献中报道过超过 85 岁的病例，但临床上高龄患者确诊很少，可能存在诊断依据不足，原因是：①典型 bvFTD 的高发年龄在老年前期，目前诊断标准可能并不适合老年期患者。②文献报道仅有 10% 的 bvFTD 患者在 70 岁以后起病。而在 60～69 岁的人群 bvFTD 患病率仅为 9.4 例/10 万，远低于此年龄段 AD 的患病率（约 5%），而且随年龄增加 AD 的患病率明显增高。因此除非有明确的临床和影像依据，高龄患者的 bvFTD 很难得到及时诊断，更可能诊断为 AD，只有极少数病例在病理检查时才得以纠正。③老年型 bvFTD 患者一般并无突出的行为症状表现，这就失去了提示诊断的主要线索，依据记忆、语言及其他认知障碍的表现，考虑诊断 AD 也不足为奇。老年型 bvFTD 与 AD 的鉴别诊断困难，支持 AD 诊断的如早期情景记忆损害、海马萎缩等依据，与 bvFTD 鉴别并不可靠。

老年型 FTD 大部分表现为顺行性记忆损害（anterograde memory loss, AML），其发生率明显高于早发病例。因此是否存在记忆或情景记忆损害并不能很好鉴别老年期 bvFTD 与 AD。老年型 FTD 具有两个特点：①患者表现出的明显的记忆损害和行为异常多于语言以及语义障碍；②海马硬化（hippocampal sclerosis, HS）更多见，但缺少典型的局限性皮层萎缩特征。老年型 FTD 常见 AML 及 HS 等表现，不易与 AD 的记忆障碍以及海马萎缩鉴别。老年型 FTD 可能是一个独立实体，相对罕见，诊断应慎重。在 80 岁这个年龄段，FTD 患者的发病率远低于 AD，确诊需要充分的依据排除 AD，最好有分子影像证据。

2. 情感淡漠（apathy）

记得蛮多年前，和神经科医生共同参会，他就问精神科医生是如何判断淡漠和抑郁的。尽管我很清楚两者的区别，但并不好解释。记得，曾经有一位精神科医生这样描述淡漠："某位精神分裂症患者在病房里就如一粒安静的灰尘。"情感淡漠是指对事物不关心、无动于衷的态度，对亲人冷淡，对切身利益相关的事缺乏应有的反应。淡漠、动机缺乏主要定位于前额叶中部皮质（medial prefrontal cortex, MPFC)以及前扣带回。

情感和情绪都是指个体对现实环境和客观事物所产生的内心体验和态度，两者也有不同。在心理学中将主要与机体生理活动相联系的，伴有明显自主神经反应的较初级内心体验称为情绪，如喜、怒、哀、乐等，外伤带来的痛苦感，看精彩表演时产生的愉快享受也是情绪的范畴。而把与社会心理活动相联系更高级的内心体验称为情感，如同理心、友谊、审美、爱和道德感等。情绪的持续时间较短，有情境性特征。而情感的持续时间较长，既有情境性，又有稳固性和长期性的特点。

情感淡漠，也常被称为情感反应淡漠，常见于器质性精神障碍如 FTD、AD 和阴性症状为主的精神分裂症患者。情感淡漠有浓重的器质性意味，往往是慢性、持续性的，治疗困难。患者缺乏内心体验，并不觉得自己有异常。医生可以通过患者的表情、动作以及对外界的反应来判断有无淡漠。抑郁症患者也可能出现快感缺失，缺乏动力，对很多事情也表现得无所谓，懒得去处理，或者拖延着再说，也称为情感麻木或情感迟钝。当然，不管外在能否看出来，他们大多能深刻地体会这种情绪的变化，这和情感淡漠的内心体验完全不同，不宜用情感淡漠来描述抑郁症患者的这种体验。

刚工作那会儿我还向上级医生提议，是否可以给淡漠的精神分裂症患者使用精神振奋药。他告诉我那样会激发出精神病性症状，不会改善阴性症状。其后，也有研究尝试用抗精神病药联合抗抑郁药治疗阴性症状，疗效也欠佳。目前，常用的非典型抗精神病药物对阴性症状的疗效优于经典药物，其中氯氮平、小剂量氨磺必利和卡利拉嗪疗效更好，但总体上仍是治疗难点。

（李冠军）

校园骚扰与脱抑制行为

经常碰到老年认知障碍患者，在年轻时非常体面，但不知怎么到老了就不对了，出现超市偷窃、骚扰女性等悖德行为，这就是脱抑制症状。简言之，就是高级皮层对低级中枢的抑制作用减弱。我对这个会诊病例的印象也比较深，他身为退休教授，却多次公然在校园里搂抱女生，引起众怒。记得当时不知谁开玩笑说，他鳏居多年，如果有个保姆照看着，会否好一些？大家也都会心一笑。只是这个老人确实需要加强监管。

该患者85岁，是某知名学府退休经济学教授，平时身体较好，子女也忙，能独自生活。和经治医生沟通，才得知患者住院期间其实并无明显内外科疾病，只是患者的一个行为无法解释，要判断是否属于痴呆早期或者其他问题。老人住在某大学附近，对长年奋斗过的校园富有感情，尽管已经不再担任任何学术或教学工作，但平时总喜欢在校园里遛弯健身。麻烦就出在这里。老人数次在校园内明目张胆地搂抱女生，与其身份极不相称。后来有女生公开发帖，责问校方保卫失职，事先已经接到类似投诉也毫无作为，同时认为老人家属未尽到监管责任。迫于压力，也可能考虑到这种表现属于病态，患者就被先送至医院完善检查，有病就治，否则就要有后续监管。这就有了这次会诊。

老人意识清，听力略差，反应稍慢，不影响交流，并未引出感知觉障碍。其情绪平静，断然否认有不当行为，故也无法了解其动机。得知他原是经济学教授，退休多年，平时脑力还可以，前2年还出版了专著。初步检查，也未见明显的认知功能缺损。

首先，可以判断患者存在脱抑制症状，只是依据会诊时的病史资料，难以判断具体病因。这个年纪，要考虑脑退行性疾病的可能。当然，老人专业技能保持较好，能著书立说，明显认知受损依据也不足，痴呆诊断难以成立。其实诊断相对是次要的，如何控制脱抑制症状才是主要诉求。如果脑器质性疾病的病因无法逆转，那么治疗也很难有好的疗效。有文献报告SSRIs这类抗抑郁药有助于食欲和性欲亢进的治疗，只是一般需要较大的剂量，老年人能否耐受是一个问题，也缺乏相关用药经验。也曾试着给予反复出入发廊的血管性痴呆患者氟伏沙明治疗，稍有改善。如果认知障碍诊断明确，可以使用促认知药物治疗，总体对精神行为症状有益，但脱抑制症状治疗也属难点。除此之外，加强照护也十分关键。

（李冠军）

老年人为何那么"精神"

常有人问，怎么我们家老人这么大年纪了，整个人像精神病一样？会无中生有，怀疑老伴外遇，怀疑保姆/子女偷窃，为此还情绪激动，吵闹不休。还有人本来谦恭检点，临老却晚节不保。在超市偷东西，在校园公然猥亵女生，甚至做出更出格的举动。那么这些老年人为何那么"精神"？先看看痴呆的精神行为症状

（BPSD）。

痴呆患者如紊乱起来真吓人，照料者和家属不胜其烦，战战兢兢，甚至还会影响近邻的正常生活，成为社区的"不安定"因素。几乎所有的痴呆患者均会出现 BPSD，包括痴呆患者整个病程中表现出来的所有精神行为症状。如幻觉、被窃妄想及嫉妒妄想（坚信老伴有外遇）等精神病性症状，看着像精神分裂症；焦虑、抑郁及情感不稳等情感症状有点像焦虑抑郁症；激越攻击（骂人、威胁、推、拉、撕扯、咬人以及喊叫等），脱抑制（偷窃、猥亵等悖德行为），日夜颠倒等行为症状也都很常见。

BPSD 很危险，精神症状导致患者和照料者互相"伤害"。能见到推倒、殴打老伴致伤的案例，也曾经接诊过患者直接把他老太太推倒使其后脑着地，导致严重脑外伤没能抢救回来的案例，令人痛心。即便没这么严重，也会导致照料者身心俱疲，生活完全被打乱，生活质量直线下降。长此以往，照料者容易罹患抑郁、焦虑或躯体疾病。如脱抑制表现为偷窃或猥亵行为，丢人不说，甚至涉嫌违法。照料者在患者不恰当行为的撩拨下，偶尔也会情绪失控攻击患者，互相伤害。有 BPSD 表现的认知障碍患者，往往进展会更快，生活质量更差，甚至会缩短生存期。BPSD 严重的患者常需要及时住院，却往往因他们的紊乱行为、管理困难又一床难求。BPSD 的诊治是老年科临床工作中的重要方面，我们进一步梳理一下相关内容。

1. BPSD 的诊断评估

如果认知障碍诊断明确，然后出现精神行为症状，一般不难诊断。部分患者起病之初就有明显的精神行为异常，此时可能认知损害并不突出，容易被忽视。有时，患者的症状很像精神病表现，容易误诊。其实 BPSD 的基础病是认知障碍，诊断不要本末倒置。认知障碍患者叠加谵妄比较多见，谵妄表现和 BPSD 症状相互重叠，应注意鉴别。同样，如果患者的 BPSD 表现突然加剧，也需要考虑躯体基础疾病的变化。

BPSD 可以简单分为容易识别、危害性大的一组症状，如激越、攻击和脱抑制行为等；另外一组就是症状看似比较温和的，如抑郁、退缩和情感淡漠等。前一组其实常人都能观察到，也会较早就诊。另一组症状如果轻微就较难识别了，危害也不小，不容忽视，更需要进行专业访谈评估。系统评估有时需要借助量表工具，根据临床或研究的需要选择不同的工具，可以量化，评估症状的维度和严重程度，可更为直观地评估疗效。具体量表的选择我们这里就不展开讲了。

2. BPSD 的管理

BPSD 的起病与环境、社会心理因素,躯体状况及基础的认知障碍均相关,强调综合管理,主要包括以下方面。

(1) 加强照料和非药物干预:具有 BPSD 表现的老年认知障碍患者应对能力差,环境轻微变化、更换保姆都会引起症状加剧。比如,有患者家属反映,怎么阴雨天老人就比较吵,对天气这么敏感吗? 其实还有一种可能,就是阴雨天,老人被困在家中,不能出门活动,更易烦躁、吵闹。因此,尽量给老人营造一个熟悉、舒适的环境。如果是入住养护院,房间中可以放置一些老人熟悉的物品,如家人的照片,有助于患者适应。

注意,照料者不要轻易试图改变患者的行为,常会适得其反。对于老人反复询问、固执行为或小脾气,没有更好的办法时请耐心点,就当一个"老小孩"哄着吧。专家共识指出针对患者进行环境治疗、感官刺激治疗、行为干预、音乐治疗、舒缓治疗等多种形式的治疗,强调面向照料者的支持性干预同等重要。

(2) 药物干预:注意躯体疾病的干预和治疗,如感染、心肺功能不全和水电解质紊乱等老年人常见的躯体疾病也会导致精神行为症状加重,及时、积极的内科治疗非常必要。甚至各种原因引起的疼痛、皮肤瘙痒也会导致 BPSD 加剧,有时就是一个小病如牙痛也需妥善处理。促认知药物属 BPSD 的一线治疗,可以明显缓解症状,减少照料时间。目前获批的促认知药物均能改善 BPSD,因此应首选促认知药物正规治疗。如果是难以控制的 BPSD,且可能给患者和照料者带来风险,那就不得不"请"抗精神病药物上场。部分抗抑郁药相对抗精神病药更为安全,除改善焦虑、抑郁症状以外,可以明显缓解患者的激越症状。依据目前资料,安定类药物可能恶化 BPSD,甚至加剧认知症状。其他如情绪稳定剂(抗癫痫药),研究证据尚不充分,应慎用。

也有患者家属担心精神药物是否会越吃越傻,担心其不良反应。的确,用药可能加剧患者的认知功能损害,也存在其他的一些风险,除常见的不良反应外,还有一些需要特别关注的安全性问题。应注意剂量的把握,及时评估疗效和安全性,注意用药个体化。需要特别注意的是,要习惯性或努力做"减法",如果患者病情稳定,可以尝试逐渐减少药物剂量,甚至停用。尽管精神药物会有不良反应,但 BPSD 经其他治疗方式无效时不得不用精神药物,否则家庭和病房就永无宁日。要在医生指导下用药,权衡风险和获益。

老年人如果精神症状突出,很大的可能是 BPSD 表现,需要仔细评估认知功能。BPSD 很常见,比较烦人且会加剧病情进展,降低生活质量。应及时诊断干预,BPSD 是认知障碍患者最容易治疗的一组症状,药物可能还是最主要的武器。

（李冠军）

痛苦的"空鼻症"

想必大家听说过浙江某地的杀医案,记得行凶者连某的病叫作"空鼻症"[①],当时也有蛮多争议,这主要是耳鼻喉科的话题,但患者的主观感受、矛盾的焦点和杀人动机却与精神障碍存在关联。那么这个会诊案例也是所谓的"空鼻症"吗?

那次接到某大医院的会诊要求就去了,患者是一位中年女性,耳鼻喉科患者。到了那边医务处才知道这是纠纷案例,才安排了一个多学科联合会诊。参加会诊的有两位知名医院的耳鼻喉科专家,其中一位还是大学给我们上过课、在中西医结合方面造诣很深的教授。参加会诊的精神科专家是某综合医院心理科知名教授,他在全国精神科学界也是重量级人物,自己也很有幸参加会诊。

医务处先简单介绍了情况,会诊对象患慢性鼻炎、鼻窦炎、鼻甲肥大,经常有鼻塞、头痛等不适,曾辗转在上海多个医院的耳鼻喉科就诊,接受各种治疗均未能解决其病痛,曾主动要求采取手术治疗,但接诊医生都觉得手术不一定能改善症状,建议保守治疗为主。

后来她慕名来到这家医院,在一位医生的门诊就诊数次,接受了手术。接着就出现了问题。医生认为她的操作符合医疗常规,解决了患者鼻甲肥大、鼻窦引流不畅的问题,所以治疗并无问题,只是没能完全解决患者的鼻塞、头痛等问题。这个事情呢,事先也有明确告知。患者则认为,我来看病,你没能医好,甚至有时候症状还有加重,医生要负责到底,否则我不是白吃了一刀吗? 自此,反复纠缠那位医生,要求进一步手术彻底治疗。未果,在医院拉横幅,导致那位医生无法

---

① 空鼻症是一种广泛流传于民间鼻腔手术后患者群体间的说法,病人常认为是医疗过失引发自己术后产生鼻塞、呼吸不畅、胸闷、头痛甚至精神异常,但在医学检查上却显示一切正常,或即便有异常也无法解释上述不适。这种病症至今未被明确归类,患者病前人格基础和强烈的躯体化特征类似精神障碍。

正常工作。为此，医务处也多次和患者沟通解释，建议她做医疗鉴定或走司法程序，但患者拒绝。

随后，也花了蛮多时间和那位患者交流，了解她的诉求。患者侃侃言谈，思维逻辑清晰。反复向医生倾诉她的痛苦之处，其核心问题就是开了一刀，没什么效果不说，有时还更难受了，要求医院补救，既不愿走司法途径（估计她也觉得自己并不占理），更不可能另请高明。从精神科的角度看，她对手术医生并无明显猜疑，只是病感强烈，症状明显，性格黏滞，有明显神经症性格特征，当时焦虑和抑郁情绪并不明显。

交流过程中，得知她文化不高，这几年看病花费蛮多的金钱和精力，总算找到一个愿意帮她治疗的好医生，却不料术后却又添"心病"。她说家人既不理解她的病痛，也不愿陪她维权。虽无法细致了解她既往的性格和成长史，但这或许可以解释她为何病感强烈、遇挫折如此纠缠的个性。

也和手术医生有所交流，这位中年女医生，因遇到纠纷蛮憔悴的，似乎也不善言谈，碰到这个病例很是烦恼。记得一个细节，医生说，当时这个患者来看她的门诊，非常热情，也蛮夸张，动辄将医生称为救命恩人，却没想到后来会这样。据医院反映该患者先前在其他医院就诊，因相似问题发生纠纷，纠缠多时，还得到了数万元的赔偿。手术医生当时也不知道这个情况。

患方对治疗的疗效期望值很高，希望明显改善症状甚至根除，并非只要求改善分泌物多、鼻窦引流不畅，只是会诊时无法还原当时医患双方交流的具体细节。这其实是医患沟通中的重要环节，包括患方充分知情并明确表示同意。有时即便有书面告知，可能也流于形式。医生认为患者都知情，也签字同意了；患方觉得，那些专业的问题我又不懂，相信你们医院和医生，但把我弄成这个样子，总要给一个说法吧。这就是矛盾所在。

参加会诊的一位耳鼻喉科教授曾接诊过这位患者，他认为限于实际的医疗状况，对慢性鼻炎其实无法根治，即便通过中西医结合治疗，部分患者的症状改善也不佳。对治疗的期望值如此之高的患者并不适合手术治疗，这也得到另一位中医系统医院耳鼻喉科专家的认同。

身为精神科医生，不懂鼻炎的治疗，感觉此时讨论手术是否合理已经不重要了，患者诉求也并非在此。因缺乏相应病史，简短的精神检查也未得到充分证据支持人格障碍的诊断，精神科介入应慎重，避免激化矛盾。

（李冠军）

难以容忍的那一道伤疤

现在整容、整形已经很常见了。在门诊碰到过数位主播，似乎都是一个模板刻出来的。也还有患者哭哭啼啼地来了，对整形医生的"作品"很不满。爱美整形的以年轻女性居多，但下面这位老爷们儿却为了所谓一道疤，大动干戈。

这次是在整形外科水平很高的某家医院。病种和上述病例不同，但问题并无二致，这个会诊又让我碰上了。了解情况后其实内心还是有些紧张的，对方医院也要求尽量不能让他察觉出精神科医生的身份，万一穿帮那也挺麻烦的。

这位患者接受了颈部瘢痕整形，我当时对这个治疗也稍有了解。先在颈部皮肤下埋一个扩张器，待皮肤生长后切掉瘢痕，再缝合伤口，伤口就不会有张力，容易愈合。这肯定是一个难度不大的小手术。手术后，缝合漂亮，医生看着自己的作品很满意。以前那道难看的伤疤，现在只是一条红线，几乎看不出了，想着患者过几天就可以出院了吧，这是常态。就是这个小手术，对医生和科室来说，结局在某种程度上说却是灾难性的。

伤口长好了，患者却不肯出院，和医生说他的目的是想让这个伤疤完全消失，现在怎么还有一条，那不是手术白做了吗？不知他是不是科幻看多了。常人能理解切掉那个瘢痕，手术缝好，总会留下痕迹。患者却不以为然，医生的解释、家人的劝慰都无法打消他要整掉那条疤的意愿。从那以后，他占着床位不走，不付任何费用不说，逢人就讲："你们看这个医院/医生的水平，多么不负责任，我是来整形的，还是这么一个伤疤？"和上述那个病例类似，也要求再开一刀，把那个伤疤彻底消掉。这样纠缠长达一年余，吃住在医院，时常去相关部门投诉，但真要他走司法途径他也不接受，医院不胜其烦。患者离异，他儿子劝他也不听。医院可能觉得他有精神问题，希望精神科医生介入，如果判断这个患者有精神异常，最好转到精神科"关起来"。当时应该还没有颁布《精神卫生法》，但这样的情况要到精神科住院也并非易事。

见到患者后看到他脖子上的瘢痕，大约有 5 cm 长，手术缝合很漂亮，不仔细看基本看不出。接触交流和上述案例类似，思维连贯，侃侃而谈，围绕自身利益，细述与医院的矛盾冲突及心中委屈，责怪多个医院推诿。但谈及解决问题的方法时，他却固执己见，丝毫不能接受其他建议。虽很小心地希望深入了解其思维内容，对医生是否存在猜疑，但患者并不接茬，可能也看出了会诊医生的身份，直接拒绝回答,离开。

看来他性格比较偏激,考虑到他的社会生活功能及行为模式,真有人格障碍的模样,但依据现有资料也难确诊。即便人格障碍诊断明确,也不合适带他到精神科住院。深表同情,却又不好明说,其实这样的病例,谁遇到都难处理。正如上述案例那位患者尽管曾和其他医院有过不快,产生纠纷并获益,也不能无端揣测患者就诊、接受手术有恶意的成分。只是他们解决问题的方式与常人不同。有些医疗纠纷,即便医院无责,有时赔偿或补偿一些也就解决了。他们却不谈赔偿,迫切要求解决问题,愿意再次手术,虽经多位医生解释,仍不改初衷。这种意志要求,具有一些孟乔森综合征①的特点。这类患者不断向周围的人报告自己患各种疾病,模仿疾病的症状,但经检查都会发现患者其实无病,即便有些问题也完全不能解释他的症状。有些患者对疾病非常熟悉、了解,拥有近乎专业的相关知识。吃药、打针、住院动手术时非但不反感,反而显得非常兴奋、愉悦。

其实他们也很痛苦,这点似乎和孟乔森综合征又有所不同,他们反复纠缠在看病和纠纷中,无法正常生活。有时,也只能庆幸,他们还保留着一些理智,没像前文提及的连某走了极端。在精神科能看到很多躯体化症状,其实都找不到客观的病变,上述两位患者反复就医,疾病对他们意味着什么?可能是博得关注,疾病能成为对自己社会适应不良的一种很无奈又是最易获得的借口,更是对社会责任的豁免。不管怎样,都不易解决。

故事讲述至此,之前提及的那个连某曾住院治疗,当时的住院诊断倾向于他存在针对医生的被害妄想,考虑偏执性精神障碍。据说当时因经济原因,住院 1 个月余出院回当地,随后就发生恶性案件。后来当地司法鉴定判定他属于偏执型人格障碍,这两个诊断意味着完全不同的刑事责任能力。

(李冠军)

神奇的"天狼星"来客

在精神科工作也有蛮多年了,虽不敢称见多识广,也可算小有经验,对这位

---

① 孟乔森综合征(Münchausen syndrome)是指一种通过描述、幻想疾病症状,装病乃至主动伤残自己或他人,以取得同情的心理障碍。俗称佯病症、求医癖、住院癖等。此征得名于德国的一位男爵 Freiherr von Münchausen,此人虚构了许多冒险故事,如在月球上漫步,拽着自己的头发让自己升天等。1951 年,一篇发表在《柳叶刀》上的文章,描述了这组疾病表现,并以孟乔森综合征命名这种症状。

患者的印象非常深刻。其病因复杂,病程持续多年,精神症状极丰富、荒谬,但在相当长的时期仍能顽强地与疾病斗争,还能正常生活并合伙开公司。经过初步了解似乎他并无恶意,却被卷入一桩"帮信罪"(帮助信息网络犯罪)并被判刑,羁押期间症状加剧来诊,疾病表现蛮有戏剧性,难得闲暇,便记录下来。

事情是这样的,某天门诊中,一切都按部就班。叫号后却迟迟不见人来,瞄了一眼电脑屏幕,挂号的是一位60岁的初诊患者,他大概还没搞明白方向吧,再等等。正要拉下口罩喝口水稍事休息,诊室的门被推开了,先进来一位警察叔叔,紧接着进来一位"大白"和三四位警察叔叔,这场面! 诧异间,赶紧把口罩捂捂严实。脑内瞬间闪过"确诊""疑似""密接""次密接"……随即又打消了这些疑虑,因为门诊已经过层层筛查,如有疑问应该会引导到专用诊室。不管那么多了,先定下神来接诊吧。这才有了下面的故事。

1. 他遭遇车祸后却灵光乍现

这位李姓患者自述约20年前遭遇车祸昏迷了7天,直到自己从银川某医院的病床上醒来才从家人和医生处得知自己有颅底骨折、脑出血等,时隔久远也早已没了出院小结,具体不详。此后没多久患者即出现了癫痫大发作,服用丙戊酸钠等药物后癫痫发作有所控制。但自此开始,就一直有个声音萦绕耳边,并曾看到一个人翻窗而入,不停告诉自己一些"秘密"。当时患者讲给家人听,家人完全不信并说他被撞傻了,患者就这样藏着"秘密"过了很多年,平时尚能正常生活。直至3年多前,患者胡言乱语越发明显,才被送医院治疗,具体诊治经过不详,服药后患者病情有所改善,出院后不久即自行停药。恢复还算不错,能与朋友经营公司。

2. 他"帮忙"却身陷囹圄

因时间所限,对他的案子仅稍许了解,大致是他自己以为只是"帮忙"。2021年7月,患者因"帮信罪"被判刑,狱警发现患者经常自语自笑,时有挥手、似与人对打等怪异举动,而且愈演愈烈。他们实在是看不懂,在今年3月初曾带患者去某区精神卫生中心就诊,考虑癫痫所致精神障碍,给予阿立哌唑最高剂量7.5 mg/d、劳拉西泮0.5 mg/d治疗,但症状控制欠佳,仍有明显的言行紊乱,且逐渐出现拒食,为此带其来就诊。

既往约20年前因车祸致脑外伤,后遗留癫痫大发作,药物疗效一般,时有抽搐发作,近期发作更趋频繁。2022年7月初已在外院神经内科调整抗癫痫药物,尚在观察疗效中。足月顺产,自幼生长发育正常,高中毕业,一直跟朋友合伙开公司,工作能力可,病前性格较为温和,无烟、酒等不良嗜好。无精神病家族史。由于患者包着"大白",未能体检。

3."天狼星人"安插的密探

有时精神检查才是真正打开患者心扉的钥匙。一查原来有声音说他就是"天狼星人"的密探,他自己也坚信不疑。患者意识清晰,对时间、地点、人物定向完整,接触主动合作,对答欠适切,注意力基本集中,可引出持续存在的言语性幻听,内容相对固定,耳边听到声音不停告诉他一些"秘密",如"有人在害你,你要学会甄别""这个事你不能做,你得那样做。"同时存在幻视,看到过窗外站着一个小个子,从窗户上翻入房间后则变成与患者差不多身高的大人,这个人非常严肃地自称:"我是天狼星人、人类是天狼星人变来的、你是我们安排到这里来完成重要使命的……"事后思量,此处应该再深挖一下。

他还存在幻嗅、幻味,因为饭菜闻起来、尝起来有农药味,而且看到饭菜中有蛆虫蠕动、根本恶心得吃不下所以不肯进食,在幻听出现时这些感觉更明显,称摄入"农药"后感躯体不适。思维明显散漫,有病理性赘述。思维内容怪异、荒谬,有被害妄想,称左眼中有一个芯片、大脑中有四个芯片,天狼星人通过这些芯片采集并上传地球的一些机密。情感淡漠,在幻觉、思维障碍支配下有自语、自笑、怪异、拒食等行为,智能一般,自感记忆力下降,自知力缺乏。

如何要给"密探"贴一个诊断标签? 似乎给他下个诊断并不难,比如宽泛地诊断为"脑损害和功能障碍及躯体疾病引起的精神障碍",给他开点对症治疗的药物,也就万事大吉了。那么对诊断、鉴别诊断及治疗还有其他思考吗?

(刘晓华)

神奇的"天狼星"来客(续)

在上集中,车祸后却灵光乍现、"天狼星人"安插的密探等小标题,未必最贴切,总体还算富有故事性,也比较清晰地描述了患者的临床特点,如病程持续多年、近3年其余症状逐渐加重。其症状极其丰富、荒谬,曾住院治疗,短期服药后有所缓解,他在相当长的时间内可以正常生活和工作,只因涉案,这才有服刑及本次就诊。上集也留了一个引子,就是诊断问题。很有趣的病例,我们再回顾一下他的临床特征吧。

1. 临床特征剖析

(1)思维极其荒谬。天狼星是除太阳外全天最亮的恒星,苏轼的"会挽雕弓如满月,西北望,射天狼"形象地描述了天狼星的方位。这位患者自称是"天狼星"的来客,而且口中虽一直称这些是幻听,令自己很痛苦,但多年以来对于幻听告知他是"天狼星人"的密探一事坚信不疑,缺乏现实检验能力,荒谬不堪,怪不得他曾和家人说起,谁都不信,后来他也懒得说了。

(2)症状特别丰富。丰富的幻觉体验,包括幻听、幻视、幻嗅、幻味,内容相对固定,长期存在。有时呈现视物显小症,幻视栩栩如生,据其描述,我们能瞬间"脑补"出画面感十足的动图。其思维症状也很丰富,思维层面涵盖了思维形式障碍,包括思维散漫、病理性赘述,属于原发性症状,与早期的幻听关系不大。但其思维内容障碍至少部分是继发于幻听,如特殊的身份、被动体验等。情感反应不协调、淡漠,有时情绪不稳、激惹;言语、行为有明显紊乱。意志行为异常也比较明显,在症状影响下拒食。其认知功能粗查尚可,但患者存在主观记忆下降,特别是近事记忆。

(3)病程长、病因复杂。诊断初看简单,实则有诸多值得思考之处。这位患者有视物显小症,要考虑患者有没有食用过毒蘑菇之类的,有没有吸食致幻剂。但患者近一年在服刑,能排除。他这些症状,会不会是精神分裂症?其精神症状源于20年前的脑外伤,其后他长期顽强地与精神症状和癫痫共存,近期却为何突然加剧?是20年前那次脑部重创所致,还是继发性癫痫导致?进入老年前期会否叠加了新问题,或者是上述器质性因素综合导致?

2. 病因探讨

(1)脑子真是被撞坏了吗?他家人以前这么说他,略带侮辱性。还真不能排除这种可能,他遭受脑外伤苏醒后就听到"秘密",其后症状更是不可收拾。依据脑外伤的类型和受损部位不同,精神症状各异。常见的除了意识障碍、认知障碍以外,脑外伤如累及额叶,也常遗留认知受损、情感淡漠以及情绪不稳等症状。当然,交通事故相关的头部外伤也常见神经衰弱样症状。如此丰富的精神病性症状群并不多见,也应注意到。癫痫也是一个很重要的临床相。

(2)那么癫痫又起了什么作用?初看癫痫和精神症状更像是脑外伤后同时结下的两个果。首先,脑外伤后癫痫发作还是比较常见的,大发作的表现也易识别,这就有了病史中的继发性癫痫的诊断;另外,起病初期其精神症状表现并不具有明显发作性,尤其近3年来,其精神症状属于持续进展性病程,和癫痫发作并行,抗癫痫治疗能改善其精神症状,当然癫痫控制本也不佳。

他在狱中时有挥手、似与人对打是否属于癫痫部分性发作?如果是,推测异常放电或许只是局部性的。其精神症状愈发强烈,似乎也印证并未经过类似MECT治疗全脑放电。形象点来说,其大脑并未像电脑"重启"般修复崩溃的软件(感知、思维和情感等)。患者对上述行为的解释是要驱赶那些声音和人,能清晰回忆,虽无脑电图结果,但基本可以排除癫痫的精神运动性发作。当然治疗上仍要兼顾患者的癫痫,应选择疗效确切的,又能避免降低癫痫发作阈值的药物,还需考虑患者的年龄和其他躯体问题。

(3) 症状为何急转直下? 脑外伤后其症状总体稳定,只是到了 3 年前,症状却明显加剧,还被送到精神科去住院治疗。当时发生了什么? 收监后发现其精神症状明显,疾病进展的原因或许是年龄增长,叠加了脑部器质性病变;当然可能是症状逐渐发展,没能有效干预,症状恶化;也有可能是特定的环境应激导致症状加剧。可谓多因一果。

经过门诊治疗,希望他的症状能大部分缓解,否则应接受系统治疗。这种状态可能很难顺利服刑,这是题外话了。引出了好几个假设,着实难回答。他涉及的案子与其精神症状的关系如何? 也未获得他曾接受过司法鉴定的信息。大脑高度精密,出点问题都会很麻烦。人类的精神和心理活动也极度复杂,需要不断地探索和揭秘。此刻,我似乎也听到个声音:"精神活动? 你们的理解还差得远呢。"我很认同这一点。希望通过这个"天狼星"的来客,能体会精神疾病的复杂,唯有善于提取病史、剖析症状后缜密分析,才能下诊断。如能进一步随访,诊断就更可靠些。洋洋洒洒数千言,还有更多的未知和缺憾,这也是精神科临床工作的魅力所在吧。

(刘晓华)

凭什么说我是双相障碍

最近碰到一些案例,主要诉求就是要修改诊断。如有的患者并不认同双相障碍的诊断,其中一个重要原因是目前双相障碍需要传报,社区跟进随访,患者往往对此十分抵触,常会来责备医生:"难道就你水平高,其他医院/医生说我是抑郁症,你却说我是双相?"或许真是医生水平高,先于他人准确识别出了双相障碍。当然,也有可能是诊断不够谨慎。

患者,女性,21 岁,大学在读,影视传媒相关专业。她 18 岁那年曾因失恋有情绪不稳、哭泣等表现,医生又问出来她曾有 1~2 天感觉心情好、话较多,就落笔诊断双相。其后的数位医生也未否定这个诊断,因患者已经停药近 2 年,情况稳定,改为"双相障碍,缓解期"。因患者忌讳社区随访,加之留学申领奖学金遇到困难。故来诊,要求更改诊断。

回顾其病史,2～3 年中断续就诊,患者自述也基本未服药。目前大四将毕业,成绩优异,申请到公派留学基金,但办理手续时出现问题,说就卡在双相障碍这个诊断上了,说抑郁症也没问题。她很着急,曾建议她走医学鉴定,她说找不到愿意接受委托的部门,有些走投无路。仔细看了先前医生的记录,注意到有某次病史记录:"人较兴奋,自我感觉好,做事冲动,乱花钱。"似乎部分印证了双相障碍的诊断,仔细看,也有不足。就是具体怎么冲动,怎么乱花钱,花了多少,兴奋又持续了多久,都没具体描述。对此,我们简单讨论一下。

1. 双相障碍的诊断依据是否充分

花了一些时间和她核实了上述症状,得到几点:"乱花钱"是她希望留学,报了英文补习班,大约 5 000 元,只是那阶段其父母经济压力较大,对她有所责怪;自我感觉好,她依然有,说自己很适合现在的专业,这也在其成绩优异,获得奖学金中得到印证;她也回忆不出来有什么明显的兴奋。

而且我注意到,在数次接诊过程中,她态度温和,既清晰讲述自己的难处和诉求,也能充分理解医院的流程,知道更改诊断需要客观依据。交流过程中她知书达礼,无任何激惹或者情绪波动表现,甚至也并未因上述困难出现抑郁症状。因此实在找不到可以支持双相障碍诊断的证据,如肯定的轻躁狂/躁狂发作。短时表现话多、情绪较好不能成为诊断轻躁狂的确切证据,当时双相障碍的诊断存疑。细想,医生可能认为年轻起病的抑郁发作多是双相障碍的理念,事后看来诊断略显主观,只是当时也无法预计会给患者带来麻烦。理解上述年轻女孩子的苦恼,也要慎重修改诊断。

2. 抑郁发作的诊断存疑

进一步说,当时依据病史记录,其失恋后情绪不佳、哭泣作为抑郁发作的诊断依据也欠妥。年轻人失恋,难免会产生类似情绪,只有持续时间够长、程度够重、符合抑郁发作的诊断标准才能确诊。感觉当时诊断也过松,考虑抑郁状态是否更为合适呢?

即便抑郁明确,对双相障碍的诊断仍应"疑病从无"。对一些有潜在双相障碍特征又无法确诊者可以先过渡诊断,看到肯定的轻躁狂/躁狂发作,再敲定诊断不迟。治疗过程中密切监测患者的情绪变化,特别关注自伤、自杀风险,及时调整用药,必要时住院防范风险,也有助于明确诊断。

(李冠军)

第十一章

急 诊 案 例

无病理无真相

编写这本案例集时,有幸拜读了 20 多年前郑瞻培教授出版的一本疑难案例集,汇集了医院十几位前辈自建院初期积累的一些病例,病种丰富,疑难罕见,一些死亡的病例也有病理诊断。看完后,也在思索为何现在缺少这样有价值的案例了,即便写出来也缺点那个味道。首先,前辈临床功底扎实,经过系统的神经内科培训,他们多年的一线工作经验、执着探索的精神值得我们学习;另外,就是现在专业细化,很多的神经系统疾病或两科交叉领域的疾病,较少来精神科就诊了。同时脑影像设备普及、诊断技术提高也有助于早期诊断。

对于一些在精神科住院过程中突然死亡的案例,现在也少有尸体解剖和病理诊断。有些较罕见的病例,事先谈起过尸解,患者死亡后,也没能做成。一些引起纠纷的案例,如没有病理诊断,讨论来讨论去多半又是一笔糊涂账。病理诊断有助于查明死因,同时也避免了医疗纠纷。这几年,多数死亡病例讨论都是就事论事,而缺乏病理,死因不明的讨论结果大都较为主观,质疑用药或抢救过程的多,能理清疾病线索的少。

这里再讲一个病例吧,记得那天医务总值班,晚间去参加抢救,其实赶到病房的时候患者已经没了生命体征。对那位患者到现在还有印象,躺在那里,身材比较高大,面色苍黄,而且面部还有陈旧的烧伤瘢痕,初看有些狰狞。患者在精神科诊断为精神分裂症,病程也比较长,使用氯丙嗪每天 500 mg 治疗。

故事分以下两条线:第一,当时值班医生赶到时这个患者完全没有生命体征,已经死亡,后来也接上心电监护,胸外按压时监护仪上记录到类似 QRS 的波形,停止胸外按压其实就没有了。这里险些出问题,事后,不知当班护士是受谁指点,还是她受到心电监护仪上记录的波形的误导,坚持说当时这个患者有心跳,意思是她及时发现了,当时人活着,是医生没救过来。医务科事后还向我求证,我只反问了一句:"你们是相信主导抢救的高年资医生判断,还是……"第二,就是和搭班的医生讨论其死因,在整个病史中完全看不出有明显异样,人就没了? 请注意,是"人就没了"不是"人救没了"。家属赶到后,报警称非正常死亡,刑警和法医携带设备也来了,只是可能警方也觉得患者死于某种疾病,家属撤回报警,接受了尸体解剖建议,刑警也没再介入。当时值班的住院医生还担心,我和他会被抓起来吗? 后来家属封存了病史,暂告一段落。

随后的几天,举行了一个小范围的病例讨论。谈到死因,有位老教授就说这个患者就是吃氯丙嗪死的! 这个判断有些主观了,理由是什么呢? 无明确依据的情况下轻易归结于药物不妥。一位老患者剂量并未明显加大,就不能耐心等等病理结论吗? 尸解病理结论是患者死于出血坏死性胰腺炎,这个病很凶险,死亡率很高。胰腺炎应该和氯丙嗪也没有直接关系。如果没有病理诊断,真相就缺席了。当天参加抢救十分紧张、担心,其实后半夜就没去睡。事后,我和那位参加抢救的医生也没受批评。

(李冠军)

慢性硬脑膜下血肿致昏迷病例

慢性硬脑膜下血肿(chronic subdural hematomas, CSDHs)一般在头部外伤 3 周后出现症状,以颅内压增高为主,头痛表现较为突出,部分患者有进行性痴呆、淡漠、嗜睡等精神症状。由于老年人、癫痫、酒精中毒和痴呆患者容易发生头部外伤,故也容易出现 CSDHs。

患者,女,68 岁。初发病于 25 岁,主要表现紧张、猜疑和乱语,于 1961 年 11 月住院,诊断"精神分裂症",经口服氯丙嗪和电休克等治疗后获"显进"疗效出院。后因病情复发曾经 2 次住院,诊治基本同前。此后又因表现兴奋、话多和少语、心情不快交替发作于 2001 年 4 月第 4 次住院,诊断"双相情感障碍、快速循环型"。出院后情绪有所波动,门诊随访服用多种药物。本次因 2 周以来病情复发,表现为少语、乱语、猜疑,称老伴不给她吃饭和吃药,于 2004 年 10 月 21 日再次送入院。本次入院前服舒必利 0.3 g bid、甲硫达嗪① 75 mg bid、苯海索 2 mg bid 和格列齐特 40 mg tid。

【既往史】有 2 型糖尿病史、胆囊切除术史、高血压病史。个人史:小学文化,已婚。家族史:其姐姐的子女有精神异常史(具体不详)。入院体检:欠合作,血压 130/80 mmHg,心率 90 次/分,律齐,双肺听诊无异常,肌力好,双侧病理征可疑阳性。

【入院精神检查】觉醒状态,接触差,简单对答。被保护于椅子上不停扭动身体,烦躁,称"要去烧饭",注意力不集中,时间、地点定向差、人物定向好,计算差,100-7 不能完成,自知力无。

【入院诊断】①双相情感障碍;②谵妄?

入院后停用苯海索、舒必利和甲硫达嗪,给予氟哌啶醇 1 mg bid 和氟哌啶醇针剂 2.5 mg im bid,继续降糖治疗。

入院第 4 天晨查房时患者表现精神萎靡,地点、人物定向好。仅少量午餐,1:30pm 时患者呕吐出约 300 ml 黄褐色胃内容物,表现为轻度嗜睡,简单对答适切,并称"痛",但讲不清具体部位,查体腹部稍胀,无明显压痛及反跳痛,肠鸣音约 3 次/分。当擦拭呕吐物时改变头部位置后又有呕吐。此时测心率 58 次/分、律齐,血压 150/100 mmHg。故给予吸氧,测快捷血糖,开放静脉通路,测血糖、电解质和血常规等,床边心电图检查及心电监护。约 2:00pm 患者逐渐由嗜睡转入浅昏迷,压眶反应迟钝,双侧瞳孔 3 mm 等大,对光反射迟钝,双上肢肌张力低,双下肢肌张力低、键反射(+++)、巴宾斯基征(+)。此时呼吸深慢,约 12 次/分,心率 60 次/分,血糖 10.4 mmol/L,ECG 显示窦性心动过缓、ST-T 段变化,考虑脑血管病引起昏迷的可能性大,结合呕吐提示有颅内高压,立即给予 20%甘露醇快速静滴、地塞米松 5 mg iv 降颅压。联系家属告病危,并联系神经内科急会诊。3:00pm 患者心率恢复至 70 次/分,血压波动在 150~170/100~120 mmHg,呼吸深慢,约 10 次/分,对光反射仍迟钝,双下肢肌张力比前稍高,双侧巴宾斯基征(+)。约 4:00pm 患者在脱水治疗后昏迷有所减轻,至 4:45pm 患者意识基本清醒,认识其子女,能简单对答,但否认头痛。经追问病史患者丈夫回忆约在 3 周前患者有跌伤头部,当时并未在意。约 5:30pm 会诊医生赶到,听取病史汇报并体检,此时患者意识较清楚但烦躁,检查欠合作,简单对答,否认头痛。鼻唇沟双侧基本对称,对光反射灵敏,伸舌居中,四肢肌力以左侧稍差,左侧巴宾斯基征可疑阳性。结合病史认为颅高压诊断明确,但颅内出血和缺血性

---

① 因甲硫达嗪有引起 QTc 延长的风险,已经退市。

改变不能肯定,有硬脑膜下血肿的可能。建议急诊 CT 检查予以明确。故征得家属同意并联系外院神经科急诊和救护车前往救治,外院 CT 提示硬脑膜下血肿和蛛网膜下腔出血,建议手术治疗。患者家属次日办理出院入神经外科,手术后患者病情稳定,精神症状缓解出院回家。整个过程中需注意以下事项。

1. CSDHs 的特点

在一组 3 100 例精神疾病患者的尸解研究中发现 8% 存在硬脑膜下血肿。硬脑膜下血肿常有头痛,更为重要的是意识障碍和精神症状,此时更加难以回忆起外伤的经历,就诊时也难以提供外伤的病史,给诊断带来困难。当然老年患者也可因其他原因发生 CSDHs,而过于强调头部外伤史和以精神症状为主要表现的患者,常容易误诊。部分 CSDHs 患者表现为进行性痴呆,如果适时手术治疗痴呆是可逆的。本例患者入院时有意识障碍,但未问出头部外伤史,也未行头颅CT 等检查,造成 CSDHs 漏诊。

2. 临床思考应全面

本例患者由呕吐症状首发,容易想到消化系统疾病所致,但腹部体检未发现阳性体征,也无不洁饮食史,故基本排除。患者有明确 2 型糖尿病史,口服格列齐特治疗,加之午餐少量,出现意识障碍时应考虑低血糖昏迷的可能,在得到血糖结果后也可排除,结合神经科体征考虑颅内高压引起呕吐的可能,接着的处理也合理了。还应注意,对于生命体征不稳定的精神科患者,对搬动检查,转院过程中的风险和应对应有所考虑,最好能请会诊医生协助判断,他们更有经验。

3. 及时沟通、为病家所想

由于病重患者的病情变化迅速,因此应及时向家属通报病情,本例也是在交代病情时才追问出头部外伤病史。部分病重患者需要及时转院治疗,应征得家属同意,可急会诊并做好转院衔接、充分考虑患者的安全,将病情直接向外院接诊医生电话汇报并提供书面小结以供参考。在外院就诊期间保持联系,及时了解患者的病情,以印证先前的诊断并反思不足之处。

精神科的诊断体系有"一元论"观点,这对老年患者未必适用。对患者的精神状态改变,尤其是对意识障碍、认知损害等具有器质性特征的表现更应全面分析,不能轻易判断为原有疾病反复。本病例入院之初就表现意识障碍,如注意力不集中,时间定向差,计算差,这在双相障碍患者中并不多见,虽然考虑药物诱发谵妄的可能,也未深入寻找其他可能的原因。这是较早的病例,当时本院尚未配备 CT、MRI 设备,但如能慎重些,及时借助外院设备检查,也不至于发生颅内压增高、昏迷抢救,转院后才确诊 CSDHs。

当然这个病例的处理也有可取之处,如出现意识障碍后紧急降颅压、追问头部外伤病史,请神经内科急会诊做好医院间协调沟通,尽快安排手术。尽管精神科接诊的 CSDHs 病例相对有限,但意识障碍或其他病重患者还属常见,观察意识水平,注意体征变化,结合辅助检查进行诊断和鉴别诊断。至于这个患者为何年轻时曾诊断精神分裂症,其后又修改为双相障碍的诊断,我们在上篇情感障碍章节的病例中已经有讨论。

（李冠军）

窒息及紧急气管切开

窒息属危重急症,如果数分钟内不能恢复气道通畅,常会导致患者严重的缺氧性损伤,甚至死亡。精神药物一方面导致患者肥胖、糖代谢异常,患者因饥饿感会贪吃,药物也影响吞咽,饥不择食的情况下就更容易导致噎食和窒息。

记得这个案例发生在 2003 年医院改造期间,当时医院还是一个大工地。那时初夏天气已是灼热。值班时,突然接到某病房电话,说有位患者窒息抢救。带着除颤机器,绕过工地,从现在还保留的 3 号新大楼赶到原门诊楼的病区也花了点时间,到场时气氛紧张。

患者身材高大,明显肥胖,当时意识丧失,面容青紫。周围已经是数位工作人员在忙碌,胸外按压、清理口腔异物和呼吸道,请对面医院麻醉科紧急会诊插管。我是总值班,到场就要主导抢救,也不知谁提起说他是吞下馒头后窒息,考虑要气管切开,当时身边并未准备气管切开包,去领来用肯定来不及。此时,不知哪位护士就递给我一把水果刀,我一看说有点钝,其实吧,这是有原因的。然后,他们又有人递给我一把小美工刀,我没干过这个事情啊,只能凭借上学时书本上隐约的气管切开操作要求下手。记得比较深刻的是不能横着切,会损伤局部的神经和血管,要纵向切开皮肤,也没怎么出血,在软骨下缘用刀尖向上挑开,避免伤及支气管后壁血管以及食管。也就这么几下,真切开了。当时我也很紧张,甚至记不清当时的细节。不过那也是至今为止,我在紧急情况下做的唯独一例气管切开术。

即便如此,按压、除颤、麻醉科插管仍未能将患者抢救过来。家属赶到时,其实患者已经死亡。家属中有人有医学背景,也知道难以回天。接待家属前,也征得医务科领导意见,如实相告,家属也表示理解,事件妥善解决。当时,赶来的院领导对我们的整体表现还是比较满意。

下面谈谈这个窒息和氯氮平有何关系。其实,患者为中年男性,病程已久,其他药物均无明显疗效,换用氯氮平也有数年。其后,肥胖、脂代谢等问题就很突出了。还有一个表现,就是胃口特别好,吃东西狼吞虎咽。在那之前就有过噎食,护理部还特别关照要预防。那天事情出在午餐前,可能他比较饿了,就拿出早餐时留下的大半只馒头,咬了一大口,护士看到就提醒他不要那么急,他可能以为护士不让他吃呢,一边争辩,向后躲。没怎么嚼就往下咽,结果误入气道。在炎热的夏季,窒息后留给抢救的时间真就那么几分钟,尤其是患者意识丧失后,对这个身高体壮的大汉,海姆立克急救法[①]也不可能实施,气道阻塞无法及时解除,其他措施都是徒劳。难说这个结局与氯氮平直接相关,只是氯氮平影响吞咽,引起代谢障碍、体重增加也是不争的事实。

事后,我追问是谁递给我美工刀的,护士却都不承认。其实前面说水果刀钝,也是心里没底,不敢动手。在老年科工作期间,也常会碰到患者窒息和噎食,病房的护理人员都比较有经验,立即清除口腔内食物、拍背同时倒拎起患者,依靠重力使食物掉出气道,也基本都抢救成功。海姆立克法对不能站立或已经晕厥的老年人可能并不合适。

讲到这里想起另一个案例。那是多年前某天中午,上级医生要去看门诊了,特地关照我注意一位患者的气道情况,据他说可能是吃苹果呛到了。当时这个患者情况不是很稳定,时有呼吸困难和口唇青紫,听诊呼吸音强,有那种大气道梗阻的声音。还是其他医生提醒,请麻醉科医生前来协助处理,在喉镜下用钳子夹出一块苹果,外形呈不规则片状,这就造成如果这块苹果长轴和气道走向一致,气道相对就比较通畅,但如果气流导致苹果位置改变,气道阻力就变大。异物如果不能及时取出,恐会有严重后果。

(李冠军)

值 班 惊 魂

记得那是自己担任医务总值班不久的事情。那天大约傍晚 7 点的样子,接

---

① 海姆立克急救法(Heimlich maneuver):又称海氏腹部冲击法。物理原理简单,是将人体肺部视为一个气球,一旦气管内出现异物卡住,无法呼吸,此时可利用外力对肺部进行挤压,驱使肺部内残留空气进入气管,从而将异物冲出气管。又因为这种急救法操作时需双臂环抱患者腹部,因此这种急救法被形象地称为"生命的拥抱"。

急诊医生通知,说有位女性患者准备入院。到急诊时看到一位中年女性患者在诊室外,人比较消瘦,头发也较凌乱。询问病史得知她患病十余年,以前也曾多次住院,诊断为精神分裂症。平时服药不规则,近1周病情复发在外乱跑,饮食也不规律,今天家人好不容易带她到医院,希望能住院。看着她诊断明确,家属也积极要求住院,急诊血常规、生化常规和心电图检查也都正常,就收进病房了。

怎么也没想到,次日凌晨2点多值班传呼机①又响了。在这个时间点,有不祥的预感。电话回过去,就是前面刚收进去的那位患者。迅速赶到病房,患者已经没有生命体征,立即抢救、心肺复苏也没能成功,宣告死亡。

刚入院,首次病程录后面也就只有两段简短的病程录。第一段记录患者刚进病房时行为紊乱,胡言乱语,被保护于床,晚10时许给予氯丙嗪针剂50 mg肌内注射。第二段记录显示凌晨0:30夜班交班时,患者氯丙嗪针剂注射后仍烦躁不安,不眠,喊叫,在床上不停扭动身体。紧接着给予氯硝西泮2 mg肌内注射。

然后就是凌晨约2点,值班护士前去Ⅱ级病房巡视后回来发现患者已经没有呼吸,急忙呼叫值班医生前来抢救。出事后,护士也很慌张,她只是觉得患者注射氯硝西泮后逐渐不吵了,起初并未注意到患者的状态突然恶化。后来联系家属来院,虽难以接受,但情绪还算稳定。因事发突然,就临床表现看也难明确死因,毕竟几个小时前患者在急诊的检查也都基本正常。家属意思是事已至此,他们觉得尸解意义也不大,当晚沟通后家属表示上午来院办理出院结账。

值班刚收住院的患者就没了,整个处理过程中也是比较紧张,那时发生医疗纠纷,经常来好多人和医院吵闹。还好门诊医生工作够仔细,做了比较全面的辅助检查,这样能证明患者住院时躯体状况较为稳定。但这也容易被家属质疑,进医院时人还好好的,怎么弄的呢,肯定是你们收进去后打针打坏了啊。如果家属真带着情绪这么问,还蛮难回答的。

送走家属后,又仔细看看门诊检查结果,实验室检查和心电图都正常,看不出什么特殊。其实那几年也有过数例兴奋躁动的患者在使用针剂后出现突然死亡,毕竟用药和死亡时间点距离很近,一时也找不到可以解释的其他病因,病例讨论时就归结于药物原因。那之后,兴奋躁动的患者使用针剂,大家都很小心,其实像氟哌啶醇针剂的使用还是有很多推荐的。但这个患者和注射的氯丙嗪、

---

① 传呼机也称BP机,在手机普及前常用一种无线传呼设备。当时医院值班也用这个机器,人工总机把呼叫号码发到传呼机上,医生看到后回拨电话即可。

氯硝西泮直接有关吗？也没充分的证据，毕竟，部分过量服药自杀的患者药量比这个要大得多，很多都获得救治。而这个患者药物剂量并不大，患者的躯体情况似乎还不至于扛不住那点药物。即便受到药物影响，总的来说患者应该是死于某种严重的躯体疾病或急性状态，资料有限，也很难得出一个可靠的结论。

要注意鉴别兴奋躁动和谵妄，讲一句不大规范的话，有时要注意鉴别患者是兴奋躁动还是"垂死挣扎"。前者可以用针剂镇静控制激越症状，对于后者是要救命，注意生命体征，要及时加强支持，解决基础躯体疾病，必要时送往综合性医院救治。事后，总觉得第二针注射氯硝西泮似乎不大妥当，当时是否仔细检查患者的意识状态，又为何选择两种针剂混用？后来死亡病例讨论，也没能得出一个很合理的结论。正如前文所述，无病理常无真相。

前面讲到那位门急诊医生，随后几年的某次急诊抢救，也碰到她。那是一个被家属强送的兴奋躁动患者，在半路就不呼喊和挣扎了，到急诊抢救室时其实人已经没了，面色灰白，颈动脉搏动摸不出。家属急切要求抢救，心肺复苏也没任何反应。神奇的是，心电图都直线了，这位医生却说听到心音，我只得提醒她不要太紧张，仔细判断一下是不是自己心脏咚咚的声音呢？

（李冠军）

抽搐原来是胰岛素瘤作祟

一般人群糖尿病的患病率明显上升，精神分裂症和双相障碍等精神疾病患者糖尿病的患病率高于一般人群。抗精神病药物的使用也会导致体重增加、脂代谢异常，从而导致糖尿病的患病率增高。临床工作中也遇到低血糖或其他急性并发症的处理不当，导致医疗纠纷的案例。先从 1 例表现反复抽搐的胰岛素瘤患者入手展开讨论。

那还是 2000 年在神经内科进修时碰到的一个病例。50 多岁女性，她住院前因反复抽搐、记忆力下降，曾在精神科就诊，考虑癫痫，建议服用托吡酯治疗，后未明显改善，至神经内科住院治疗。这个案例，当时神经内科大查房，还请了接诊过的那一位精神科医生前来指导。记得当时对抽搐、轻度脑萎缩以及记忆力下降展开讨论，只是自己年资尚浅，对这个大讨论印象不深，但至少当时的意见和最后的诊断并不符合。

记得某天早上交班，说这个患者病因查清楚了。当天清晨其抽搐发作，在处理过程中住院总建议紧急查了一个血糖，很低。这才有以后内分泌会诊明确诊断为胰岛素瘤，转到外科手术治疗的过程。有时，疑难病例捅破了那层窗户纸，也就不难了。本来低血糖的症状不难识别，可能当时更多关注其抽搐，没能及时发现血糖异常。当然，精神科碰到这种案例还是比较少的。

查阅教科书得知。典型的胰岛素瘤患者具有 Whipple 三联征表现：①自发性周期性发作低血糖症状、昏迷及其精神神经症状，每天空腹或劳动后发作；②发作时血糖低于 2.8 mmol/L；③口服或静脉注射葡萄糖后，症状可立即消失。

精神科患者合并糖尿病的比例较高，这与精神疾病本身、患者的生活方式和使用的某些精神药物，尤其是部分抗精神病相关。如果患者出现意识障碍表现，检测一个指端快捷血糖，就能及时发现血糖异常。上述这个病例具有发作性特点，在未发病时，其常规的血糖监测未发现明显异常，值班医生晨起临时的一个操作给疾病诊断指明了方向。

（李冠军）

不该被忽视的血糖

下面以两例糖尿病并发症案例展开讨论。一次严重的低血糖导致的损害，足以抵消多年积极血糖控制所获得的益处，因此低血糖的后果更为严重。

案例1：通过上述胰岛素瘤病例，我想起了医院一起比较早的纠纷案例。那是一位住院患者，诊断精神分裂症，有糖尿病史，平时服用格列齐特治疗，病情较为稳定。某一天早晨，发现患者叫不醒，医生开了医嘱抽血化验，然后就等患者苏醒。可交好班到查房时还是没醒，这时，检验科要求重抽血再送一次，据说要复查某个指标。不巧的是，年轻的护士抽不出，换护士长还是不行，再找老年科护士长帮忙，这个过程大概花了快 1 小时，后面也没能得到复查结果。事后想，静脉血抽不出已经提示患者出现明显的灌注问题，此时应该更注意血压维持并快速判断可能的病因。在静脉通路开放困难的情况下，应先临时肌内注射升压药，当时可能都没想到。

待上级医生查房时，患者仍昏迷不醒，看似比较严重了，考虑患者的意识状态有无急性脑血管病的可能。当时医院还未配备 CT 等脑影像设备，送到对面医院检查又怕出意外，希望神经内科医生会诊协助处理。会诊医生很快来了，具体过程不多描述。事后看，这个会诊对抢救虽无实质性帮助，当时会诊医生也提醒有无低血糖昏迷的可能,但并未引起大家重视。后来,经过会诊医生帮忙,才联系到某医院急诊,发现血糖低到1 mmol/L以下,没能抢救过来。显然又是纠纷,还祸及兄弟医院的会诊医生。其实,那几年因糖尿病急性并发症处理不当,还有其他纠纷的案例。

这个病例,医院曾组织讨论。记得还是在医院改造期间,借用老食堂那边的临时会议室。关于重抽血的争议,检验科解释是第一个血样的血糖值很低没敢报,要求复查,这就有了抽不出血无法复查的这个桥段。讨论时有的医生也非常强势,认为检验科和会诊医生都有责任。只是,后来的事故鉴定结论认为抢救流程存在明显缺陷,临床科室和检验科缺乏沟通。既然是昏迷患者,急送标本检验科,那医生就要及时追踪化验结果,如果当时能有效电话沟通问一下为何要复查、具体血糖值是多少,事情也许就清楚了,就可及时进行针对性抢救,也就没有后来事故鉴定中专家对抢救过程的质疑了。

还有一个不能忽视的小细节。其实患者在前一天晨起已经有过迟钝、嗜睡的表现,被拖起来吃过早饭就好了,但这也未引起重视。对于服用磺脲类的糖尿病患者,晨起昏睡、昏迷不醒,首先要考虑低血糖的可能,这时也不要纠结化验结果了,尽早纠正血糖,或许能避免严重后果。当时,部分病房已经配置了快捷血糖仪,那么多的医护人员参与抢救,却没想到借来测一下。总体来看,这个案例最大的教训还是最初的判断偏差,参与处理的多位医生都没想到低血糖,有些匪夷所思。

多年的工作经历结合类似的案例分析,或多或少感受到抢救现场的慌乱,尤其是精神科医生处理内科急症,可以说久疏战阵,遇事慌乱也是常见的情况。上述案例,初期判断大方向有误,考虑到脑血管病可能却忽视生命体征的维持,与检验科沟通不畅,在多个环节均存在问题,结果未能及时发现低血糖,很是可惜。事后思考,觉得医生的抢救技能、医护之间的配合、与辅助科室的合作需要训练,在实战中提高。抢救现场应由一名高年资医生主导协调,他/她经过系统的培训,能准确判断,有较好的现场把控能力,解决当下最危急的状况,同时对患者转归要有预判,请会诊及时介入或转院治疗。执行层面也需要应对迅速,重点汇报处理后的患者反应。

案例2:这是一位长期住院的老年患者,最初诊断为老年期抑郁症。那时明显食欲较差,人比较消瘦,抗抑郁药疗效也不佳,考虑使用奥氮平作为增效治疗。随后几年,患者的抑郁症病情较稳定,也未见明显的认知功能受损的表现,因家属照顾困难也就长期住院了。出事之前,经常在病房看到他大腹便便,活动也比较少。他平时血糖、血脂监测结果基本稳定。出事当时患者已经 84 岁高龄,事情是在国庆中秋长假之后。那天查房,护理员给患者翻身时,被子稍微撩起来,偶然注意到患者的下肢皮肤浅静脉循环淤滞,引起警惕。随后发现其意识模糊,皮肤干燥,测血压发现处于休克状态,快捷血糖检查显示"High",已经超出监测范围(33.3 mmol/L)。考虑糖尿病高渗昏迷,及时静脉使用胰岛素降糖,请会诊转综合医院急诊救治,但最后也没能挽救。

后来注意到患者在事发前的 2 个月的空腹血糖监测已有增高趋势,前一个月其血糖是 8.4 mmol/L,化验单打印不是很清晰,住院医师看成了 6.4 mmol/L,没相应处理。后来得知,国庆、中秋双节期间子女孝敬的月饼他吃了不少,除此之外也并未发现感染、应激等其他导致高血糖的原因。一般来说,高渗状态患者应该会感觉很渴,这个患者直至高渗昏迷却也没有相应主诉,可能与其年纪大、患精神疾病后感觉迟钝有关。

这个案例提示给老年患者慎用具有代谢高风险的非典型抗精神病药,应注意监测体重、血糖和脂代谢指标,如有异常,要及时处理。事后,患者家属觉得事发突然,勉强认可患糖尿病的老年人控制血糖至 6～8 mmol/L 范围可以接受这样一个解释。其实,前 1 个月的血糖水平未引起重视,还是存在一些问题。

写到这里,以前也曾帮忙写过因糖尿病急性并发症,急诊转外院后救治不成功的病例情况说明。根据当时的情况判断,即便医疗事故鉴定的内科专家会考虑精神科的实际水平,但对临床处理的原则性问题、措施是否基本到位都有较高的要求。说实在的,精神科医生的内科基础薄弱,如果现场慌乱就更难了。即便在外院会诊医生的指导原则下操作,仍难免有瑕疵。

【背景知识】

1. 胰岛素瘤的临床表现

胰岛素瘤可以有典型的低血糖症状,包括自主神经和中枢神经缺糖症状,具有起病缓慢、反复发作和进行性加重的特点。80％可见精神错乱或行为异常,53％可见意识障碍或遗忘。有中枢神经系统症状,如意识蒙眬、昏睡到昏迷、抽搐、精神失常、木僵、肢体瘫痪等表现,其中意识障碍最多,其次为抽搐及精神行为异常,本病易误诊为癫痫和精神疾病。久病多次发作后常影响智力、记忆力和定向力等认知功能。胰岛素瘤手术治疗疗效良好,但长期的低血糖引起的脑细胞损害不易完全恢复。

2. 低血糖救治

如果考虑低血糖,轻者口服葡萄糖水或含糖食物。如果患者已经服用 α 糖苷酶抑制剂，会明显阻碍蔗糖分解成葡萄糖，影响血糖纠正，此时应口服葡萄糖水。神志改变者，需进行快捷血糖检查，开放静脉通路，静脉推注 50％的葡萄糖 50 ml，并需要继续静脉滴注。

3. 抗精神病药物治疗中发生的糖尿病(treatment-emerged diabetes, TED)

精神分裂症本身可能就是糖尿病的高危因素。从年龄和性别来看，TED 中 84％为 50 岁前起病，女性约高于男性 2 倍；具有糖尿病家族史者 TED 的风险约高 3 倍；从人种来看，非裔高于亚裔，均高于欧裔；高热量摄入、吸烟是糖尿病的独立高危因素。非典型抗精神病药物的 TED 发生率稍高于经典药物，其中尤以氯氮平和奥氮平更多见。可能的机制包括 5 - HT_{1A}、5 - HT_{2A}、5 - HT_{2C}、D_2 和 H_1 受体的拮抗作用，影响瘦素、肿瘤坏死因子水平，导致胰岛素抵抗等。内在和外在的药物因素交互作用导致精神分裂症患者糖尿病高发。

4. 其他药物对血糖的影响

如普萘洛尔，常用的一种 β 受体阻滞剂，用于治疗心动过速、甲状腺功能亢进，精神科偶尔也用于治疗焦虑或缓解药物引起的心悸、静坐不能等不良反应。它对血糖的影响主要在两个环节：首先普萘洛尔会抑制低血糖时心率加快等交感兴奋的表现，使低血糖反应不易察觉；再就是，普萘洛尔也抑制了交感兴奋和儿茶酚胺增高血糖的作用，使低血糖不易纠正。

（李冠军）

医生也差点跌倒

正如前文所述，精神科患者尤其是老年患者跌倒的风险较高。在老年病房工作那几年经常遇到，即便无明显纠纷，对患者骨折后的治疗以及病痛，医生和家属都无法满意。

那大概是 2005 年春，当时我在病房任行政主治，主要负责临床诊疗工作。那次正好带着孩子去徽州齐云山游玩，白天爬山，晚上就住在月华街不远的一个小旅馆里。山上手机信号不大好，接听电话都要走到旅馆外的山路上，晚上还特别的黑，还好没跌到沟里。那天晚上接到两次电话，至今还记得这位住院医生倒是挺冷静的，她语速也不那么快。第一个电话是说，有位老人不小心跌倒了，去外院拍了片子是肱骨骨折，说家属很不满意，意思是医院照料不过关，怎么摔成这样，还要求医院出后续治疗费用。我们的意思是先治疗，待治疗结束后根据责任再谈费用。然后,她又说,还有一个老人后来也摔了一下,已经去外院检查了,有结果后再给我打电话。后来稍晚一点,果然电话又来了,其实不用多说,凭估计结果不灵的。果然,是股骨颈骨折,事儿更大。

其实,老年人跌倒,头皮磕破、鼻青脸肿那几年都碰到过。严重点的,导致骨折的,几乎每年也总有1~2起。甚至有时候帮老人洗浴的过程中抬拉不当也会导致手臂骨折。在反复强调陪护人员责任,搀扶行走不稳的老年人如厕、散步,做好鞋子、地板防滑,走廊上增加扶手等措施之后,跌倒案例已经有所减少。可怎么也没想到会这样一天两起,可能也和假期工作人员少有些关系。

当时,还没有系统风险的评估和预防,对药物引起跌倒的风险重视程度也不够。其实,跌倒,尤其是骨折后,即便积极手术治疗,老年人的生活质量也往往会有明显下降,卧床也容易导致肌肉萎缩、关节活动度下降、压疮、尿路感染及吸入性肺炎等并发症。目前,尤其是综合医院老年科,对老年人跌倒非常重视,有成套的评估、预案和充分的营养支持预防少肌症,细致到该用单根还是有四个脚的拐杖都有明确的指导。对居家的老年人,相应的扶手、地板防滑、家具如桌角的防撞处理都能有效预防跌倒及相应创伤。对使用精神药物的老年人更应该加强防跌倒的宣教和预防。有时,半开玩笑地说,那天我接到这两个电话,也差点跌倒在山沟里,都是被住院医生的那两个电话吓的。

有关精神药物引起跌倒,前文也有提及。由于老年患者跌倒后果严重,运动功能的系统评估和跌倒防范非常重要,这里再强调也不为过。目前常用的抗精神病药、镇静催眠药,以及新型抗抑郁药均会增加老年人跌倒风险。短效或强效的苯二氮䓬类药物,如咪达唑仑、氯硝西泮及Z类(因英文名首字母为"Z",简称Z类)药物的镇静催眠药风险更高,速效催眠药和中效苯二氮䓬类药物联用也会增加风险。应该关照老年患者及其照料者,服用Z类药物后应安静卧床,大部分具有镇静作用的精神药物推荐晚餐后服用,傍晚前后减少饮水量,避免反复起夜。同理,也需要积极治疗如前列腺肥大、泌尿系统感染等导致尿频的其他内科疾病,减少起夜,能避免跌倒。药物导致的EPS、镇静、肌肉松弛作用与跌倒相关,精神药物联用无疑进一步增加跌倒风险。老年患者的姿态调节能力下降、运动功能减退、神经系统病变、少肌症及其他内科疾病都会增加跌倒的风险,应引起重视。对缺乏照料支持的独居老人更应注意预防,老年人应习惯使用辅助器械,保证晚间适当的光线,地面防滑、移走尖锐和危险的物品都比较关键,最好配备紧急呼救设施。

(李冠军)

抑郁症患者怎么就抽搐了

　　2022 年春季因疫情停诊 2 个月余,6 月 25 日首次开诊。这天患者不多,只有来配药随访的老患者和几个初诊患者,总体顺利。其中有位年轻女性患者由母亲陪伴。抑郁比较重,缺乏兴趣和动力,既往有消极行为,母亲很是担心,特地从外地赶来。梳理病情后建议住院,患者不愿意,母亲也舍不得,只好调整用药后预约 2 周后随访。因事先有朋友介绍而来,所以留了微信。

　　就诊后 4～5 日,开车时听到几条急促的微信提示音。语音不方便听,得空就问患者母亲有何急事。片刻后她用文字回复。抑郁症患者在诊治过程中会出些意外,如药物不良反应甚至自伤、自杀行为,但她讲的这件事远超我的预期。怎么也想不到几天后她会不停抽搐被送急诊抢救! 事出反常。简单回忆患者的病史和用药。是否和安非他酮有关? 每天 150 mg 的低剂量,服用数日就出现抽搐并不寻常;奥氮平 5 mg 诱发癫痫的可能性也不大,应另有原因。

　　她们在急诊的几天肯定是很煎熬的。病因不明,患者情绪低落,烦躁失眠,也不能很好配合检查。还说患者只要担心工作和前途,就会抽起来,怎么还有点心因性特征? 几日后请了会诊,转院到某知名医院神经内科,后来证实脑脊液 N－甲基－D－天冬氨酸受体(N-methyl-D-aspartic acid receptor, NMDAR)抗体阳性,确诊自身免疫性脑炎(autoimmune encephalitis, AE),经过相应治疗,总体稳定,只是情绪并未见改善。

　　在精神科 AE 较罕见,其某些症状表现酷似精神障碍,往往只有出现认知损害、癫痫发作、意识障碍或神经科体征时才会想到。诊断依据临床表现,以及症状局限于边缘叶脑区和该区域 MRI 异常信号等特征,如能尽早腰穿,进行脑脊液免疫评估结合脑影像学更有价值。由于多种自身免疫抗体检测、脑电图和脑影像学检查阴性的患者也不少见,容易漏诊。

　　回顾病史,她起病于 4 年前。读研期间因担心学业出现情绪低落和自伤行为,至某综合性医院心理科就诊,考虑双相障碍,经药物治疗后病情稳定,已顺利毕业并工作 1 年。1 个月以前因查出乳腺结节,其后出现疑病、急躁、恐惧、注意力不集中,担心不能胜任工作。2 周前乘飞机时感紧张、呼吸困难,有轻度不安全感,认为有个阿姨的动作是暗示她可以结婚。诊前已经服用奥氮平 5 mg 治疗未见改善,母亲和患者均否认曾有情感高涨表现。

【精神检查】意识清,愁眉不展,较为烦躁,轻微不真实感,牵连观念,思维略显怪异(飞机上不安全感和阿姨暗示也解释了,判断出于性格敏感);情绪低落,自我感觉不良,情感不稳,失眠、早醒,意志要求减弱。

【病史特点】情感性障碍(抑郁?)病史已经 4 年;本次发病历时 1 个月,有明确诱因,症状表现也以情绪低落为主,焦虑较明显,伴注意力不集中,自我评价差;精神检查总体符合抑郁表现,其他异常并不突出。当时临床考虑以抑郁为主,既往曾经诊断双相障碍,抗抑郁药的使用需慎重,故增加安非他酮和小剂量苯二氮䓬类药物。我们再分析讨论以下问题。

1. 双相障碍诊断问题

依据初诊的病史和精神检查,诊断依据不足,也未问出典型的轻躁狂/躁狂症状,只是患者曾有一瞬间的兴奋体验,持续几分钟,因此双相诊断需要核实。

2. 本次属抑郁复发,还是自身免疫性脑炎的精神症状表现?

既往有"抑郁"病史,本次复发有诱因,也已经持续 1 个月。其抑郁、焦虑、注意力不集中比较典型,内心体验也较深刻。至于不真实感、轻度牵连观念属一过性,且局限在特定的环境和心境下,也并未突破情感障碍的范畴。急诊表现"抽搐、呼吸困难和意识障碍",转院确诊抗 NMDA 受体脑炎后经过免疫调节治疗,上述症状明显减轻,但抑郁症状却未减轻。能否理解为抑郁叠加了自身免疫性脑炎?

3. 有无脑炎的依据被忽略?

患者有注意力不集中、2 周前飞机上呼吸困难、不真实感、牵连观念这些非特异症状。事后补充的病史说起就诊前人好像有点抽搐,当时如果有条件是否应该及时完善脑电图和脑影像检查。

诊断抑郁症需排除器质性病因,这句话好理解但不易做到。就像这位患者,临床看是抑郁症,有时真不知合理治疗预期和意外哪个先来。她经过神经内科系统治疗,抑郁仍明显。其后回老家休养,通过医院的互联网远程医疗保持随访,调整治疗后抑郁症状已经大幅度改善。

还想到前几年会诊的那位高中生,因极度兴奋紊乱导致多器官功能不全而抢救的患者,有医生会诊考虑是恶性综合征,实际上是 AE 的病例。临床医疗如履薄冰,这个病例让我脊背发凉,很是后怕。

(李冠军)

多器官衰竭的高中生

对某些罕见疑难病例,有时医生完全没有想到,诊断方向有误。边缘性脑炎也称自身免疫性脑炎,可能因精神症状丰富就诊于精神科,诊断鉴别较为困难。抓住症状特征,及时完善脑影像学、脑脊液抗体检测将有助于确诊。

这次是到某医院 ICU 会诊,患者是一位高三女学生。她曾因急性兴奋、吵闹、行为紊乱等表现到精神科就诊,考虑分裂样精神障碍,给予小剂量阿立哌唑治疗。其后症状并未得到控制,患者在家吵闹不休,不能配合正常饮食、饮水。大约 1 周之后,躯体状况明显恶化,送到医院急诊时发现其意识不清,肌张力增高,肌酶明显增高,水、电解质紊乱,还有多器官衰竭表现,险些送命。急诊医生认为这主要与患者严重兴奋躁动未得到控制、过度消耗有关。

我看到她时,经过抢救,其身体状态已经有所好转,血生化、心电图等指标基本恢复正常,仍意识欠清,卧床、心电监护中,身上多个插管,无法有效交流,全身还有明显水肿,完全不是高中生应有的那种健康、靓丽的样子。

这次会诊前,曾有一位资深精神科主治医生去会诊过。会诊记录比较简短,诊断是恶性综合征(neuroleptic malignant syndrome, NMS),还有几条处理建议。但我对 NMS 的诊断不敢苟同,尽管患者有意识障碍、肌张力增高和肌酶异常时要考虑这个可能,但显然短时间内小剂量使用阿立哌唑不太可能导致NMS,事后看这个诊断有些随意了。

还好,这个患者也请某知名医院神经内科医生会诊,确实水平高。根据患者亚急性起病,症状不典型,早期出现意识障碍和肌张力障碍,考虑自身免疫性脑炎可能,后来证实脑脊液 NMDA 抗体阳性,诊断明确。正因有这些前期工作的积累,大大降低了会诊难度。如果没做抗体检测,又怎么确诊呢? 整理一下与这个患者诊断相关的知识点。

1. NMS

NMS 是抗精神病药物引起的最严重不良反应,临床上较少见。几乎所有的抗精神病药物均可引起 NMS,尤其是高效价抗精神病药物,其中以氟哌啶醇居多,新型抗精神病药物也有相关报道。NMS 往往出现在换药或加量过程中以及合并用药时(如锂盐合并氟哌啶醇)。需注意的是,部分 NMS 临床表现不典型,也可以出现在药物快速减量过程中,如氯氮平快速撤药。一般认为,NMS 由下丘脑及脑干调节系统多巴胺 D_2 受体被阻断而诱发,表现为极端的广泛性全身性高代谢综合征。交感神经系统活动过度亢进可解释 NMS 的很多特征。情绪或心理应激下,个体出现过度的交感神经系统功能失调,这可能是 NMS 的易感因素,而多巴胺受体拮抗可诱发这一易感状态,进而导致 NMS。国际多学科专家小组针对 NMS 诊断标准的提议如下:①症状出现前 72 小时内,曾暴露于多巴胺受体拮抗剂或停用多巴胺受体激动剂;②精神状态改变,包括意识水平的下降或波动;③至少在两个不同的场景下出现体温升高(口腔温度≥38℃)、肌强直、肌酸激酶升高(≥正常范围上限的 4 倍);④交感神经系统功能不稳定,存在以下至少两项:血压升高,收缩压和(或)舒张压较基线升高≥25%,24 小时内血压波动显著、收缩压波动≥25 mmHg 和(或)舒张压波动≥20 mmHg,大量出汗,尿失禁;⑤代谢水平亢进,定义为心率较基线升高≥25%,呼吸频率较基线升高≥50%;⑥无其他潜在病因,包括感染、毒素暴露及代谢/神经系统病因。

2. 自身免疫性脑炎(AE)

脑炎是神经内科一种严重的炎症性疾病,其病因多样,鉴别诊断复杂。AE,也称自身免疫性边缘叶脑炎(limbic encephalitis, LE)。早期文献提示 AE 主要依据临床症状,如显著的近事记忆障碍、精神症状、眼-口-上肢的不自主运动、自主神经功能紊乱、中枢性低通气、顽固性低钠血症等。如能尽早腰穿,进行脑脊液(cerebrospinal fluid, CSF)免疫评估结合脑影像学和更有价值。AE 可能的激发因素首先是肿瘤,其次是单纯疱疹病毒脑炎为代表的病毒性脑炎,很大一部分激发因素不明(请参见上篇相关病例)。

抗 NMDA 受体脑炎主要以精神症状、癫痫、认知障碍、运动障碍和自主神经功能紊乱为主,10%～45%合并畸胎瘤,以青年女性多见;抗 AMPA(α-amino-3-hydroxy-5-methyl-4-isoxazole-propionic acid receptor)的 AE 表现为边缘叶脑炎,精神症状明显。约 70%合并肿瘤(胸腺瘤、肺癌和乳腺癌);抗 GABA(γ-aminobutyric acid)受体脑炎癫痫突出。

AE 的精神症状表现与其他精神障碍的鉴别也属难点,易漏诊。与上述案例类似,也曾碰到兴奋躁动明显的急性精神障碍患者,在接受较大剂量氯丙嗪治疗后,出现意识障碍、呼吸抑制,转院后确诊 AE 并成功救治的案例。近年来 AE 的研究进展迅速。然而,目前诊断依赖抗体检测及其免疫治疗的应答情况,这可能会延误诊断。

2016 年 The Lancet Neurology 杂志发表了一篇综述,详细介绍了如何通过临床表现来诊断 AE,应注意到新的诊断标准并不特别强调 NMDA 等抗体阳性,应结合临床表现、脑影像学检查。确定的(definited)LE 诊断标准要点归纳如下。满足以下四项标准可诊断为确定的 LE：①亚急性起病（病程＜3 个月），伴有工作记忆缺损（短期记忆丧失）、癫痫或提示有边缘系统受累的精神症状；②双侧大脑 MRI T_2 加权 FLAIR(fluid attenuated inversion recovery，液体衰减反转恢复)像显示高度局限于内侧颞叶的异常信号（见图 11 - 1）；③至少有以下一项：脑脊液细胞数增多（白细胞数＞5/mm³）；脑电波(electroencephalogram, EEG)显示颞叶痫性放电或慢波；④排除其他可能的病因。

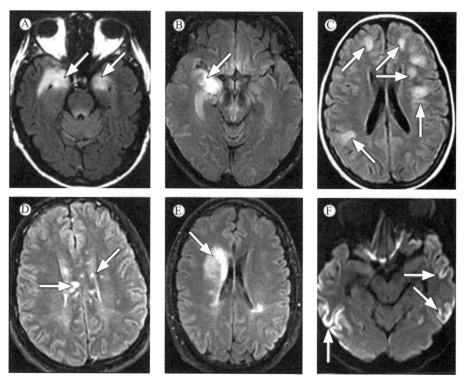

图 11 - 1 典型 AE 及需要鉴别的其他疾病的 MRI 表现(引自 Lancet Neurology, 2016)

A. 边缘性脑炎的典型 MRI 表现：双侧中颞叶 FLAIR 序列异常信号。这例患者经病理证实为边缘叶脑炎，但病程中血清和 CSF 抗体均阴性；B. 累及右侧海马的疑似 LE，最终诊断为神经胶质瘤；C. 累及双侧白质和胼胝体多发较大的病灶，典型 Susac 综合征①的 MRI 表现；D. 叠加综合征 MRI 表现(NMDA 受体抗体与髓鞘少突胶质细胞糖蛋白抗体脑炎)；E. 右侧额叶深部脱髓鞘改变，AMPA 受体相关性脑炎的 MRI 弥散相表现；F. 典型克雅氏病(Creutzfeldt-Jakob disease, CJD)的 MRI 表现

（李冠军）

① Susac 综合征又称为视网膜耳蜗脑血管病变，是一种罕见的脑血管病，即不明原因的累及大脑、视网膜小动脉和耳蜗的微血管病变，导致典型的临床三联征：视网膜病、脑病、耳聋病，易误诊为多发性硬化和脑炎等。该病病程一般呈自限性，目前尚无有效治疗。

第十二章

病 由 心 生

以伤疗伤却更伤

不久前,病房里发生了 2 例自伤案例。

案例 1:患者小 A 拆下口罩上的一根细金属丝,用这个在自己的手臂上面划了一条又一条伤痕。

案例 2:在一个傍晚,患者小 B 和小 C 不约而同地将薯片包装袋较为锐利的边角,划向了自己白皙的手腕处⋯⋯

每每谈及此类案例,不明就里的人们可能更多会指责他们,认为这样的人就是矫情或"作",拿自己的身体作为威胁他人的筹码,不负责任。而作为医护人员的我们,可能更多会扼腕叹息,希望探究这些花季少年为何会有这样的行为,如何能让更多人明白他们其实渴望帮助。

近年来,在我们这个早期精神障碍的女性病房里,这样的案例已经屡见不鲜。他们中绝大多数是被家人逼着住院的,因为他们频繁地出现了自伤行为,家人无法全程看护,担心万一出事。听从医生建议住院治疗,毕竟病房里安全的看护环境能放心些。而这些年轻的女孩子,大多会用长长的衣袖或者手腕饰品遮住自己的伤口,眼睑垂下去,不愿意与人交流对视,无所谓地瞥向一旁;或是干脆把伤疤袒露出来,撩撩头发,一脸的厌烦表情,不愿别人靠近,很难想象这些正处于青春年华的孩子,并非求死,却反复且无畏地伤害着自己的身体:划伤、烫伤、故意碰撞、吞下异物⋯⋯这种行为即非自杀性自伤(non-suicidal self-injury,NSSI)。

1. 什么是 NSSI?

NSSI 行为是指个体在无自杀意念的情况下采取一系列反复、故意、直接伤害自己身体,且不被社会所允许的行为。也就是说,NSSI 是不以自杀为最终目的,但却反复发生。那是不是更说明这是他们故意"作"的行为呢?当然不是,NSSI 行为发生的背后有着非常复杂的生物学、心理学和社会学原因。

2. NSSI 常见于哪些人群?

青少年是 NSSI 行为的高发人群,且常首发于青少年的早期阶段,发生率呈增加趋势。有数据表明,截至 2020 年,有 1 360 万~3 000 万青少年出现此种行为,而我国青少年出现 NSSI 行为的检出率高达 11%~23%。NSSI 行为常见于精神疾病患者,其中最常见的就是情绪障碍。加拿大一项研究显示,88%的青少年焦虑障碍患者和 68%的心境障碍患者具有 NSSI 行为。美国一项研究也显示,50%的 NSSI 行为青少年患有抑郁症,超过 25%的 NSSI 行为青少年患有广泛性焦虑症。

3. NSSI 行为有哪些方式?

已有研究显示,NSSI 行为方式多样,如切割、烧灼、划伤、撞头或击打等,最常见的方式是切割。而关于 NSSI 行为的方式,学者们普遍认为男女有别,女性更倾向采用割和刮的方式,男性则更多采用烫烧的方式,而且青少年很少会仅仅采用一种方式。需要强调的是,虽然 NSSI 的动机不是自杀,但是纵向研究发现,这类患者的自杀风险明显高于普通患者,自杀风险是始终存在的。

4. 以伤疗伤却更伤

这两个案例只是这个群体的缩影,慢慢走进他们的内心世界,可见端倪。我们曾听他们说:"从小到大,无论什么事情我都无法做主,至少在伤害自己这件事情上,我可以做主;我就是心烦,就是想划;我感觉不到现实世界的存在,只有确切的疼痛才能让我找回真实感;不倾诉是觉得每个人不是真心对你,再就是你对对方有期待,如果没达到期待值,带来的还是失望吧?"

以上都是他们的原话,听后令人诧异又心疼不已。当然,他们可能有其他精神健康问题,比如心境障碍、人格障碍、药物滥用等。但你可曾想过,当他们别无选择只能去伤害自己时,也面临异常艰难的处境。现实的冲突,人际交往的困难,无法纾解的悲伤、抑郁、内疚,无助甚至绝望的负面情绪,要表达对某一个亲密的人的依恋、失望、愤怒。而自伤的另一端,却是他们对生命的极度渴望,他们正在求救。

我们应该如何来护理他们呢?其实,无论是自伤还是自杀,都是一种强烈的情感表达。作为护士,觉察和及时处理相关情绪是尤为重要的。放慢自己匆忙的护理脚步,抽出 3~5 分钟时间坐下来,认真倾听他们的心声,鼓励他们把自己的内在情绪用语言表达出来；当患者说感觉不到自己时，教会他们可以尝试用手握冰块、手持压力球等方式体验真实感；鼓励他们在感觉亲近关系疏远时，尝试写封信或打个电话给对方；告诉他们永远有求助的权利，当他们难以独自支撑的时候，可以寻求家人、老师、朋友和专业机构的帮助。如果在面对他们时，我们都能富于同理心，理解他们在黑暗漩涡处的努力挣扎，给他们一个肯定的眼神或温暖的拥抱，一定会给他带来些许力量。相信终有一日，他们会在治疗和自身努力下回归正轨，在花季里绽放！

（赵末丽）

没有皮的葡萄

提到绕口令，不得不提一句"吃葡萄不吐葡萄皮，不吃葡萄倒吐葡萄皮"。我的好友小王，吃葡萄就从来不吐葡萄皮，因为从小到大，她家的葡萄是没有皮的。

葡萄怎么会没有皮？是新品种，转基因还是杂交技术？目前应该还没有这种技术吧。那是对葡萄皮过敏？细想她不是易过敏体质。那么大概是她"特殊"的饮食习惯？毕竟每次吃葡萄不用吐葡萄皮，大大提高了效率。

某天小王见到葡萄皮后，大声叫喊让其他人拿走葡萄皮，她情绪失控，迅速跑到安全的地方（即远离葡萄皮），大口喘气，全身发抖，瘫坐在地上。经过十几分钟她渐渐恢复平静，后来她说："我知道葡萄皮对我无害，而且它含有较多花青素，有抗炎和保护微小血管的作用，但是我一见到它就会产生强烈的恐惧感。"

原来是害怕。那么葡萄皮又有什么可怕的？现在我们回忆一下我们自己是否也有害怕的动物或者特殊的场合如广场，或者地铁、隧道和电梯这类较狭窄密闭的空间。一般来说，大部分人在生活中看到毛毛虫、蟑螂时会感到不同程度的恐惧，这也挺正常。而病态的恐惧却会有很强烈的情绪和身体反应，伴随不同程度的回避。如果有，那么你是不是也和小王一样，会产生对某种物品或者场合难以忍受的恐惧与紧张不安，可能还会伴随着脸红、心慌、气促、出汗、恶心、头晕、乏力等不适。而小王的恐惧对象却是葡萄皮。

其实，小王的这些症状都可以用恐惧症/恐怖症来解释。恐惧症，又称恐惧性神经症，ICD-10中称为恐怖性焦虑障碍。小王见到葡萄皮的表现：产生强烈的恐惧，且伴有明显的与自主神经功能紊乱有关的躯体不适感；回避葡萄皮，明知它对自己并无威胁，明知自己的恐惧反应是过分的、不合理的，但无法控制。

综上所述,小王的表现符合恐惧症的诊断标准。

小王知道葡萄是有皮的,但却不能接受葡萄皮,那该怎么办? 治疗中可以采用逐级暴露的方法来消除葡萄皮与焦虑恐惧反应的条件性联系和对抗回避反应,当然结合放松训练效果会更佳。

有种说法"存在即合理",有人争辩说应该是"存在都是有原因的"。根据动力学心理治疗,小王对葡萄皮的恐惧可能是其在童年时存在未解决的冲突、矛盾等,引起焦虑,从而引发恐惧情绪或保佑行为。古人云:一朝被蛇咬,十年怕井绳。如果我们能找到那个矛盾或冲突,帮助小王解决它,葡萄也就可以有皮了。

恐惧症的治疗方法不仅有上述提到的心理治疗,必要时需使用药物。通过专业人士的帮助,选择合适的治疗方法,我们终将可以与"葡萄皮"共处。

(赵未丽)

我温柔的妻子去哪儿了

初为人母本应是令人欣喜的事情,但是现实生活并非我们想象中的美好,总有些个例外⋯⋯

小艳是一位全职太太,现年 28 岁,她从小性格内向,知书达理,平时温柔贤惠,打扮精致,偶尔也帮助丈夫打理生意,在外人眼里是"夫唱妇随,惹人艳羡"的一对。唯一美中不足的是,婚后 5 年小艳一直未能怀孕。夫妇二人四处求医问药,终于在 2021 年初,这份期盼已久的喜悦终于来到,夫妇二人高兴许久。丈夫因生意忙碌,常常四处奔波,早出晚归,他不忍小艳辛苦,便嘱咐她安心在家安胎休养。但是,时间一长,在小艳的心里,总不是个滋味,因为丈夫回家常表现得疲惫不堪,想和丈夫说说话,感觉他总是爱理不理。小艳既心疼丈夫,又不能指责他,只能心中默默承受。随后的几个月小艳情绪愈加低落,白天在家没有人陪她说话,晚上丈夫回家最多也是寥寥慰问几句,倒头便睡。

小艳本想着坚持几个月后,孩子呱呱坠地后可以打破自己郁闷的心境,至少可以忙着照顾孩子就不用那么孤独了。但是,看着刚刚出生的孩子,初为人母的小艳时常感到孤立无援,宝宝一旦哇哇大哭,自己立刻会紧张焦虑,精神紧绷。感到自己很孤独,想到自己任何事情都要围绕着孩子转,以孩子为中心,根本就没有了自我,也不知道找谁帮助,此时往往忍不住想哭⋯⋯渐渐地,她开始出现情绪低落,沮丧抱怨,否定自己,甚至有时候一想到这些,就会莫名地出现心悸,多汗,夜间常常失眠,整日胡思乱想,开始怨天尤人,不时埋怨丈夫,指责他许多不是,觉得是自己嫁错了人。但是丈夫在心里将妻子这些变化归咎于带孩子太累了,她要骂人就给她骂骂吧,专家不也说"人需要情绪疏导"吗? 小艳发飙时,丈夫也是默不作声,然而妻子却坚持认为这是丈夫的"冷暴力"。看到自己的同学们都"嫁得比自己好",心里越想越气,甚至出现了轻生的念头,觉得"我很痛苦,快要窒息了……自己活着到底是为了什么?""这样活着又有什么意思?"小艳的情绪愈来愈低,终于在一个寂静的夜晚,趁着丈夫酣然入睡之时,用一把锋利的刀片划向自己白皙的手腕处……

丈夫万万没有想到一向温柔有加的妻子生了孩子竟然会变成这样的结局,自己也是一再忍让,体恤妻子辛苦,为何换来如此结局? 他百思不得其解。

关于产后抑郁:你会有这样的感受吗?

(1) 孤独:时常感到孤立无援,却不知如何寻求帮助?

(2) 紧张焦虑:有关宝宝的一切都紧张焦虑,精神紧绷难以放松?

(3) 害怕:总会感觉情绪低落难过,甚至忍不住想哭?

(4) 丧失自我:产后全部生活都围绕着孩子,感到失去了自我?

新妈妈们在产后出现的这些抑郁倾向的征兆,都可能是产后抑郁,请及时咨询就诊。

(赵末丽)

愤 怒 的 妈 妈

你吼孩子、打孩子,到底是对孩子感到愤怒,还是愤怒自己的"无能"? 你希望自己的孩子将来变成什么样子?

又到了每周三下午心理门诊的时间,尽管已经有了十几年坐诊经历,每次看诊都还会有些值得记录下来的"故事"。也许这就是我作为一个还有好奇心的精神心理科医生,每次辛辛苦苦去看诊的动力之一。

今天来就诊的是一位看似 40 余岁,打扮朴素,但看得出长相底子不错的女子。引起我注意的是她明显的黑眼圈以及疲惫与亢奋交织的神情。

"医生,我儿子和老公都让我来这里,看看有没有什么心理问题。"

"那你自己觉得需要来就诊吗?"先了解来访者的主观意愿是我们精神心理医生的必修功课。

"我也觉得撑不住了，我自己也想来。"很好，来访者有求治的主观意向是我们建立医患同盟的基石。

"好的，那请说说看你的情况。"我平静且温和地注视着她。

"我觉得最近我越来越难自控，每次看到儿子不听话，我就忍不住发火，现在几乎每次发火都要打他，有时候旁边的人拉也拉不住，我感到我的火是突然冒出来的，当时根本控制不住自己。我也在努力控制自己的脾气，但前天他做数学作业，之前教过无数次的又做错了。我实在忍不住，把他胳膊都打瘀青了（哭泣），事后我特别心疼后悔，抱着他哭向他赔礼道歉。其实我每次打完他都后悔得恨不得自己打自己。"说完这些，来访者用求助的眼神看着我，"医生，你一定要帮帮我，我该怎么办？"

"你希望医生在哪些方面帮助你？"虽然心里大致确定来访者应该是希望我们帮助她控制脾气，但是和来访者一起明确来访目的是件非常重要的事。

"我想控制我的脾气，我讨厌我现在的样子，我也不想伤害家人，希望医生能帮帮我。"来访者的需求与我们的推测大致相同，而且是我们可以工作的方向，治疗同盟的雏形具备了。

"说说在哪些情况下你会控制不住发怒？"我继续追问。

"不辅导作业的时候我们母慈子孝，一旦开始辅导作业就开始鸡飞狗跳（叹气）。"来访者开场白用了两个非常生动的成语。"每次我六点多下班到家，看到他作业还没开始做，饭也没好好吃完，还在那里磨磨蹭蹭，我的火气就噌地冒起来。我也知道小朋友需要娱乐时间，但是再不做，又要搞到晚上十点多，天天这样谁吃得消。我就要开始骂了，好，他开始做作业。做么不好好做，屁股像被针扎过，一刻不停，最气人的是昨天刚刚纠过错的题，他像是失忆了一样，还错。我拼命压下怒火，再和他讲一遍，他还要顶嘴，说老师不是这样说的。每次最多到这里我就要开始动手了，真的压不住火了。以前都是挑皮肉厚的地方打两下解气算了，最近我也觉得下手太重了，这次还打伤了他（哭泣）。我知道这样不行，但是我控制不住。"

对情况的了解至此已基本清晰，经过后续的问诊以及与陪诊者丈夫的沟通，了解到来访者婚前性格温和，自孩子入小学后脾气逐渐暴躁。辅导作业时情绪爆发尤为严重（略去与来访者的详细沟通过程）。

通过心理咨询，来访者了解到自己出现冲动的行为是一种不良情绪的爆发（对话中的"解气"）。在咨询过程中，来访者自己提出这种不良情绪很可能源于自己对孩子及自己的"失望"，一种失去掌控的感受，以及无法接纳孩子是个"普通人"的想法。这种感受和想法使得自己对孩子过于苛刻且步步紧逼,以至于自己和孩子都痛苦且疲惫不堪。最终来访者提出了方案:对孩子降低学业要求,逐渐从督促学习转变成陪伴学习(自己在一边工作),情绪失控前选择离场。很好,我感觉到这是位非常有灵性的来访者,给她点个赞。

看到这里有人可能会问,她找到问题,自己给出解决方案,那心理咨询师做了什么?其实心理咨询就像一面镜子,而镜子就是沟通和对话。以这方式帮助来访者照见自己的问题症结,从而帮助来访者找到改善途径。

最后,我给了来访者一些建议:①可以尝试将生活的重心多放一些在自己和丈夫身上,在孩子学习问题上有条件的话可以和丈夫分工合作。②良好规律的运动习惯对情绪的稳定有很好效果(时间短些无妨)。③可以去内分泌科检查激素水平(众多研究表明女性激素水平的波动对情绪有较大影响,而情绪亦可反过来影响激素水平)。④心理科门诊随访,如自行调整效果不佳,可以服用小剂量药物治疗。

来访者在此次就诊后1个月、3个月、6个月来心理咨询门诊随访了3次。自诉心情放松很多,虽然对孩子的要求降低了,但是孩子成绩反而有小幅提高,能到班级中游水平。亲子关系逐渐改善,夫妻关系改善。而我在6个月最后一次就诊时看到了一个眉眼舒展、带着浅笑、皮肤状态不错、穿着也很得体养眼的美丽女子。

(胡瑶)

她对什么都无感

门诊一位患者,女性,31岁,大学文化,其衣着、装扮优雅得体,称目前投资理财,事业有成。经简单接触,自我感觉好,但4～5年来因出现以下问题求诊:①无愉快感,赚钱也不开心;②无情感体验,感情疏远,无法感受他人的痛苦;③做事、行为古怪,如投资不知(不想)及时止损,某员工(合作者)已经造成比较大的损失,但仍和对方保持男女关系,甚至明知对方有家室,仍想通过生一个孩子留住对方,后又改变主意,在胎儿4个月时引产,为此也自责;④脾气暴躁,和母亲因小事大吵,甚至因故砍伤生意伙伴;⑤自我感觉好,多次称自己很拽、很有钱,以前卖房产时业绩很好。

进一步了解到个人经历。她14岁丧父,母亲没什么文化,只是经营小生意。

祖辈、叔伯辈的亲戚都很关心她，但那时觉得自己是家族同辈中最穷的，缺乏安全感。未婚，依赖男性，但同时常看不起对方，对分手也无感。

在精神检查中表现意识清，合作，未引出感知觉障碍，无明显的情感高涨，流露出自我感觉好，尤其是在销售、投资领域，帮他人理财，数额不菲，对此浅尝辄止，稍显神秘。

当时虽然花了不少时间，但对诊断一点都没底。首先，她肯定存在抑郁情绪，表现为无愉快感、兴趣减退，可以多日闭门不出，不愿社交，且有情感麻木等表现，并且4～5年以来症状明显，较符合恶劣心境的表现。几年下来，未进行干预，其症状也无明显加重，其间理财投资，平时社会功能保持较好，并不符合抑郁发作的特征。虽有激惹、自我感觉好、能力强的自我判断，但与其性格和客观能力基本相符，双相障碍的依据也不充分。那这个症状群又如何归类呢？

看到这个病例不久，在许又新教授著作《神经症》里找到了答案。她应该符合人格解体神经症中情感解体（deaffectualization）的症状，患者感觉到丧失了情感，都不会爱自己的父母、配偶和子女了，感到十分痛苦和伤心。他提到，继发性的人格解体是其他精神障碍一部分，如药物中毒就可以出现人格解体。精神分裂症的早期人格解体不少见，但持续时间不长，可能被其他症状掩盖。抑郁症患者常有人格解体，尤其是情感解体和身躯解体使他们倍感痛苦。强迫症、癫痫患者也不少见。除抑郁症外，其他情况发生的人格解体都持续短暂。据此，判断这个患者的情感解体症状继发于其抑郁本身，她既有自知力也有精神痛苦体验。

在门诊也偶尔能碰到类似分裂样人格障碍那种空虚的体验，上篇病例中也有叙述。近期门诊就有一位在校大学生，平时总是不知生活的意义，有次吞药自杀了才引起学校的重视。就诊时她和医生讲，从小到大，从来没体会到活着到底为什么，和父母也没什么深入的交流。她说，尽管经过治疗仍然不觉得生活有多大意义，但也不至于再去自杀。平时也有交好的朋友，就好好读书到毕业吧。每当讲述或讨论这些大事，她都很平静，她与上述病例不同，并无那种精神痛苦的体验。

（李冠军）

伪 装 精 神 病

精神疾病的症状发展有其规律，一般想伪装骗过医生难度比较高。即便懂些精神科的皮毛，知道一些精神障碍的症状表现，是不是把这些和医生一讲，就可以诊断精神病呢？其实没那么容易。要表演这些症状，如果发力过猛，表现过于夸张和突兀，有经验的医生一看就穿帮了。专业演员大概能很好模仿精神病的表现，但一般人并不容易做到。记得看过同事模仿轻躁狂的视频，其实症状表现已经很真实了。可能先入为主，总觉得略微夸张。

记得鉴定过一位涉嫌非法吸收储蓄案的嫌疑人，她以开设月子会所需要资金为由，向朋友、同事等社会不特定公众吸收存款，承诺保本保息、高回报。后又以项目需要投资，跟银行合作做过桥等理由继续吸收存款，允诺给予高额利息，最高时甚至达到月息 20% 以上，借新还旧，最终案发，涉案金额过亿元。最初部分投资者也确实拿到一些利息，但后面入局者血本无归，其实这就是个典型的庞氏骗局。事后警方调查得知，她那个月子会所从未很好经营、盈利，资金都用于购买豪华轿车、奢侈品出国旅游消费，造成数十人巨额损失。到案后案卷上记录非常清晰，嫌疑人对何时开始、涉及数十人所吸收款项的数目、回馈利率都能讲述。不久之后，精神鉴定时一来就很有戏剧性。她甚至连丈夫、孩子等简单生活内容也不能配合回答。其表现做作，语调夸张，神情幼稚，情绪不稳，言语内容凌乱；自称案子是其姐姐所为，甚至也"不知"已婚，起初也表现得像不记得自己有孩子的样子。其表现也并不像 Ganser 综合征[①]那种特征性的、比较做作的"近似回答"。交流片刻又流露出如果事情不解决，孩子是否会遭人报复的担心。的确，据了解确实有被害人到她女儿的学校拉横幅。依据案卷记录和鉴定时的情况，虽时隔仅 1 个月，却判若两人，所见幼稚言行、"被姐姐附体"等表现过于突兀、夸张，结合其案发阶段和到案初期的表现，这难以用任何精神病解释。

也有选择性记忆损害案例，如某位老人本性格较孤僻，心胸较狭窄。因家庭矛盾，动刀砍伤儿媳，甚至要伤害孙辈，到案后初期对案情供认不讳。鉴定检查时因老人上了一点年纪，听力也不是很好，还好能听懂其方言口音，他能清晰讲述个人信息，称儿媳对他不敬，不给他吃好的菜，住在天井临时搭建的房子里，其实这都是他泄愤伤人的原因。但交谈过程中却唯独否认自己伤人的行为，很"真诚"地称自己当天在某个地方看热闹去了，根本不知家里出事。尽管他如此说，但他身陷囹圄，显得也比较平静，也不极力申冤争辩。显然这样选择性的记忆问题不大好解释，但家人反映他既往在村里就表现出多疑，和邻居也常有矛盾，独自在老家生活无碍，生活自理，还能农活，可见当时并无明显认知障碍表现。

---

① Ganser 综合征：在 ICD-10 中归类于其他的分离/转换障碍。特征是"近似回答"，常伴有其他几种分离症状，其发生的背景提示有心理因素存在。

我们只是据实描述他们的情况,由于工作的特殊性要求也很难随访到这些案例。要确诊伪装也需要对象承认,这并不容易。

(李冠军)

他什么都忘了

尽管典型案例并不多见,但还是要注意心因性记忆障碍和其他记忆障碍的鉴别。我曾有一次印象深刻的诊疗经历,患者是一位中年男性,环卫工人。他突然记忆力下降,比如上了一天班回家完全记不得自己去干什么了(可能工作也轻松),就像喝过了"孟婆汤",甚至连自己老母亲患重病也都"忘记"了,既不惦记也不探望。到上海某综合医院神经内科住院,详细检查却找不到可以解释的病因,考虑心因性可能,建议到精神科就诊。

患者就诊时,家人讲述其记忆力问题。患者在侧听着,并无紧张、焦虑这样常见的情感反应,似乎并非讲他,显得毫不在意,既不主动讲述外院的就诊经历,也并无求治要求。反正医生问什么,多数回答记不得了。总觉得他的记忆力下降太快了,也太有戏剧性,平时遇到的记忆障碍患者要么自己深表忧虑,担心是否痴呆,要么就索性否认自己有任何的记忆问题,却很少有此患者这样的情况。考虑到神经内科已经进行详细的检查,是需要考虑心因性可能。

见此情景,请患者在诊室外稍坐,一方面想单独向家属了解一下情况,二则别有用意。了解到患者是大孝子,以前照顾患病母亲尽心尽力,久病多少也有些抱怨。他自己记性出问题后就好像完全忘了这件事了,即便家人提醒他要去看看母亲,也无相应表示。此时心里大概有些方向了。

大约10分钟,请那位患者返回诊室,就问他:"您为何看着病,就到外面去了。"患者反应也快,面带愠色,顺口一句:"不是你让我出去的吗?"

至少这能充分反映患者的短时记忆并无问题,加之病前明显的社会心理因素,其诊断的考虑心因性遗忘较为合适。只是找不到好的干预方法,也未能后续随访到患者转归,实属遗憾。比较典型的心因性遗忘如下。

1. 癔症性遗忘

癔症性遗忘也称分离性遗忘。遗忘一般都围绕着创伤性事件,遗忘的程度和完全性每天有所不同,不同的检查者发现也不一样。遗忘的范围之广不能用一般的健忘或疲劳解释,也并非器质性障碍所致。与遗忘相伴的情感状态变异极大,严重抑郁罕见。困惑、痛苦以及不同程度的寻求注意行为可能很突出,但有时也会表现为平静地接受。患者以年轻成人最为多见。鉴别需要排除器质性病因,上述案例在神经内科住院检查中均未发现异常,基本可以排除。他也没有脑外伤或脑震荡的病史。

2. 心因性遗忘心理机制探索

在经历心因性遗忘之前,患者大多经历过急性情绪紊乱,主要是焦虑、恐惧或羞耻的情绪。这种强烈的、令人不适的情绪可能令人无法承受或应对,从而导致一些人出现心因性遗忘。遗忘是表层的症状,更深层的问题与患者整体人格发展水平或心理障碍有关。

(李冠军)

癔症性瘫痪和癔症

癔症诊断不易,应明确患者有癔症样性格,发病前生活事件,结合患者的年龄、文化程度以及生活背景中的那些易患因素综合考虑。即便患者既往有癔症病史,他/她每次发作都一定是癔症吗? 因考虑癔症延误救治有血的教训,癔症诊断不易,误诊癔症更可怕。

先看一个惊吓后瘫痪考虑癔症的案例。这个病例呢,当时是去某知名医院神经科进修时碰到的,当时也请了我们医院的会诊医生参加讨论,只是在会诊前我发表了一下意见,和会诊专家不谋而合。这个患者是位年轻女性,因为双下肢截瘫入院,经过神经科反复地检查排除横断性脊髓损伤,无法解释其下肢瘫痪的表现。追问病史,有一个值得关注的细节,就是起病前她家中的一起事故,事情是这样的。在上海基建蓬勃开展的那几年,恰巧这位患者的住所紧隔壁有一个高层在施工。有一天,患者正好坐在家里,却飞来横祸,一根搭建脚手架的长钢管从天而降,击穿屋顶,直直地插在她面前的地面上。如稍差分毫,患者定非死即伤。受此惊吓魂飞魄散,她顿感下肢无力,那之后就无法走路了。经过精神科会诊考虑癔症性瘫痪。

记得有这样一个民间传说。说某位财主家宝贝儿子得了怪病,一下子不会走路了,不惜代价地请了好多大夫都看不好。有次,又请来一位,这位传说中有点本事。他仔细问了发病经过,夸口说有办法,只是他并不开药,却要求弄一张桌子,周围用红布裹着,也不知那个桌子下有何玄机。大夫请人将那个生病的孩子抱起坐在桌子上,这位大夫围着孩子嘴里念念有词。突然,那个台子下爆竹声响起。那位小患者,受此惊吓,撒腿就跑,瘫痪神奇般治好了。

这只是一个故事,其实因为误诊癔症,也有血的教训。十多年前,某病房收住入院的一位抑郁症患者,第二天出现烦躁,在病床上不停扭动,当班医生忽略了其明显的心电图异常、频发室早和 T 波改变,却考虑癔症发作,要求护士把患者的表现拍下来,以后可作为示教材料。可几个小时后,患者不幸死亡。事后看,这哪里是癔症发作啊,分明是垂死挣扎,如若当时送综合性医院急诊救治或许能查清病因,有机会保命。纠纷难免,病房讨论考虑可能死于重症肌无力,只是如果是呼吸抑制,那种缺氧的表现医生也看不出吗?家属质疑医生未充分注意到重症肌无力病史,失职有责。我因一些特殊原因参与了家属接待,注意到患者的重症肌无力其实是眼肌型①,从未累及呼吸肌,那入院前后又是什么原因导致病情加重呢?患者有明确心电图异常,也要考虑死于心脏疾病的可能性。值班医生轻易诊断癔症实为硬伤,失去了救治机会。

还有一个病例也印象深刻。某病房收住了一名临床表现很怪异的患者,中年女性,兴奋吵闹,行为也比较夸张,既往有癔症样发作史(具体不详),临床诊断癔症发作。住院过程中发现患者意识模糊,使用镇静药物之后吵闹也未见明显好转,考虑有脑器质性问题,就请某医院神经内科会诊。据说当时来的是住院总,可能工作忙,是下班后来的。这边病房也没有接到通知,未安排值班医生对接。他看了病人,写了记录就回去了。次日,病房主任看了会诊记录发火了。指出会诊并无建设性意见,且"患者意识欠清,双侧瞳孔针尖样大小,考虑精神药物所致"这样的描述不妥。很佩服我们这位主任的感觉。后来,这个患者的结局与癔症和药物都没有什么关系。也是,大部分精神药物都有抗胆碱能作用,瞳孔应该扩大才是。针尖样瞳孔总要考虑中毒、脑干病变(梗死、出血或周围病灶压迫)吧。这个会诊真难以令人满意。

结局很可怕!2~3 天后患者死亡。如果是癔症,会诊医生又认为其意识状态和瞳孔表现是药物所致,那如何善后。当时医疗纠纷过程中多数家属都明确拒绝尸解,然后和医院闹。后来,家属总算接受了建议,同意尸解。病理确诊是恶性组织细胞增生症,简称恶组、恶网。这个简称听上去是不是就很可怕?的确

---

① 眼肌型重症肌无力相对发病高峰是＜10 岁的儿童和＞40 岁的男性,＞50％的重症肌无力以眼肌型起病,其中 10％~20％可自愈,20％~30％始终局限于眼外肌,剩下的 50％~70％中,绝大多数(＞80％)可能在起病 2 年内发展为全身型重症肌无力。

这是一种恶性程度非常高的血液病。它是一种病理学上类似组织细胞及其前体细胞的进行性、系统性、肿瘤性增生引起的全身疾病，以系统性、不对称性的方式侵犯淋巴结、脾、肝、肺和皮肤等器官，文献中也有颅内浸润的报道。这个病例远远超出了当时精神科视野，当然，放在现在也未必能确诊。

癔症也称歇斯底里，虽有争议，但目前仍放在神经症单元。其临床表现复杂，含分离障碍和转换障碍两大类，前者包括发作性身份障碍、附体体验、发作性意识改变状态、心因性遗忘等类型；后者包括癔症性瘫痪、失明、失聪等。常称癔症为疾病模仿专家，典型病例容易识别，但也可以像上述病例一样成为陷阱。如第一个瘫痪病例，如果没有神经内科前期的工作，精神科医生是不能轻易确诊癔症的。

许又新教授专著中对转换（conversion）的定义较为清晰，他认为转换是弗洛伊德的一种理论构想，他描述了癔症症状的一个特征。所谓癔症的转换症状就是某一应激性生活事件引起患者明显的，至少是看上去是强烈的情绪反应，接着出现某种躯体功能障碍（如瘫痪、失明、失聪等）。而躯体症状一旦出现，情绪反应便会消失，往往患者也不能清晰回忆曾有过的情绪，甚至连唤起情绪的生活事件也不能回忆。这样的躯体功能障碍就叫做转化症状，其关键点在于先有情绪，后出现躯体症状，而躯体症状一出现，情绪便消失了。

当时讨论这个病例时，我们一位老主任就指出诊断癔症要当心，因为癔症不会死人。漏诊其他的疾病就难说了，诊断癔症也是认真鉴别或排除器质性病因的过程。尽管老先生已经故去，很多年后，上述原则还是记得很清晰。

不知这一段写出来是否合适。那天我是医务总值班，接到电话说这位老主任在门诊时突发疾病，要求我前去处理。当时一方面病房有事，还有就是觉得值班医生的职责范围在门诊和住院精神科患者。建议迅速联系家人到综合医院就诊，他家就住医院隔壁，但后来听说送医过程也有些耽搁，后来因急性心梗没能救回来。当年才70岁出头，平时也没有心脏病高危因素，真没想到有那么严重。当时我个人虽觉得建议转院是最好的建议。事后，想到此总有些自责，应该到场，即便不能帮到他，多少是一种安慰。多年后，写下来略表怀念应无不妥。

（李冠军）

躯体症状不等于躯体化症状

躯体化不是真有病而是表现出有病，可以理解为一种疾病形式和"装病"的行为。躯体化患者最突出的表现是适应不良,对医疗的无效利用,无尽的抱怨,反复过度求医。只是,有时躯体疾病的症状和躯体化症状真不好区分。

这里,我想先讲几个故事。其中一个是亲历的,十多年前回老家,大伯那时已经84岁,平时身体还好,仍能干不太重的农活。他那时总觉得心口不舒服,尤其是喝了面汤以后更明显,自己也有些担心是不是生什么病了,伯母也说老人有些睡不踏实,到这个年纪,总会担心健康。到县医院也去看过,没看出个什么来。我回去之前,家人就电话问过我,当时问了问情况,也没多加考虑,就建议他先试试吃点胃药,面汤也少喝一点,怕冲淡胃酸,影响消化。另外推荐氟哌噻吨美利曲辛片①,每天吃上1片,看看担心、睡眠能否好一些。等我回到老家时,他已经吃过一段时间的药,感觉确实好一点,还表扬我老年病也会看。

实际上,我确实是看走眼了,当时那些药物只是起安慰剂作用。时隔大半年,我又接到电话,说老先生在开封市的医院里查出肺癌,已是晚期,胸腔积液也比较多,已影响呼吸,医生说恐怕时日无多。赶回去看他时,他年轻时因家里实在困难,过继给人家的多年不肯相认的小儿子也来探望他,估计老人也知道这次病得不轻。当时自己怎么就没想到,县医院可能没进行系统检查,或者老人怕花钱,当时真应该建议他做个胸部CT,不能主观认为老人的躯体不适是消化不良或什么焦虑表现。

小时家里孩子多,大伯把机会都让给了弟弟,自己没怎么上过学,认字不多,自然灾害时还挨过饿。年轻时干农活是一把好手,曾担任多年的生产队队长。据说当时他有一个笔记本,上面密密麻麻记着许多东西,在外人看来完全是天书,有文化的都看不懂。他看了却一件件事非常清楚,那其实是他利用很有限的一些文字、数字以及一些自编的符号,把村里大大小小的事情都理得很清楚,开个大会,拿出本子也是很能讲。

躯体症状不能等同于躯体化症状。其后,医生越做胆子越小。门诊总有个习惯,凡是患者以类似焦虑、惊恐发作等躯体不适来诊,尤其是胸闷、心悸这些症状,不能轻易就认为已经排除了躯体疾病,总是看看内科病历,问一下在哪个综合医院看过,做了什么检查,医生又是怎么说的。如果是内科医生建议或推荐来看心理/精神科的,一般来说,他们基本排除躯体疾病,或者即便有躯体基础疾病,也完全无法解释那么严重的症状。但对于特殊情况,还应谨慎。

---

① 对于老年人,氟哌噻吨美利曲辛片的使用应慎重,停药反应较大。部分患者用药会出现明显的肌张力和震颤等EPS表现,也有患者服药后甚至出现迟发性运动障碍。

门诊曾接诊一位高二男生,表现颈部、躯干及腹部发紧不适,伴有头晕,学习成绩明显下降。他的诉求是看好病,再去好好学习。患者并无明显的抑郁情绪体验,其神经症性症状突出,预判药物的疗效也不会太好,一时想不出如何解决。

以前也听到门诊医生判断患者发作性心悸,气促等症状属于惊恐发作,治疗一段时间后,内科就诊查出来是二尖瓣脱垂,还惹上纠纷。教科书上也描述这种病会导致患者惊恐样发作,仅仅根据临床表现也难以鉴别,需要必要的内科检查排除躯体疾病。前文也提到的癔症发作和躯体化症状不会致命,而如果将器质性疾病表现判断为躯体化症状,那可就危险了。尤其是对中老年人,如果病前没有神经症性障碍的特征,也无相应社会应激事件的诱发,不能轻易判断为躯体化症状,还是应尽量完善检查排除躯体疾病。

其实教科书中一直强调一个原则:医生要警惕器质性疾病。中老年患者突然出现的精神病性症状或躁狂症状,都要仔细寻找器质性病因。我想这些原则背后可能都有血的教训,不应忽视。

(李冠军)

第十三章

精 神 药 物

担心安定类药物成瘾

常有患者问精神药物尤其是安定类是否会成瘾,甚至导致痴呆。尽管现有资料提示这种可能性很小,但医生的解释有时还是显得苍白。其实这也提醒医生要注意细节,关注患者对药物的态度,充分探讨治疗方案,提高依从性,才可能实现个体化用药。

舒乐安定学名艾司唑仑,是一种常用的苯二氮䓬类药物(benzodiazepines,BZD),具有抗焦虑和镇静催眠作用,物美价廉。药物半衰期 10～24 小时,属于中效苯二氮䓬类药物。唑吡坦、佐匹克隆或右佐匹克隆,是新型非苯二氮䓬类镇静催眠药,因英文名首字母为"Z",也简称 Z 类药物。以唑吡坦为例,其半衰期平均约 2.6 小时,老年人有所延长。速效药物,一般用于入睡困难,单用对睡眠的维持作用不佳。缓释剂型有助于改善睡眠维持。和苯二氮䓬类药物不同,唑吡坦停药反应轻,一般可以按需服用。

记得曾到某医院会诊。那是一位院士,气度不凡,桌上开着笔记本电脑,还有一叠英文资料,仍忙于工作。其实老人常有失眠,据说这是很多脑力劳动者的通病。然后就讨论起应该服用什么药物,重点就在上述两种药物。老人科研出身,精益求精。还好,我的精神药理学基础尚可,自己觉得表达也清晰。他性格也细致,不厌其烦和我讨论两种药物的疗效、不良反应优劣及服用方法等细节。其实,时隔几年很多讨论细节我都记不住了,但面对院士,也想让他满意,希望他不要过虑。

多数人对苯二氮䓬类都有些忌讳,会担心吃了成瘾或者引发痴呆,门诊工作中也经常要解释。对此,医生间的观点也有明显不同。记得有次和神经内科专家的联合会诊,具体病情就不细说了。当时考虑老年患者有快速眼动期睡眠障碍(rapid eye movement sleep behavior disorder, RBD),对症治疗常用苯二氮䓬类药物。作为精神科医生,考虑到患者的年龄,不建议使用氯硝西泮这种强效、长效药物。但某位神经内科教授的观点非常鲜明,他的意思是这个药物并没有那么严重的不良反应,还举了例子说他自己失眠多年,经常服用氯硝西泮,现在不是好好的吗? 确实,看到有蛮多 RBD 患者使用氯硝西泮,疗效也不错,只是老年人用药还是要慎用为好,用也要尽量使用小剂量。近期开会中,一位院领导也指出现在常用的氯硝西泮其单剂量为 2 mg,他认为这个剂量过大,所以医院进了 0.5 mg 的品种,而且严格限制使用范围,一般只允许神经内科医生使用,以避免药物引起的强镇静和肌松作用导致患者跌倒。

【背景知识】

1. 镇静催眠药成瘾风险

常见的情况是对药物疗效产生耐受,比如本来用 1 片药就能睡得很好,经过一段时间后,觉得药效有下降,可能需要增加一些剂量。如果配合医生,剂量控制得当,这并非成瘾。尽管成瘾罕见,2020 年美国食品药品监督管理局(Food and Drug Administration, FDA)还要求对苯二氮䓬类药物进行黑框警告(boxed warning)更新,并更改其标签等级范围,包括滥用、误用、成瘾、身体依赖和戒断反应的风险,以帮助药物安全使用。

2. 镇静催眠药的特点及对睡眠的影响

药物的药理学特点和疗效相关,思诺思和艾司唑仑分别作为速效和中效的镇静催眠药,前者有助于入睡,后者能帮助睡眠维持也能治疗失眠相关的焦虑。除部分单纯入睡困难或仅仅是维持困难的病例外,对一般的失眠患者其实也可以搭配使用,在控制合理剂量的前提下其实也无大碍,直接比较这两类药物的优劣并不很恰当,故当时建议他可以两种药物都尝试一下,看看自己的体会到底哪个好。

3. 镇静催眠药对记忆力的影响

能理解这位院士对药物可能影响记忆和认知功能的担心。但也没办法,这些药物或多或少会影响记忆,有较大的个体差异,只是相较于三唑仑这些药物,影响一般不明显。况且,长期失眠本身也会影响记忆和情绪,甚至还可能是痴呆的风险因素。

4. 镇静催眠药的痴呆风险

早期一些病例对照研究和回顾性调查提示安定类药物和痴呆的发病风险存

在相关,尤其指向强效、长效的药物如氯硝西泮,认为会增加痴呆风险。当然,也有相反的研究结论,认为如果患者的焦虑和失眠不系统治疗,也会增加 AD 等痴呆的风险。2020 年美国精神病学杂志发文指出,队列研究提示情感障碍患者使用苯二氮䓬类药物、基线苯二氮䓬类或 Z 类药物的种类和累积剂量与痴呆发病不相关。目前仍存争议,即便这些研究结论肯定,仍不能完全打消患者顾虑。

5. 镇静催眠药的跌倒风险

对老年人来说,镇静催眠药会明显增加跌倒的风险。研究显示,高剂量的 Z 类药物和多重用药(BDZs+Z)增加跌倒的风险约为 1.6 倍。其中速效药物服用不当是最常见的原因。对于 Z 类快速起效的药物,一定要叮嘱老年患者,起始剂量低,睡前服用,避免服药后仍起身活动。除速效药物之外,强效的如氯硝西泮有明显的肌肉松弛作用,也容易发生跌倒。当然,合并用药,跌倒可能性更大。

其实,除镇静催眠药之外,抗精神病药、抗抑郁药均会增加老年人的跌倒风险,临床应引起重视,尤其是对走路本就不稳的患者,处方精神药物更要慎重告知风险。的确,老年人用药应更精细、个体化,慎用促眠药物。类似内容当时也花了 1 个多小时时间,不知对这位教授能否有所帮助。曾很荣幸和院士讨论过用药,时隔多年,印象仍很深刻。

也巧,会诊正好碰到我们医院的一位老教授,因肺部占位也在那儿住院检查,和他寒暄几句,简单汇报了一下来会诊的目的。却不承想,不久就听到那位老教授离世的消息,按理说肺癌也不会恶化那么快啊。

(李冠军)

安眠药会否影响记忆

安眠药,即镇静催眠药,其中一大类为 BZD,自 20 世纪 60 年代起应用于临床,第一种 BZD 叫氯氮䓬,商品名为利眠宁,由化学家 Leo Sternbach 于 1954 年发现。此后地西泮于 1963 年上市,随后又有多种 BZD 上市,包括阿普唑仑、劳拉西泮等共 50 多种。BZD 在临床上用途广泛,主要用于治疗焦虑、失眠、癫痫发作等,因其起效快、相对安全而被大量处方。

和所有其他药物一样,BZD 也会存在损害认知功能、潜在的药物成瘾和跌倒等风险。不同多家和地区的专家对使用 BZD 的意见也各不相同。许多患者对服用安眠药是否会影响记忆力尤其关注,讨论如下。

1. 长期使用 BZD 可能影响记忆

普遍的观点认为,长期使用 BZD 可能会损害记忆及认知功能,特别是注意力的集中。一些研究显示使用 BZD 可能会引起顺行性遗忘,机制为药物干扰新记忆材料的形成和巩固,由此可能引起完全的顺行性遗忘。另有研究显示摄入 BZD 后短期记忆不受影响,但长期记忆可能受损,因为事件没有从短期记忆转移到长期记忆,但服用 BZD 之前就存储的记忆内容不受影响。部分短效药物如三唑仑对记忆的影响更大,不过目前已经退市。

正因长期用药可能影响记忆和认知功能,临床常将 BZD 用于失眠、焦虑障碍的急性期治疗。以焦虑障碍为例,推荐同时使用其他具有抗焦虑作用的药物,如 SSRIs 以及 $5-HT_{1A}$ 受体激动剂等药物,待症状缓解后逐步撤掉 BZD 或保持尽量低的药物剂量。

2. 老年人可能更易受影响

不同年龄的人群对药物的反应不同,一项针对 1 389 名 60～70 岁人群的随访研究结果表明,长期使用 BZD 是老年人认知能力下降的危险因素。和年轻人相比,老年人对中枢神经系统抑制作用更为敏感,药物可能会引起老年人共济失调、宿醉感等,又因老年人的药物代谢能力弱于年轻人,从而药物的作用时间更长,因此应避免在老年人中大量、长期使用 BZD。国际上一些主要的医疗和精神病学组织,包括美国老年医学会等,建议老年人不要使用 BZD。一些前瞻性的关于 BZD 暴露与突发认知能力下降风险增加之间关系的研究显示结果存在不一致性,而不同种类的 BZD 对认知功能的影响还需要进一步调查。

同时老年人群更多面临失眠和焦虑的困扰,所以也有比较多的可能性接受 BZD 这些药物,老年人也容易因 BZD 的不良反应遭受损害。故严格把握适应证、低剂量起始、缓慢加量的原则十分重要。

3. 规范用药能趋利避害

为了避免长期使用 BZD 引起的不良反应,在目标症状得到缓解后,可考虑逐步递减至缓慢停药,部分患者能成功地将药物停掉,也有患者停药后出现症状反跳。医生会建议其再服用一段较短的时间后尝试减量。尽量避免增加剂量,在减药的过程中要有信心,可以先尝试减药的幅度小一些,这样就几乎感觉不出明显差别,初期可以把目标定为减少剂量而不是停用,减药的过程可能还是较漫长。

关于 BZD 的使用,还需要和处方医生多做沟通,医生全面评估用药利弊,规范用药。大家也不必谈安定类药物而色变,毕竟已经使用这么多年。如果经正规途径、规范用药仍旧是利大于弊,切忌骤然停药,这点医患都需注意。在症状稳定后适时做些减法,减少药物剂量,能进一步减少药物可能带来的对记忆以及认知功能的影响。万一减停药过程中出现症状反复,也有一些替代的用药方案。

(刘彩萍)

怀孕阶段能否用药

某孕妇小王,既往有精神分裂症病史,经过系统的药物治疗后病情缓解,也顺利结婚。婚前并未向男方讲明此事,婚后服药不便,又担心药物影响胎儿发育,备孕阶段就开始停药。怀孕初期家人照顾有加,平稳度过。但好景不长,孕30周时,其症状复发,兴奋躁动,行为紊乱,产检发现妊娠期高血压,但无法配合治疗。产科医生认为其状态对胎儿不利,且生产阶段可能无法配合,需要尽快控制病情;此时精神科医生也建议用药,但纠结会否影响胎儿,可谓两难。

孩子健康是准妈妈及其家庭的最大心愿,容不得半点马虎。近期在门诊也遇到一些年轻女性,她们不幸罹患精神障碍,咨询药物对胎儿的生长发育有何影响,精神药物用还是不用,怎么用。这是精神科和产科医生共同面对的问题。

这个案例虽比较极端,但如果在妊娠期精神疾病复发,将对母亲和孩子的健康甚至生命安全带来伤害,是否用药、如何用药应考虑如下几点。

一、疾病严重程度和风险评估

重性精神障碍(包括精神分裂症、伴有精神病性症状的抑郁发作以及严重躁狂发作等疾病)患者往往病情严重,具有高自伤、自杀风险,目前主要靠药物长期维持治疗,停药后复发的风险很高。如精神分裂症患者停药后1年复发的风险高达80%。一般而言,复发患者也更难治,且会伴随其他风险。故对高危患者,即便症状缓解也不宜停药,但要尽量降低药物风险。就常见病种而言,如果贸然停药,精神分裂症、双相障碍比单相抑郁症患者具有更高的复发风险。而且,妊娠期特殊的心理和生理过程还可能进一步增加精神疾病的复发风险,如有产前抑郁症的患者产后更易复发,故减药、停药应十分慎重。当然对一些轻微的抑郁或者焦虑体验,在妊娠期药物治疗并非首选,相应的心理干预更为合适。

对计划妊娠的女性,尽早医患沟通协调,讨论是否需要持续用药,将妊娠高风险的药物调整为较为安全的药物,加强产科检查。从药代动力学层面看,妊娠期女性体重和血容量增加会影响药物的分布和疗效,需要更为细致的药物疗效和安全性监测。对产后有计划母乳喂养的女性,也要特别注意药物经乳汁分泌影响新生儿的可能性,新生儿在母体中暴露在药物的影响下,娩出后药物的撤药反应也需加以关注。

二、常用精神药物的风险

常用的精神药物主要包括抗精神病药、抗抑郁药、情绪稳定剂以及镇静催眠药等。抗精神病药又分为传统药物和新型药物(也称非典型抗精神病药物)。本文我们重点讨论重性精神障碍患者妊娠期用药,主要涉及抗精神病药和抗抑郁药物两大类,不管哪一类药物,具有妊娠高风险的精神药物肯定要禁用,这类药物在备孕阶段就要考虑换药或者停用。

应慎用的药物:BZD(俗称安定类,如阿普唑仑、氯硝西泮、劳拉西泮以及安定)、碳酸锂、卡马西平、丙戊酸、帕罗西汀提示孕妇慎用。而艾司唑仑为禁用。上述药物,妊娠期最好不用。如已经使用,应考虑换药。可能有害的药物:这包括除上述药物之外的大部分抗抑郁药和抗精神病药。那么这些药物的风险如何,我们稍微展开一些讨论。

1. 精神药物会致胎儿心脏畸形吗?

早期的研究提示服药会增加胎儿畸形的风险,近期也有研究显示在孕期的前3个月,使用帕罗西汀和舍曲林并未增加胎儿心脏畸形风险。该文也分析了风险增加的可能原因:首先,胎儿心脏畸形和抑郁症本身及其生活方式相关,如双相障碍或抑郁症患者更多伴吸烟、酒精和物质滥用,而孕期营养不良、肥胖、糖尿病、高血压等慢性病也更为常见,显然这些因素也不利于胎儿发育;其次,额外的医学暴露,如更频繁的超声、羊水穿刺和胎儿超声心动图检查也会增高风险;另外,正因为担心(畸形),孕妇接受更细致的临床检查,更容易发现畸形。如果不仔细分析,认为畸形就是药物所致,显得武断。当然,作者也认为本研究未纳入流产、死胎以及终止妊娠的数据,对结果的解释还需慎重,用药应该权衡利弊。依据目前研究显示,妊娠早期使用非典型抗精神病药并不明显增加心脏畸形风险。

妊娠期使用锂盐增加胎儿三尖瓣下移畸形(Ebstein 畸形)①的风险,研究数据显示绝锂盐相关 Ebstein 畸形的绝对风险是很低的,发病率为 0.6%,相对非暴露组为 0.16%。同时只有严重的畸形才需要手术治疗,较轻的病例只需观察

---

① 三尖瓣下移畸形是一种罕见的先天性心脏畸形。1866 年 Ebstein 首先报道一例,故亦称为 Ebstein 畸形、埃勃斯坦畸形。

血流动力学指标即可。

2020 年 *JAMA Psychiatry* 发表的一篇研究提示,SSRIs 有增高先天性心脏病风险,校正的风险比 aOR＝2.56(95％CI,1.0～5.93),SSRIs 与非先心缺陷相关,如西酞普兰引起膈疝的 aOR＝5.11(95％CI,1.29～20.24),文拉法辛增高多种出生缺陷的风险,如先天无脑畸形和颅脊柱裂 aOR＝9.14(95％CI,1.91～43.83)。应引起重视。近年的研究也提示不同种类的 SSRIs 药物导致新生儿畸形的风险不同,也印证了 SSRIs 只是作用机制相似的一类药物,从不良反应角度来看各有特点的临床判断。

妊娠的时段和用药风险关系密切。胎儿的大部分器官,如心脏发育是在孕 3～8 周的时段。即便某种药物有影响心脏发育的潜在风险,但在妊娠末 3 个月,患者不必过于担心药物导致胎儿心脏畸形。

2. 妊娠期抗抑郁药使用与低体重和早产

总体上看,SSRI 类抗抑郁药物对新生儿 12 个月内的身高、体重、头围发育没有显著性影响,对新生儿心理与运动长期发育也没有显著影响。抗抑郁药与早产(preterm birth, PTB)相关的低体重(low birth weight, LBW)主要为孕周不足所致,并不意味着胎儿发育的明显落后。根据研究数据,妊娠期使用抗抑郁药使 LBW 的风险增加约 1.4 倍,PTB 的风险增加 1.7 倍,可见风险增高。分析发现这与抗抑郁药使用的时间/剂量正相关,与药物种类无关。当然,抑郁症本身就与 LBW 及 PTB 相关,只是目前无可靠的研究确定这个风险增高疾病和相应药物各该负多少的责任,故解释这个危险度时应加以考虑。

3. 妊娠后期使用 SSRIs 与新生儿持续性肺动脉高压

药物监管部门已经注意到新生儿肺动脉高压(persistent pulmonary hypertension of the newborn, PPHN)这个问题,目前数据显示暴露于 SSRIs 的 PPHN 发病率约为 5‰,总体风险很低,因减少抗抑郁药易导致抑郁复发,这在孕期、产后也会带来麻烦,故在妊娠后期是否停用原抗抑郁药值得进一步研究。经评估风险相对较低的患者妊娠后期可考虑停药,分娩后及时恢复原药物及剂量,并避免母乳喂养。

综上,尽管新型精神药物直接致畸、低体重和早产、新生儿肺动脉高压的风险均低,仍应重视。抑郁症本身及其一般健康状况和生活方式对胎儿的发育不利,高风险的重性精神障碍患者妊娠期不宜停药,应到专业的医生处就诊,进一步评估药物治疗的效益/风险。

(李冠军)

爱 恨 氯 氮 平

就疗效看,氯氮平简直就是"神一般的存在"。在新药层出不穷的当代,它仍是难治性精神分裂症(treatment resistant schizophrenia, TRS)的首选。1988年 John Kane 教授发表的氯氮平治疗难治性精神分裂症的研究,至今有6 000余次的引用,奠定了氯氮平难以撼动的地位。氯氮平的优势在于阴性症状疗效佳,自杀风险低,迟发性运动障碍(tardive dyskinesia, TD)风险低,可改善认知和社会功能,提高生活质量以及降低复发率,也推荐用于有严重自杀风险的精神分裂症或分裂情感障碍患者的治疗。氯氮平也是引起锥体外系症状(extra pyramidal symptoms, EPS)最少的抗精神病药,一度也是帕金森病相关精神病①的首选治疗手段。

但在安全性方面,氯氮平是最易导致患者肥胖、糖脂代谢异常的非典型药物。氯氮平说明书的黑框警告包括粒细胞缺乏症和癫痫发作,使用时需要注意有无癫痫病史或易患癫痫病的因素,风险与剂量有关;氯氮平导致致命性心肌炎和心肌病时,应中止并进行心脏评估;在用药过程中可能发生体位性低血压、心动过缓、晕厥和心脏骤停以及痴呆相关精神病,导致患者死亡率增加。近期有研究也对氯氮平导致严重便秘和肠梗阻的风险提出警示。

记得20多年前,医院出于安全性考量,参照二线用药的要求严格限制氯氮平的使用,还组织了相关讨论。当时,有位主任就拿出数据,说其实在当时医院住院精神分裂症患者中,氯氮平的使用率高达45%,正所谓存在就有其道理,那时还没有后来的多种非典型药物可用。也有数次死亡病例的全院讨论,怀疑和氯氮平使用相关,现在想想,虽不能完全排除氯氮平所致的可能,部分死亡案例可能也是因为氯氮平使用率高,但当中也有背锅的成分在。

目前氯氮平的使用率大大降低,有研究认为部分适合氯氮平治疗的难治性案例,未用或使用时间有明显的滞后。而目前,仅有25%的难治性精神分裂症TRS患者接受氯氮平治疗。有专家指出对 TRS 患者来说,氯氮平的使用有明显延迟。所以,建议对使用一种强效的非典型药物治疗无效的患者,预测很可能

---

① 欧洲 EMA 推荐使用小剂量(25 mg/d)氯氮平。也有较早相关指南的推荐,近年指南有所修改。详见氯氮平与帕金森病相关精神病章节。

成为 TRS 的患者,就可以积极考虑使用氯氮平,以提高疗效,避免患者真正进展为 TRS。显然,此时是预判患者的治疗困难,尚未达 TRS 的诊断标准。近期也有一些文献报道,氯氮平联合阿立哌唑治疗,有助于降低患者的复发风险和再住院率,可供临床参考。

其实,氯氮平上市后,在中国使用的经验还是比较多的,早年国内也和美国的医院合作做过氯氮平与氯丙嗪的对照研究,但它却仍是让精神科医生爱恨交加。

(李冠军)

氯氮平与中性粒细胞缺乏

氯氮平导致中性粒细胞缺乏,尽管发生率仅有 0.7%,相关的死亡率 0.013%。开始用药后 1 个月风险最高。用药 1 年后,风险几乎可以忽略不计。荟萃分析显示,与其他药物相比,中性粒细胞缺乏发生的风险比为 1.45。就数字来看,这个概率也很低,但如若发生,就一定是很严重的后果。在严格定期复查血常规后,氯氮平引起中性粒细胞缺乏导致严重后果已经罕见,以前我就碰到过。

案例 1:老年患者死于氯氮平导致的中性粒细胞缺乏。那应该是 1998 年初,由于一些特殊的原因,很清晰地记得这个案例。具体病史就简略了,印象患者是一位 60 来岁的女性,因兴奋、躁动、猜疑被害表现住院,被诊断为精神分裂症,使用氯氮平治疗,剂量并不大。那时已经强调使用氯氮平时要定期查血,等发现患者异常时,查血发现中性粒细胞计数很低,随后紧急停药,拟采用集落刺激因子治疗。记得当时采用的两种药物商品名是惠尔血和生白能,那时就要几百元一支,是自费药物,而且重症患者每天需要 3 支,同时还需要使用广谱抗生素,这是一笔相当昂贵的费用。当时这位老患者丈夫已过世,有位养子,限于经济条件就放弃了积极治疗。

案例 2:这个案例是在那以后不久。这是位年轻患者,从外地来沪住院治疗。同样也是使用氯氮平导致中性粒细胞缺乏,继发肺炎。我在值班时,陪同呼吸科某知名教授会诊,他也是我们大学期间的授课老师。天黑后,他在一天的繁忙工作后来会诊了。看到这个病例后,他私下指出,这个患者使用氯氮平却没有按操作规范定期查血,可谓一针见血。随后,指导我们调整补液,特别强调肺炎和粒细胞缺乏的治疗要点,大意是气道湿化有助于排痰,同时补液量要有所控制,说这样身体干一点,有助于控制肺部渗出。为了尽快将白细胞水平升至安全线之上,需要使用白细胞集落刺激因子,商品名是惠尔血。他还建议我们可以按用药说明书推荐仍维持 75μg tid 的医嘱,但要将 3 支惠尔血集中一次注射,这样才能达到更佳的升白作用。经过他的指导,升级了抗菌药物,结合升白药物,患者也年轻,得到救治。

据说后来产生了约 5 万元的巨额医疗费用,这是什么概念呢,那是 21 世纪初,如果以当时和现在的房价测算,那笔医药费相当于现在的百万元之巨,这个成本和教训是深刻的。

药典临床用药须知要求使用氯氮平前白细胞分类计数正常;用药后的 18 周内,每周复查一次;之后改为每 2 周复查一次,1 年以后每月复查一次;如白细胞低于 3.0×10^9/L 或中性粒细胞低于 1.5×10^9/L 应终止治疗,每周至少复查一次。从那之后,我重视了定期复查血白细胞,加上后来其他非典型药物上市后,氯氮平的使用比例也有明显下降。近年,氯氮平导致如此严重中性粒细胞缺乏的案例就很少看到了。

2021 年 3 月初写这段内容时,在朋友圈里看到就在 2 天前,当时会诊并指导我们抢救的这位呼吸科教授因病去世,他曾给我们上过大课和实习教学查房,专业造诣不俗。

(李冠军)

可怕的氯氮平撤药综合征

有一种说法:“一时氯氮平,一世氯氮平。”这反映了真切的临床现象,一是氯氮平难以替代,如果按严格的用药分级用上了氯氮平,基本意味着其他药物无效,显然就很难再换药。也有一些患者即便不是上述原因用上了氯氮平,受制于氯氮平药理作用特征,使用一段时间后也很难停药或者换药。

这个规律其实很多医生都知道,除使用奥氮平逐渐替代以外,尽量少去尝试换药。氯氮平快速停用,有时纯属迫不得已。比如,患者已经出现严重中性粒细胞下降,面临感染和生命危险,此时两害取其轻,只能冒险停药。还有就是患者面临严重躯体疾病,不得已停用氯氮平。此时,停药最好不要动作过猛,保留一些低剂量氯氮平维持更为安全。

案例1:病例为老年女性,她享受离休待遇,患精神分裂症多年,有糖尿病病史。抗精神病药物一直服用氯氮平,随着年龄增大,剂量有所减少,维持在约175 mg/d,病情尚稳定。后来碰到了棘手问题,先是病情有轻微反复,保护卧床时出现压疮,后因感染导致血糖异常。送我院住院时患者病情不稳定,意识欠清,快捷血糖达到"High",咳嗽、咳痰,感染指标也高,呼吸急促,尿量少。心率较快,84次/分,血压110/65 mmHg,左肺上段湿啰音,足跟、髂脊压疮,尾骶部很深的一个压疮,周围组织灰白色,渗出物。此时感染、糖尿病都很棘手。考虑到患者的躯体情况,氯氮平可能加剧血糖波动和咽喉部定植菌吸入。带组医生停用氯氮平,展开抢救。

扩容、升级抗生素、静脉使用胰岛素……内科治疗暂且不表。停用氯氮平后的第3天,患者出现意识模糊,大汗淋漓,心率加快,血压不稳,四肢肌张力高,下肢尤为明显,跖屈位强直,腱反射亢进,双侧巴宾斯基征阳性。此时,神经、精神科问题和躯体疾病叠加。后主任查房,考虑患者的神经系统表现和氯氮平的撤药有关,建议增加小剂量25 mg使用。尽管如此,随后大约用了1个月的时间,病情才逐渐稳定。

这位患者后来在病房里断续住了十几年,有几件事印象很深刻。她有过多次肺炎,而且均在左肺上段,相同部位感染曾考虑有肺部占位或气道异物,也没能查出来。随后几年,她即便有感染等情况,家属还是非常信任我们的内科水平,不愿转院,还别说,倒也都化险为夷。这位患者后来躯体情况稳定时,还可在病房里走走,只是她走起来总是踮着脚尖,动作不协调,应该还是遗留一些肌张力的问题。还有,就是她尾骶部那个很深的压疮,多年来一直换药却没完全愈合,所以,查房时经常碰到护士换药,一个镊子伸进去好长,对久疏战阵的精神科医生来说,多少有点惊悚。

在这个患者的救治过程中,已经考虑到氯氮平的代谢不良反应,却没预计到严重的撤药反应。这样的案例在其他病例讨论时也有遇到,患者的表现类似于NMS。相较其他药物,氯氮平的撤药反应更多见,也较为严重。

案例2:刚工作时,也遇到过类似的撤药案例。这位患者因糖尿病至外院住院检查,出院后没几天再度住院。忘记了是依从性还是其他原因导致他氯氮平的使用大幅度减量,这次问题更大了。患者出现严重的自杀行为,割腕导致左手腕伤及韧带,更令人费解的是,他仍然能用严重受伤的左手持刀,把右手腕也割了很深的伤口,真不知他是如何做到的!对一位稳定的精神分裂症患者,短时复发并导致严重后果,除环境改变的原因外,应与氯氮平的快速减量有关,毕竟氯氮平对严重消极自杀的精神分裂症和分裂情感性障碍患者均有较好疗效。

氯氮平作为一种多受体药物，撤药反应常见的有失眠、坐立不安、进食差、震颤、肌张力增高、原有的精神症状加重等表现。临床工作中药物骤停，出现严重撤药反应，表现为类似 NMS 者也可见到。

（李冠军）

氯氮平相关猝死

氯氮平相关心肌炎发生率约为 0.7%，相关死亡大约为 4/10 000；心肌病的风险也相似，但这可能受糖尿病、吸烟和高血压病的影响，显然不能因为患者服用氯氮平死亡了，就判定和氯氮平直接相关，实际的情况可能更复杂。

从上述发生率看，真正因氯氮平引起心肌病、心肌炎导致死亡的临床案例并不多。正如前文所述，20 多年前，氯氮平使用率约占所有抗精神病药的一半，部分治疗疑难的患者甚至会使用"双氯"（氯丙嗪、氯氮平）联合治疗。因为使用广泛，所以突然死亡的患者肯定也有相当比例使用氯氮平。如果死因不明，有时不免硬和氯氮平扯上关系。当然，有的案例经分析，氯氮平确实难以脱得了干系。有几个案例印象比较深。

案例 1：使用氯氮平导致患者癫痫发作，因呕吐物窒息导致死亡案例。这个案例发生在我还是住院医生的阶段，是在其他男病房的案例。一位精神分裂症患者，平时服用氯氮平治疗，病情尚稳定。某天清晨发现患者突然死亡，死亡前也未发现有什么明显异常。还好，这个患者后来进行了尸解，根据病理检查发现气道内大量的胃内容物，临床讨论判断为药物诱发癫痫发作，呕吐物吸入导致的窒息。

氯氮平是最易导致药源性癫痫的药物之一。目前氯氮平是唯一因癫痫风险而被 FDA 黑框警告的抗精神病药。有报告指出使用氯氮平治疗 3.8 年间，癫痫发作的累积风险为 10%。使用高剂量，诱发癫痫的可能性更大。

案例 2：这是一例既往患鼻咽癌，使用氯氮平治疗后死亡的案例，是在我晋升主治医师不久后碰到的，教训深刻。之后，我被医务科安排到某院急诊进修去了，是真需要提高内科和急救水平，也需要反思这个案例处理中的教训。

那时，我刚接手主治工作不久，其实还在逐渐熟悉那组患者。某天下班，一位住院患者低热，当时也无明显气促、咳嗽等呼吸道症状，看他整体状态挺好，并未见特别异常,就先查血常规,嘱咐如果白细胞增高,就请值班医生临时使用抗菌药物,次日再行 X 线片等检查。完全没想到。第二天凌晨,患者死亡。当晚发生了什么?

傍晚时,化验结果显示白细胞增高,提示感染,给予第一代头孢菌素静脉滴注治疗。夜班交班时,护士发现患者烦躁、呼吸急促,状态看着很不好,请值班医生来看,三次传呼值班医生均未到场。凌晨 3 时许,患者呼吸、心跳停止。然后呢,纠纷产生了,需要很多的善后工作。

讨论时专家们指出:①这个患者属于猝死,因患者数年前有鼻咽癌和化疗病史,不应该使用氯氮平;②心电图异常没有及时记录和随访;③当晚病房医生不应离开,要保证患者的抢救。

患者死亡,一定是有严重的躯体疾病,心肌梗死、肺栓塞都需要考虑,或许还有其他潜在病因。盯着 T 波改变、药物和既往鼻咽癌的病史,私下觉得有些偏。当时自己还年轻,不由争辩了几句,大意是这个患者死亡前其实有明显的疾病过程,具体死因不明;有前期其他抗精神药无效的治疗经过,氯氮平的使用也并无大的问题,350 mg 的剂量也说不上很高,也已经使用数月,数年前的鼻咽癌病史和用药与死亡结局都看不出有什么必然联系。但也承认常规心电图随访漏了,他前一次心电图提示有 T 波改变,且不管这个有无临床意义,都应及时随访。对患者的躯体状况评估不及时,对可能的疾病进展缺乏预判,没及时介入抢救过程,这些都是存在的问题。

最后,追究值班不到场医生的责任,这对他的职业生涯也是毁灭性的,其后他离职。医务科给予病房处罚,扣款 1 500 元,这还是挺大的一笔数字。

【延伸阅读】

1. 猝死

指常因心律失常或心肌梗死或其他一些病因,如肺栓塞、卒中、主动脉瘤破裂或主动脉夹层导致的难以预料的突然死亡。

2. 氯氮平相关心肌炎

2015 年,有学者报道开始使用氯氮平的 4 周内,心肌炎的发病率约为 3%,这明显高于其他地区不足 0.1% 的常规估计。对相关的氯氮平研究及病例报道进行系统综述后,研究人员同样发现,患者症状的早期临床表现与心肌炎一致。

氯氮平所致心肌炎可能也属于超敏反应,通常发生于治疗的第 3 周,表现为发热伴 C 反应蛋白(C-reactive protein, CRP)中等升高,患者还可能表现出呼吸道、胃肠道及泌尿道感染的征象。若继续使用氯氮平,3～5 天内 CRP 将进一步升高,并出现肌钙蛋白升高,或在超声心动图下查及左心室功能受损。使用氯氮平的患者往往还存在诸多高危因素,包括生活方式不健康(如高热量饮食、活动较少、吸烟和肥胖等),加之精神疾病患者的躯体病治疗常常"不及格",上述因素均可导致临床状况的复杂化,将患者置于危险境地。

主要研究者指出他们意识到心肌炎容易被忽视,在发现的 10 起相关致命病例中,直到尸检时才发现并确定死者患心肌炎。他们认为可能导致澳大利亚地区氯氮平较高的药物不良反应发生率的原因包括:遗传和(或)环境因素易感性;氯氮平使用差异,特别是与患者的年龄及剂量滴定相关,并指出初始使用氯氮平时,需在基线及以后每周测验患者的肌钙蛋白及 CRP 直至治疗第 28 天,以监测心肌炎。如果怀疑心肌炎,基线及后期的超声心动图检查有助于诊断及严重度评估。而氯氮平治疗早期的不良表现,包括发热及呼吸系统症状较常见,白细胞增高也可见到,在鉴别诊断时或可考虑心肌炎。

(李冠军)

氯氮平"中毒"

目前,指南强烈推荐氯氮平用于由有严重自杀风险的精神分裂症或分裂情感障碍患者的治疗,认为氯氮平可以明显降低自杀风险。尽管如此,临床上以前也能看到过量服用氯氮平自杀的案例,可能都是吞服几十片甚至更多剂量,却少见死亡病例。如果认为正常剂量下氯氮平血药浓度较高就属于中毒,有些主观了。

这个病例发生在闵行院区,并非我亲历,只是讨论时有耳闻。具体细节不多说了,其实情节也较为俗套,患者长期使用氯氮平,剂量比较高,平时也检测血药浓度,但后来患者因不明原因死亡,引起纠纷。之前的血药浓度超过 600 ng/ml,据说鉴定专家参照法医学标准,认为血药浓度过高,判定是中毒致死。我认为这就缺乏充分依据了,也不难反驳。当时,临床上这个血药浓度还是能见到的,400~500 ng/ml 就更常见了。那些患者每天好好的,那么这个案例怎么就死亡了? 还有,如果收集过量服用氯氮平抢救的患者血药浓度值,应该也会远高于 600 ng/ml,那也能抢救成功。可见即便有药物的原因,躯体状况还是最主要的。

只是,这么高的血药浓度又有何必要。多数药物在一定的量效曲线范围,药物浓度和疗效正相关甚至有线性相关的规律,但超出一个范围,剂量或者血药浓度过高,并不会带来疗效的进一步提高,耐受性和安全性问题反而凸显了。

有关血药浓度监测,使用氯氮平滴定的目标剂量是 300 mg/d,当剂量达到 200 mg/d 时应进行血药浓度监测,而血药浓度还会受吸烟和合并用药影响。缓慢滴定和血药浓度监测对女性、亚裔和非吸烟患者尤其重要,应从 150 mg/d 开始监测,目标血药浓度为 350 ng/ml。在精神科,治疗药物监测(TDM)对指导用药还是非常有价值的。

(李冠军)

氯氮平与糖尿病慢性并发症

非典型抗精神病药与体重增加、脂代谢异常和糖尿病的关联已经比较明确。其实在 2004 年前后,代谢方面的不良反应就逐渐被重视,记得那几年,有指南指出患者使用药物治疗后,如果比基础(理想)体重增加 7%,就要认真考虑换药了。当时专家解读 CATIE 研究时,也讨论过对换药不方便的患者是否尽早增加糖尿病治疗药物。目前,加强用药前评估,用药过程中定期体重、腰围测量,血脂类、糖代谢相应指标监测,改变生活方式,注意热量摄入管理,必要时使用调脂或糖尿病药物也已经成为临床标准操作。近几年指南也比较明确,精神分裂症或者双相障碍患者的治疗,强调选择药物时需要注意代谢方面的不良反应,代谢不良反应高的药物应作为二线或次选。

其实,临床上依然碰到比较多的用药后代谢异常的案例。今天讲述的一例我印象非常深刻,使用氯氮平诱发糖尿病,未及时发现并规范治疗导致失明的患者。那是十余年前,一位慢性的患者由家属搀扶来到诊室,行走不稳。他的精神分裂症诊断明确,在某区级精神卫生中心长期接受氯氮平治疗。其实那个时代,有蛮大比例的慢性患者使用氯氮平。交流过程中这位患者全无眼神交流,一问家属才得知他已经失明,原因是糖尿病比较严重,导致视网膜病变,直到视力几乎完全丧失,带到眼科去看说也没什么好办法了。另外也有下肢神经病变,医生明确这都是糖尿病的慢性并发症。他患精神疾病,病程比较慢性,叠加严重糖尿病、失明、行走不稳,他很可能有潜在的冠心病或脑血管病的风险,其生活质量很差,家人也需付出很大的精力照料。

长期使用氯氮平导致糖尿病基本也是明确的,只是疑惑在上海总体还不错的医疗条件下,怎么会糖尿病如此严重却不治疗,出现那么明显的慢性并发症? 也不能多说什么,而且这个时候即便调整用药,已经存在的损害也很难有改善。我问他们,用氯氮平这么久,处方医生就没提醒需要监测血脂和血糖吗,其实这些都是常规操作了。家属说医生没提醒过,而且平时患者都在家宅着不怎么出门,他自己也没什么不适,都是代配药。现在,应该不会碰到这样的案例了。

(李冠军)

氯氮平与帕金森相关精神病

帕金森病(Parkinson's disease, PD)在运动障碍前期常有明显的抑郁或焦虑体验,其他的如快速眼动期睡眠障碍(RBD)也比较常见,同时伴发幻觉、妄想,尤其是使用多巴胺受体激动剂时精神病性症状出现的机会更高。如果症状严重,降低帕金森治疗药物的剂量仍无法获得改善,就需要使用抗精神病药,抗精神病药都有不同程度的 D_2 受体阻断作用,显然会加剧帕金森病患者的运动症状,也就是说运动障碍和精神症状的治疗药物其机制方面就有相互拮抗的,治疗比较棘手。

精神科医生接诊时,如果精神症状比较严重,可以建议患者在神经内科医生的指导下,尝试降低帕金森病药物剂量,尤其是受体激动剂。当然这时可能牺牲一些运动症状的疗效,与精神症状的控制达成一种平衡,如果精神症状有所减轻,可尽量不用抗精神病药,即便用,药物剂量的剂量也尽量低。神经科医生一度比较喜欢使用小剂量氯氮平,这也得到相关指南的推荐。氯氮平的确是一种锥体外系反应最轻的抗精神病药。只是,使用氯氮平需要注意安全性,前文所述的常见不良反应,尤其是严重不良反应需警惕,可能会加剧帕金森病患者的流涎和便秘,较强的抗胆碱能作用也导致老年患者意识模糊。近些年,得益于具有较弱的 D_2 受体活性和快速解离的特点,喹硫平的锥体外系反应较轻,药物剂型多,调增剂量方便,也成为常用的药物之一。总体而言,其安全性要优于氯氮平,当然疗效也弱一些。

2016 年 4 月,美国 FDA 批准皮莫范色林(pimavanserin)片上市,这是首款获批用于治疗帕金森病相关幻觉和妄想的药物。其有效性在 199 名受试者参与的周期为 6 周的临床试验得到体现。皮莫范色林在降低幻觉和妄想频次和(或)

严重性方面优于安慰剂,同时帕金森病的主要运动症状没有恶化。与其他非典型抗精神病药物一样,皮莫范色林带有一项黑框警告,以提示医疗保健专业人员使用这些药物治疗年老的痴呆相关精神病患者时会增加相关死亡风险。这类药物中没有获批治疗痴呆相关精神病患者的药物。

【延伸阅读】2017 年英国 NICE 帕金森病诊治指南(精神科相关)

1. 精神症状(幻觉和妄想)

(1) 在患者常规就诊时,医生需要询问患者或其家属是否出现了幻觉或妄想,尤其是视幻觉。

(2) 对伴有幻觉或妄想的患者进行详细评估,如有其他导致这些症状的疾病,进行相应的治疗。

(3) 如患者及其家属能耐受/接受幻觉症状,则不需要治疗。

(4) 减少可能导致幻觉和妄想的药物剂量。

(5) 对于不伴有认知障碍的患者可考虑喹硫平治疗。

(6) 如果上述治疗无效,可考虑给予氯氮平治疗幻觉和妄想。

(7) 需要注意,在 PD 患者中,喹硫平和氯氮平的剂量要比其他疾病使用时要低。

(8) 不能使用奥氮平;注意吩噻嗪和丁苯酰类药物可能会加重 PD 的运动症状。

2. 痴呆

(1) 轻中度 PD 痴呆患者可给予胆碱酯酶抑制剂(ChEI)。

(2) 重度 PD 痴呆患者可考虑 ChEI 治疗,如果患者不能耐受 ChEI 或使用有禁忌,可考虑给予美金刚治疗。

3. 冲动控制障碍(impulse control disorder, ICD)[①]

(1) 指南明确指出了增加 ICD 发生风险的相关因素,包括:多巴胺受体激动剂(dopamine agonist, DA)治疗,既往有冲动行为的患者和既往酗酒或抽烟者。

(2) 如果有发生令患者困扰的 ICD 发生风险时,需要考虑 DA 减量或停用。

(3) 在调整治疗方案时,首先调整 DA,再逐渐调整其他多巴胺能治疗药物。

(4) 药物调整无效时,可考虑认知行为治疗。

(李冠军)

[①] 拟多巴胺类药物相关冲动控制障碍(ICDs)主要包括病理性赌博(PG)、强迫性购物、强迫性性行为和暴食症、囤积行为、偷窃狂和冲动性吸烟等。预防至关重要,一旦病情进展将很难控制。

重视药物推荐剂量

超适应证、超剂量用药临床上还是能经常看到，尤其是经验丰富的医生，他们的有些治疗方案，剂量大到令人咋舌，合并用药也费解。这里就不列举具体病例了，实在是看着就有些吓人，可是有的患者真治好了，这就是所谓"艺高人胆大"吧，只能理解这是非常态的操作，但也有着巨大的安全性隐患。

临床工作还是要按规范来，说明书的适应证、推荐的用药方法、剂量都是最具法律效力的资料。当然，一个药物治疗剂量的设定有很多安全性的考虑，对特殊人群、难治性病例的需求显得有些保守。只是，你要突破这个剂量范围，就要有充分的理由，要知情同意，同时注意安全性和疗效的评估。如果你的年资不高，缺乏经验，也还是算了吧。

有时，我们只是无意间忽略了药物的推荐起始剂量。大家可能要说，这个有问题吗？还真有。这个案例也是十几年前了。一位老年患者因睡眠障碍就诊后，晚上回家吃了药，睡眠真好了。可第二天早上家人怎么也叫不醒她，总感觉有些异样，呼吸也沉重，没见过这样的，会不会有其他问题？家属打来电话，辗转接到总值班这里，简单讲了情况，听上去也不大对，医生建议他们赶快送大医院急诊，结果去了一查，大面积脑梗死。虽经积极抢救，老人还是撒手人寰。

看到这里，可能有疑问，脑梗和睡眠药有什么关系？是啊，当时医生处方的佐匹克隆，看着和脑梗死并无关联。可是，患者家属并不这么想。关键点还在于医生的处方药物起始量有误，说明书上明确写着老年人应该 3.75 mg 半片起始，医生开的是 7.5 mg qn。更为离奇的是，发药时药剂师在药盒上写的服药方法是 15 mg qn，患者也没注意说明书，直接吃了 2 片。家属认为医生开错药、医院发错药，这个时候就算依据文献说"佐匹克隆即便服用 2 片也是安全的，和脑梗死并无因果关系"，谁又会信你。随后纠纷走上司法途径，具体判罚这里就不说了。后来，药剂师和当事医生都受到处理，医生仔细看看说明书，应不至于啊。这位医生尤其可惜，学历、能力俱佳，具有神经内科背景，其后又受累于其他小事情，离开医院，实属科室损失。有时临床上所有带来严重后果的事例，可能就是一系列看似微不足道的失误积累导致的。

还是规范用药吧。参考推荐起始剂量，老年人就适当减量。疗效不佳，大不了再增加剂量。对于一些难治性患者，也别过于自信，超适应证、超剂量用药意味着更大的风险,如何管控值得思考。否则,当遇到麻烦时,恐悔之晚矣。正如使用美金刚这样的药物,说明书推荐5 mg起始,一周后加到10 mg。其实直接使用10 mg,不良反应也未必明显,只是真应考虑下,这样违反说明书用药价值何在? 加量快,显然对AD这种慢性进展性疾病的症状改善无益,万一出现病情变化、抽搐发作、跌倒或像上述结局的那种案例,麻烦可就大了。

正所谓艺高人才胆大,也别忘记了另一句:常在河边走,哪能不湿鞋。

(李冠军)

可能也是药物"背锅"

有几年原研的阿戈美拉汀推广的力度还比较大,其主要作用机制是褪黑素(melatonin, MT)MT1/MT2受体激动作用和5 - HT$_{2c}$拮抗作用,对单胺摄取基本无影响,机制比较独特。依据2018年《柳叶刀》杂志那篇非常著名的21种抗抑郁药物荟萃分析的文献,阿戈美拉汀的疗效和可接受度都不错的。今天,我们不具体讨论其疗效。谈一下阿戈美拉汀导致肝功能损害的话题。

这是某个门诊患者纠纷案例,大致情况如下:患者确诊抑郁症,接诊医生建议他服用阿戈美拉汀治疗,25 mg qn起始,在很短的时间内加到50 mg。在用药之前、加量时均未查肝功能。后因出现胃口差、黄疸等异常至传染科就诊,发现肝功能明显异常,肝酶和胆红素均增高,考虑药源性肝功能损害。患方查阅说明书,很快就注意到其中有关检查和随访肝功能的要求,显然医生在临床治疗过程中并未规范操作,吵到医院来。这件事,后来医生和医院也认了。事情解决了以后,就举行了一个小范围的病例讨论会,对案例进行简单分析,并复习了阿戈美拉汀引起肝损的相关文献。细节不多说了,但在那天讨论过程中翻阅患者在传染科的病史,发现他的化验单提示戊型肝炎病毒标志物阳性,不知为何在前期的沟通工作中没发现这个。这样,阿戈美拉汀可能就不是肝功能损害的唯一原因了。有无药物背锅的可能?

阿戈美拉汀说明书数年前曾有修改,更加重视对肝功能的检查和随访。首先,说明书明确注明乙肝病毒携带者/患者、丙肝病毒携带者/患者及肝功能损害患者禁用。要求用药前、用药后3周以及剂量调整时均需要监测肝功能,这对门诊患者来说是有些不方便,但还是应该按规范操作。文献提示阿戈美拉汀25 mg、50 mg、安慰剂组转氨酶升高大于3倍的发生率分别为1.04%、1.39%、

0.72%,肝功能损害具有剂量相关性,转氨酶升高通常见于无症状的患者,停药后可逆转。看似发生率并不高,但个别患者可出现严重肝损害,包括肝炎和转氨酶升高大于 10 倍,或者胆红素指标明显异常,应引起重视,避免出现肝功能损害。

(李冠军)

稳定情绪的碳酸锂

学过高中化学的应该对金属钠还有些印象,这种活跃的金属容易氧化,平时存放在煤油中,避免接触空气。钠金属也比较软,切下一小块,放在水里,会浮在水面,产生剧烈的化学反应生成氢氧化钠和氢气。金属锂和钠一样,也是一种很活跃的金属,现在比较熟悉的就是用于造锂电池。我们今天想讲的是碳酸锂,化学结构一变就比较稳定。碳酸锂很神奇,其结构简单,准确的作用机制尚未完全阐明,但作为常用的心境稳定剂,主要用于双相障碍躁狂发作的急性期和维持期治疗,对多次复发的抑郁症患者也有效,也能用于分裂情感障碍的治疗。

曾经认为锂盐还有预防痴呆的作用。有文献指出,饮用水富含锂盐可能有一定预防 AD 的作用。甚至有一段时间,碳酸锂也成为 AD 治疗药物开发产品线中的一员,机制上可以抑制糖原合成激酶(glycogen synthase kinase, GSK) GSK - 3 失调诱导的 tau 蛋白(microtubule-associated protein tau)过度磷酸化,目前为止,并未看到进一步的研究推进。以前临床上也会使用小剂量碳酸锂作为升白细胞的治疗,其准确机制不明,目前较少使用。

曾听某位前辈讲过他们当时参照国外文献,购买纯碳酸锂尝试治疗躁狂症。当时也没有血药浓度监测,根据临床效应进行剂量探索也是挺难的,安全性也看把控。甚至在刚工作那些年,还听说有医生对急性期躁狂患者采用碳酸锂冲击治疗,疗效好的估计也有,但也有死亡的案例。碳酸锂治疗窗较窄,血药浓度会受饮食含钠盐的影响,少数病例会出现甲状腺功能减退,医生总感觉不是太好用,目前碳酸锂使用率并不高。就门诊病例来看,也常见剂量和血药浓度偏低,这可能也影响其疗效,使得医生对它更缺乏信心。记得,有次会议讨论难治性抑郁症(treatment-refractory depression, TRD)的治疗时提到碳酸锂,原意只是分享碳酸锂作为非老年患者 TRD 增效的文献。在座的专家可能怕有误导,就指出老年患者要慎用碳酸锂。其实,他本意应该是不用为妥。确实,碳酸锂用于老年病人的耐受性和安全性数据不足,很难把控。

碳酸锂的用法也比较关键,它的半衰期在 20～24 小时,如果不是考虑峰谷浓度差的问题,可以 1 天 1 次给药。正因治疗窗窄,药物达峰时会带来更为严重的不良反应,所以普通制剂建议分 2～3 次服用。为达到更为平稳的血药浓度,目前也有缓释剂型,如果技术到位,血药浓度会更稳定,不良反应应能大幅度改善。饭后服用,可以减少胃肠道反应。

血药浓度监测可用于评估服药依从性,指导药物剂量调整,避免药物中毒风险。神经精神药理学与药物精神病学协会(AGNP)指南推荐维持期治疗浓度为 0.5～0.8 mmol/L,急性治疗浓度范围为 0.5～1.2 mmol/L,超过可能出现的中毒症状,早期表现为粗大震颤、恶心、呕吐、腹泻。血锂浓度＞2.5 mmol/L 可出现抽搐、昏迷、心律失常等,达 3.5 mmol/L 可致死。

(李冠军)

"活久见"的锂盐中毒

长假估计人人喜欢,医院长假连续的值班状态却也留有隐患。下面就讲一下 2020 年国庆长假中的一个案例。

10 月 7 日到医院巡查病房,听值班医生说前一晚收住一位患者躯体情况不好,意识不大清楚,还有明显的电解质紊乱,希望交好班一起去看看患者的躯体情况。患者女性,64 岁,因兴奋、吵闹、行为紊乱加剧 2 周余,总病程 30 多年住院。当时被保护在床,补液治疗中,精神状态较萎,意识欠清,呼之能应,口齿略显含糊,能简单对答,但时间定向较差,精神检查欠配合,无法深入交流,否认在外有吵闹等异常表现,自知力无。生命体征平稳,皮肤无明显水肿,心肺听诊也无特别发现。

有时候,如果觉得患者的病情不重,强调一下治疗原则也就请主治医生主导进一步处理了。但是注意到这个患者存在低血钠,初步考虑其意识状态与电解质紊乱(低钠)相关。想着看看补液的医嘱,正讨论补生理盐水能否纠正血钠,是否用点利尿剂或者提高补液中氯化钠的浓度时,突然注意到患者的长期医嘱口服碳酸锂 0.3 g bid。

患者是老年人,有意识不清、明显的低血钠,加上还口服碳酸锂,感觉有些不对劲,赶快停掉口服碳酸锂的医嘱,立即抽血查碳酸锂血药浓度,同时了解一下患者在外服用药物的情况。据了解因患者较吵闹,长假期间看过精神科急诊调整用药,改善也不明显。家属心切,将医生处方的药物自行加倍服用,家属自称以前也有类似操作。因此她在门诊实际服用碳酸锂的剂量可能是 0.6 g bid,有几天甚至还是吃三顿,后来吵得实在没办法了,只能急诊住院。

老年人服用这个剂量,结合她行为紊乱、意识模糊以及低血钠的表现,临床判断应该要考虑锂盐过量或者中毒。果然,约 1 个小时,检验科报了一个令人难以置信的结果,该例患者的血锂浓度高达 5.8 mmol/L。"活久见",都没听说过这么高的血锂浓度!这是一个很可能致死的血药浓度值,要命啊!赶紧加快补液促锂排泄,联系家属约救护车紧急转综合性医院急诊,看是否需要透析治疗或采取其他抢救措施。患者转到附近的一家大型综合性医院后,对方急诊科医生还联系我们,说无法查血锂。向他强调这个血锂浓度水平很可能致命,短期血锂复查已经不重要了,请他们把关抢救,如果血锂降到安全浓度,完全可以转院回来。如果需要,也可以请家属带血标本过来复测,我们将提供方便。这个患者48 小时后的血锂仍高达 2.7 mmol/L,幸运的是,经过急诊抢救,精神科问题也稳定了,出院回家。事后有 3 点感受和看法。

1. 心有余悸

这么高的血锂浓度,随时可能致命。碰到门诊医生,和她说起这个病例,她以为说的是血钾浓度,好大一会儿才反应过来,吃惊怎么会那么高。如果患者刚收进病房突然死亡,又如何交代。麻烦、纠纷真不敢想。这个长假也无法平稳度过。

2. 匪夷所思

这个患者年纪不小啊,门诊服用碳酸锂,剂量不低。门诊医生如果问起来,按理说家属也不会隐瞒自行增加药量的行为吧。但各位看,门急诊数次诊疗、收住院及住院后首日接诊的数位医生都没想到应该查血锂浓度?况且患者有低血钠,表现出意识问题,也还是没想到?匪夷所思。退一步讲,即便没有上述异常临床表现,服用碳酸锂的患者也需要经常查个血锂浓度吧。如果患者死亡,经治医生恐难辞其咎,就由高年资到低年资大家分摊吧。

3. 吸取教训

这个案例一定要讨论,住院医生查阅文献,和大家分享了锂盐使用和预防锂中毒的知识。文献报道锂盐中毒 5 年的累积发生率约 5.4 例/10 万。锂中毒事件中,因与锂盐药物相互作用引起的占 50%,其中多种药物使用占 15%。碳酸锂与非甾体抗炎药(nonsteroidal antiinflammatory drugs, NASIDs)如吡罗昔康或噻嗪类利尿剂合用,可导致血锂浓度过高而中毒。与氨茶碱、咖啡因或碳酸氢钠合用,会降低血药浓度和药效。如有持续呕吐、腹泻、大量出汗等情况,应尽快采取补液等措施。强调使用碳酸锂时不可低盐饮食,因钠盐能促进锂盐经肾排出,低盐饮食或使用利尿剂的患者,应考虑降低锂盐用量。对年龄较大的、既往有肾脏疾病或经过计算肌酐清除率比较低的患者还是尽量采用其他心境稳定剂治疗方案,避免锂中毒。

锂中毒的预防,除关注锂中毒的相应症状和体征,最重要的就是规范监测血锂浓度:急性治疗期,每2周检测一次。稳定期,每月检测一次。这千万不能大意,临床医疗,如履薄冰,只是无畏者大概体会不到。

（李冠军）

📖 参考文献

［1］蒋雨平,王坚,蒋雯巍.新编神经疾病学[M].上海:上海科学普及出版社,2014.

［2］陈灏珠,林果为.实用内科学[M].13版.北京:人民卫生出版社,2009.

［3］许又新.神经症[M].2版.北京:北京大学医学出版社,2008.

［4］Timmermans M, Carr J. Neurosyphilis in the modern era [J]. J Neurol Neurosurg Psychiatry, 2004, 75(12):1727 – 1730.

［5］Osler M, Jrgensen MB. Associations of Benzodiazepines, Z-Drugs, and Other Anxiolytics With Subsequent Dementia in Patients With Affective Disorders: A Nationwide Cohort and Nested Case-Control Study [J]. American Journal of Psychiatry, 2020, 177(6):497 – 505.

［6］De VOJ, Geeske P, Petra E, et al. The elimination half-life of benzodiazepines and fall risk: two prospective observational studies [J]. Age & Aging, 2013(6):764 – 770.

［7］Gitlin M, Nuechterlein K, Subotnik KL, et al. Clinical outcome following neuroleptic discontinuation in patients with remitted recent-onset schizophrenia [J]. Am J Psychiatry, 2001, 158:1835 – 1842.

［8］Huybrechts K, Palmsten K, Jerry Avorn J, et al. Antidepressant use in pregnancy and the risk of cardiac defects [J]. N Engl J Med, 2014, 370:2397 – 2407.

［9］Huybrechts KF, Hernández-Díaz S, Patorno E, et al. Antipsychotic Use in Pregnancy and the Risk for Congenital Malformations [J]. JAMA Psychiatry, 2016, 73(9):939 – 946.

[10] Huang H, Coleman S, Bridge JA, et al. A meta-analysis of the relationship between antidepressant use in pregnancy and the risk of preterm birth and low birth weight [J]. General Hospital Psychiatry, 2014, 36:13 – 18.

[11] Morales-Munoz I, Broome MR, Marwaha S. Maternal use of specific antidepressant medications during early pregnancy and the risk of selected birth defects [J]. JAMA Psychiatry, 2020, 77(12):1246 – 1255.

[12] Kane J, Honigfeld G, Singer J, et al. Clozapine for the Treatment-Resistant Schizophrenic:

A Double-blind Comparison With Chlorpromazine [J]. Arch Gen Psychiatry, 1988,45(9): 789 – 796.

[13] Rubio JM, Kane JM. How and when to use clozapine [J]. Acta Psychiatrica Scandinavica, 2019,141(3):178 – 189.

[14] Girgis RR, Phillips MR, Li X, et al. Clozapine v. chlorpromazine in treatment-naive, first-episode schizophrenia: 9-year outcomes of a randomised clinical trial [J]. Br J Psychiatry, 2011,199(4):281 – 288.

[15] Yda B, Mwa B. Insights into metabolic dysregulations associated with antipsychotics [J]. The Lancet Psychiatry, 2020,7:6 – 7.

[16] Leonardo QF, Juliana GR, Fernando C. Atypical Neuroleptic Malignant Syndrome Associated with Use of Clozapine [J]. Case Reports in Emergency Medicine, 2017(1): 1 – 3.

[17] Ott M, Stegmayr B, Salander Renberg E, et al. Lithium intoxication: Incidence, clinical course and renal function — a population-based retrospective cohort study [J]. Journal of Psychopharmacology, 2016,30(10):1008 – 1019.

[18] Licht RW. Lithium: still a major option in the management of bipolar disorder [J]. Cns Neuroscience & Therapeutics, 2012,18(3):219 – 226.

卷　末　语

　　精神科迫切需要精准诊断，但难点却不少。精神疾病的病因和发病机制极其复杂，生物学与社会心理因素交互作用也影响疾病表现。目前多数病种很难像认知障碍领域，基于生物标志物研究进展结合科研用诊断标准，大幅度提高诊断精准性。在其他精神科领域缺乏可靠的生物标志物，精准临床诊断是治疗和研究工作的基础，为提高诊断可靠性，需要经过良好训练的医生，根据严格的临床访谈或者借助配套的诊断工具参照诊断标准做出诊断。

　　诊断和鉴别诊断包括从症状、综合征再到确立疾病单元等数个步骤。以抑郁症为例，从病史或精神检查中获取抑郁症状后，要判断抑郁症状的性质和严重程度、是否属于病理性，同时与器质性抑郁障碍、继发性抑郁、物质滥用导致的抑郁及双相抑郁相鉴别，这富于挑战。

　　详细的临床访谈应能提高诊断水平，传统的精神科技巧也不应忽视。病史询问并核实关键细节、全面的精神检查、体格检查和辅助检查缺一不可。精神检查是精神科医生必备技能，要做到内容完整，要点深入和条理有序，这有时很难用症状自评量表或定式诊断工具直接替代。

　　精准诊断是精神科的未来，也面临巨大挑战。认知障碍领域，生物标志物检测对不典型或早发病例的确诊非常关键，我们应该拥抱这些新技术。但在精神分裂症、情感障碍和神经症等领域，依赖生物标志物的精准诊断并非坦途。将来人工智能辅助诊断如获成功，那将开创全新的诊断体系。但假如抽点血就能确诊精神病，虽不能说精神科大厦将倾，但也定会失去她的魅力。

　　希望这本书能在症状认识、诊断和鉴别诊断思路等方面给读者提供帮助，提高临床精准诊断水平，助力临床科研。

承蒙厚爱,江开达教授虽抱恙仍审阅稿件,指导我们修改。赵敏院长审阅初稿后也鼓励我们尽快出版。

再次感谢各位师长、同道及家人的帮助。

李冠军

2023 年秋